Florian Steger (Hg.)
Was ist krank?

»REIHE PSYCHE UND GESELLSCHAFT«
HERAUSGEGEBEN VON JOHANN AUGUST SCHÜLEIN
UND HANS-JÜRGEN WIRTH

Florian Steger (Hg.)

Was ist krank?

Stigmatisierung und Diskriminierung
in Medizin und Psychotherapie

Mit Beiträgen von Jürgen Brunner, Katharina Custodis, Heiner Fangerau,
Heike Hartung, Rainer Herrn, Tanja Nusser, Udo Rauchfleisch,
Christian Seidel, Florian Steger, Volker Woltersdorff und Beate Zunner

Psychosozial-Verlag

Bibliografische Information Der Deutschen Nationalbibliothek
Die Deutsche Nationalbibliothek verzeichnet diese Publikation in der Deutschen
Nationalbibliografie; detaillierte bibliografische Daten sind im Internet über
<http://dnb.d-nb.de> abrufbar.

Originalausgabe
© 2007 Psychosozial-Verlag
E-Mail: info@psychosozial-verlag.de
www.psychosozial-verlag.de
Alle Rechte vorbehalten. Kein Teil des Werkes darf in irgendeiner Form (durch
Fotografie, Mikrofilm oder andere Verfahren) ohne schriftliche Genehmigung des
Verlages reproduziert oder unter Verwendung elektronischer Systeme verarbeitet,
vervielfältigt oder verbreitet werden.
Umschlagabbildung: Alfonso Buñuel: »Ohne Titel«, 1943.
Umschlaggestaltung nach Entwürfen des Ateliers Warminski, Büdingen.
Printed in Germany
ISBN 978-3-89806-736-2

Inhalt

Vorwort   7
Florian Steger

Einführende Überlegungen. Stigmatisierung –
Diskriminierung in Medizin und Psychotherapie   11
Florian Steger

Annäherungen

Psychisch anders?
Überlegungen zu Personsein und Identität   31
Florian Steger und Christian Seidel

Stigmatisierung durch die Medizin

Stigma und Diskriminierung.
Psychische Störungen bei Kindern und Jugendlichen   51
Katharina Custodis und Florian Steger

Stigmatisierung von Zwangssterilisierten.
Zwangssterilisationen nach 1945   67
Bettina Zunner und Florian Steger

Andere Sexualität

Ent-Stigmatisierungen der Homosexualität
am Beispiel Ludwigs II. von Bayern — 87
Rainer Herrn

Über ein Missverständnis der Psychoanalyse.
Sigmund Freud und die Homosexualität — 135
Florian Steger

The crooked straight –
Reorientierungstherapien aus ethischer Sicht — 151
Jürgen Brunner

Diskriminierung Transsexueller — 189
Udo Rauchfleisch

Mediale Repräsentationen

Enabled by Blindness?
Zur Sichtbarkeit der Nicht-Sehenden
in den Romanen des 19. und 20. Jahrhunderts — 199
Tanja Nusser und Heike Hartung

Listiges Erzählen:
Strategien schwulen Stigma-Managements — 221
Volker Woltersdorff

Moral und Gesundheit –
Stigmatisierung im Film:
»Willkommen in Wellville« — 243
Heiner Fangerau

Autorinnen und Autoren — 259

Vorwort

Florian Steger

Alfonso Buñuel zeigt uns auf dem Cover dieses Bandes in seinem Werk (»Ohne Titel«, 1943) eine Welt, die aus den Fugen zu geraten droht. Im Mittelpunkt der Darstellung sieht man einen Mann, der eine Tür zu schließen sucht und dies offensichtlich mit dem Ziel, nicht noch mehr Chaos eindringen zu lassen. So kann man zum einen denjenigen sehen, der »verrückt« wird. Zum anderen kann man eine »normale Gesellschaft« erblicken, die sich durch Ausgrenzung, Stigmatisierung und Diskriminierung gegen die »Verrückten«[1] bzw. – abstrakter gefasst – das »Verrückte« abzugrenzen sucht.

In der Forschung werden drei Formen der Diskriminierung, vor allem von Menschen mit psychischen Störungen, unterschieden (vgl. Angermeyer 2004; Rüsch et al. 2004): individuelle und strukturelle Diskriminierung sowie Diskriminierung infolge von Selbststigmatisierung. Der Mann, der die Tür zumachen möchte, schließt sich vielleicht selbst von den anderen aus, sodass man das Bild als künstlerischen Ausdruck von Selbststigmatisierung ansehen könnte. Er möchte, vielleicht aufgrund bestimmter eigener Persönlichkeitsmerkmale, nichts mehr mit den anderen zu tun haben, da er die Diskriminierung seiner eigenen Person antizipiert, und schließt deshalb die Tür. Er würde sich dann selbst diskriminieren – infolge eines selbst zugeschriebenen Stigmas des Andersseins, auch wenn es das subjektiv wahrgenommene »Normalsein« gegenüber anderen wäre. Er könnte aber auch einen anderen speziell oder die anderen allgemein dadurch stigmatisieren, dass er diesen oder diese von seiner Welt ausschließt. Wenn er als Einzelperson auftritt, dann wäre es individuelle Diskriminierung, durch die der Wunsch nach sozialer Distanz um Ausdruck gebracht wird. Wenn er als

Vertreter einer Gruppe bzw. Organisation auftritt, würde es sich um strukturelle Diskriminierung eines einzelnen oder wiederum einer Gruppe von andersartigen Menschen handeln, durch die Ungleichgewicht bzw. Ungerechtigkeit in sozialen Strukturen zum Ausdruck gebracht wird.

Ein aktuelles Beispiel struktureller Diskriminierung liegt auch im Verhalten der muslimischen Ahmadiyya-Gemeinde vor. Die Gemeinde verteidigte einen diskriminierenden Artikel, der in dem von dieser Gemeinde herausgegebenen Jugendjournal publiziert wurde. Die studentische Verfasserin stellte darin – in Nachfolge eines früheren geistlichen Führers dieser Gemeinde – die Behauptung auf, dass der Hang zur Homosexualität mit dem Verzehr von Schweinefleisch in Verbindung zu bringen ist. Eine ganze Gemeinde betreibt dadurch strukturelle Diskriminierung gegen Homosexuelle. Völlig zu Recht wird in diesem Zusammenhang in der *Welt* (15.07.2007) Alexander Zinn als Sprecher des Lesben- und Schwulenverbandes Deutschland (LSVD) mit den Worten zitiert: »Homosexualität wird in vielen Regionen als dekadent, krank oder sündhaft betrachtet. Gefährlich wird es, wenn religiöse Fanatiker das für Propaganda gegen Schwule und Lesben nutzen […].«

Konsequenzen all dieser drei Formen von Diskriminierung können, wie Angermeyer zusammenfasst, für den Betroffenen fatal sein: Selbstwertgefühl und subjektives Befinden werden beeinträchtigt sowie soziale bzw. die Behandlung beeinflussende Konsequenzen werden verursacht. »Dies alles kann zu einer Verschlechterung der Krankheitssymptomatik und zur Beeinträchtigung der sozialen Funktionsfähigkeit führen, was wiederum, im Sinne eines Circulus vitiosus, das Risiko, diskriminiert zu werden, erhöht« (Angermeyer 2004, S. 248).

Nach einführenden Überlegungen zum Rahmenthema »Stigmatisierung – Diskriminierung in Medizin und Psychotherapie«, in dem Florian Steger vor allem auf die Homosexualität eingeht und das, als Stigma aufgefasst, noch immer zu vielseitiger Diskriminierung führt, wird das facettenreiche Thema des Bandes in vier Bereiche gegliedert. In der ersten Abteilung »Annäherungen« greifen Florian Steger und Christian Seidel in ihrem Beitrag »Psychisch anders? Überlegungen zu Personsein und Identität« die Titelfrage »Was ist krank?« auf. Sodann stehen in der zweiten Abteilung »Stigmatisierung durch die Medizin« zwei konkrete Stigmata zur Diskussion. Einmal ist es die psychische Störung beim Kind und Jugendlichen, die durch eine Medikalisierung zum Stigma führt. Zum anderen ist es die Zwangssterilisation, aber keineswegs nur während des Nationalsozialismus, vielmehr im Hier und Heute. Beide Aufsätze stellen Zwischenergebnisse von Dissertationsprojekten dar. Es handelt sich einmal um den Aufsatz »Stigma und Diskriminierung. Psychische Störungen bei Kindern und Jugendlichen«, den Katharina Custodis unter Betreuung von Florian Steger verfasst hat. Zum anderen ist es der Aufsatz mit dem Titel »Stigmatisierung von Zwangssterilisierten. Zwangssterilisationen nach 1945«, den Bettina Zunner, auch unter Betreuung von Florian Steger, geschrieben hat. In der dritten Abteilung sind Aufsätze vereint, in denen »Andere Sexualität«, als Stigma aufgefasst, zur Diskriminierung führt. In drei Beiträgen geht es um Homosexualität, verstanden als Stigma, das auch heute noch Anlass zu Diskriminierung bietet: Dabei reicht der Bogen von Rainer Herrn »Ent-Stigmatisierungen der Homosexualität am Beispiel Ludwigs II. von Bayern« über Florian Steger »Über ein Missverständnis der Psychoanalyse. Sigmund Freud und die Homosexualität« bis zu Jürgen Brunner »The crooked straight – Reorientierungstherapien aus ethischer Sicht«. Udo Rauchfleisch beschäftigt sich dann mit einer weiteren Form »Andere[r] Sexualität«: Es geht ihm in seinem Beitrag »Diskriminierung Transsexueller« um die Transsexualität, welche, als Stigma begriffen, zu vielschichtiger Diskriminierung führt. Die vierte und letzte Abteilung des Bandes mit dem Titel »Mediale Repräsentationen« vereint Beiträge, in denen kulturwissenschaftliche Näherungen an Repräsentationen von Diskriminierung infolge von Stigmabildung erprobt werden. Die beiden Literaturwissenschaftlerinnen Tanja Nusser und Heike Hartung beschäftigen sich in ihrem Aufsatz »Enabled by Blindness? Zur Sichtbarkeit des Nicht-Sehenden in den Romanen des 19. und 20. Jahrhunderts« mit dem Blinden, der qua seines Nichtsehenkönnens ausgegrenzt wird, sich ausgegrenzt fühlt. Volker Woltersdorff kommt wiederum auf Homosexualität zu sprechen, wenn er anhand literarischer Repräsentationen über »Listiges Erzählen: Strategien schwulen Stigma-Managements« nachdenkt. Schließlich fokussiert Heiner Fangerau auf eine andere mediale Repräsentation, den Film, wenn es ihm abschließend um »Moral und Gesundheit – Stigmatisierung im Film: »Willkommen in Wellville«« geht.

Herzlich bedanken möchte ich mich bei Ihnen und euch, liebe Autorinnen und Autoren, dass Sie/ihr zu diesem Buchprojekt mit so anregenden Aufsätzen beigetragen haben/habt. Herzlicher Dank gebührt dir, Jürgen Brunner, dass du mir bei der Endfassung des Manuskripts kräftig und mit klugen Ratschlägen zur Hand gegangen bist. Schließlich möchte ich mich bei Hans-Jürgen Wirth für die Aufnahme meines Buches in das Verlagsprogramm und beim ganzen Team von Psychosozial für die sorgfältige Betreuung vielmals bedanken.

Anmerkungen

1 Wo im Folgenden zur besseren Übersichtlichkeit nur die maskuline Endung verwendet wird, sind selbstverständlich Frauen wie Männer gleichermaßen gemeint. Dies geschieht keinesfalls, um auszugrenzen bzw. zu diskriminieren, vielmehr um einen lesefreundlichen Sprachgebrauch zu ermöglichen.

Literatur

Angermeyer, Matthias C. (2004): Stigmatisierung psychisch Kranker in der Gesellschaft. Psychiatrische Praxis 31 (Supplement 2), 246–250.

Rüsch, Nicolas; Berger, Matthias; Finzen, Asmus & Angermeyer, Matthias C. (2004): Das Stigma psychischer Erkrankungen – Ursachen, Formen und therapeutische Konsequenzen. In: Berger, Matthias (Hg.): Psychische Erkrankungen – Klinik und Therapie, elektronisches Zusatzkapitel (http://www.berger-psychische-erkrankungen-klinik-und-therapie.de/, 04.06.2007).

Einführende Überlegungen. Stigmatisierung – Diskriminierung in Medizin und Psychotherapie[1]

Florian Steger

Es war im Mai 1848, an dem Tage, wo ich zum letzten Mal ausging, als ich Abschied nahm von den holden Idolen, die ich angebetet in den Zeiten meines Glücks. Nur mit Mühe schleppte ich mich bis zum Louvre, und ich brach fast zusammen, als ich in den erhabenen Saal trat, wo die hochgebenedeite Göttin der Schönheit, Unsere liebe Frau von Milo, auf ihrem Postamente steht. Zu ihren Füßen lag ich lange, und ich weinte so heftig, daß sich dessen ein Stein erbarmen mußte. Auch schaute die Göttin mitleidig auf mich herab, doch zugleich so trostlos, als wollte sie sagen: siehst du denn nicht, daß ich keine Arme habe und also nicht helfen kann?

Heiner Müller hat 1985 die markante Wendung Theodor W. Adornos aufgenommen und davon gesprochen, dass die Behauptung, die Wunde Heines beginne zu vernarben, schief sei (vgl. Schnell 1996, S. 7f.). Heine hat in seinem Spätwerk den Übergang von Leben und Tod, von Glaube und Ungläubigkeit, von Mut und Demut sowie von Gut und Böse, also das Potenzial des scheinbar Unvereinbaren, genutzt, um es dialektisch produktiv zu verwandeln. Aus seiner »Wunde«, die aus einem Prozess vielfältiger Stigmatisierungen erwuchs, seiner Verletzung, nicht zuletzt durch Krankheit, ist Dichtung entstanden, so auch die dem Spätwerk angehörenden *Romanzero*-Gedichte (Heine 1851–1855, S. 184), denen das obige Zitat entnommen ist.

Heine führte im 19. Jahrhundert ein bewegtes Leben. Sich selbst als den Dichter des neuen Jahrhunderts der »Moderne« stilisierend – er selbst möchte sein Geburtsdatum prägnant auf kurz vor 1800, auf den 13.12.1799 datiert sehen, tatsächlich dürfte er wohl am 13.12.1797 in Düsseldorf geboren worden sein –,[2] steht Heine als Jude aus assimiliertem Elternhaus zwischen Religion und Emanzipation. Sein »Judesein« fasste er als kreative

Quelle und Legitimation seines Dichterseins auf. Als Lyriker reift er zum »Historiker des Judentums« heran (vgl. Briegleb 2000, S. 215). Sein Doppelleid ist in dem Hin und Her zwischen Assimilation, sozialer Integration und immerwährender Solidarität mit dem Judentum begründet; es ist ein Zentralmotiv seiner Dichtung und seiner Schriften.[3] Zu diesem Doppelleid tritt das leidvolle Los seiner Krankheit (vgl. Höhn 2004): Es wird gestritten, ob Heines Gebrechen eher als Spätfolgen einer Syphilis oder einer Tuberkulose zu interpretieren sind. Doch diese retrospektive Diagnostik ist schwierig und für die Analyse und Interpretation des Werks letztlich auch nicht ausschlaggebend. Im Februar 1848 muss Heine wegen zunehmender Lähmungserscheinungen eine Heilanstalt aufsuchen – kurz vor diesem einschneidenden Ereignis inszeniert er die oben zitierte Szene aus dem Nachwort zum *Romanzero*. Im Mai erleidet er einen körperlichen Zusammenbruch, der ebenfalls im Nachwort zum *Romanzero* eindrucksvoll geschildert wird.

Heine nimmt in der Literaturgeschichte eine umstrittene Rolle ein. Sein Werk, ebenso wie seine Person, sind bestimmt durch Brüchigkeiten: Ralf Schnell setzt dem häufig zitierten Substantiv der »Zerrissenheit« zur Charakterisierung von Heines Leben und Werk die produktiven Kategorien der »Vielfalt, des Kontrastes und des Transitorischen« entgegen (vgl. Schnell 1996, S. 207). Die Kategorien der Vielfalt und des Kontrastes können zur Aufwertung des Stigma-Begriffs beitragen. Doch was hat es eigentlich mit diesen Begriffen auf sich?

Gliederung

Im ersten Teil werden Überlegungen zu den Begriffen »Stigma, Stigmatisierung und Diskriminierung« angestellt (1), und zwar zuerst in etymologischer Perspektive (1.1), bevor diese von Definitionsversuchen Studierender aus meinen Seminaren angereichert werden (1.2), um in einem dritten Schritt anhand einiger konkreter Beispiele für Stigmatisierung und Diskriminierung den Versuch einer begriffsgeschichtlichen und definitorischen Zusammenschau zu machen (1.3). Daran anschließend geht es um ein konkretes Beispiel von Stigmatisierung und Diskriminierung, und zwar in der Psychoanalyse mit dem Fokus auf Homosexualität (2). Unter drittens sind Überlegungen zusammengefasst (3), und es werden einige anthropophile und medizinethische Postulate formuliert.

1. Stigma, Stigmatisierung, Diskriminierung – Begriffe

1.1 Etymologie: Stigma, Diskriminierung

Kluges etymologischem Wörterbuch kann man entnehmen: »Stigma« kommt aus dem Griechischen (stizein: stechen, einstechen) und meint ursprünglich »Stich« oder »Punkt«, weiter gefasst dann »Mal« oder »entehrendes Kennzeichen«. »Diskriminierung« oder »diskriminieren« meint »herabwürdigen« oder »schlechter behandeln«. Es geht auf lateinisch »discriminare: abtrennen« zurück, das wiederum auf lateinisch »discrimen: das Trennende, der Unterschied, der Abstand« und lateinisch »discernere: unterscheiden, trennen« und lateinisch »cernere: scheiden« und »dis: weg, auseinander« zurückzuführen ist. Es hat durch die Einengung eine abwertende Bedeutung bekommen, indem es jetzt den Vorgang bezeichnet, durch den jemand aus einer Gruppe ausgesondert wird (vgl. Schmidt-Hannissa/Steger 2005).

1.2 Befragung der Studierenden im Seminar

Auch Studierende sollen zu Wort kommen: Hier Studierende der Medizin der Friedrich-Alexander-Universität Erlangen-Nürnberg, die bei mir ein Wahlpflichtfach im ersten Studienabschnitt mit dem Titel »Stigma. Geschichte und Ethik der Diskriminierung« belegt hatten. Es ging hierbei um die Frage, was sie unter den Begriffen »Stigma« und »Diskriminierung« verstehen. Drei ausgewählte studentische Definitionsversuche seien vorgestellt:

> Das Wort ›Stigma‹ kommt aus dem Griechischen und bedeutet ›Zeichen‹, ›Brandmal‹ oder ›Stich‹ und steht daher im Katholizismus für die Wundmale, die bei Personen erscheinen (in Anlehnung an die Wunden, die Jesus Christus am Kreuz erlitten hat). Ich persönlich verstehe darunter, dass jemand entweder durch sein Aussehen, Verhalten aber auch durch bestimmte Umstände als negativ ›gekennzeichnet‹ wird und somit sozial, gesellschaftlich und beruflich benachteiligt ist, was zur Diskriminierung führt.

Für mich ist [...] Stigma ein Zeichen [...]. Ich denke, dass in der Medizin eine Umbewertung des Begriffes stattgefunden hat, vom Symbol des (berechtigten) Zweifels zu einem Symbol der Andersartigkeit [...]. War die durch das Stigma gezeigte Andersartigkeit vorher noch Grund für eine Heiligsprechung, kehrt sich die Bedeutung ins Gegenteil um, und die Andersartigkeit führt zur Abwendung der Gesellschaft und zur Isolation des Individuums [...]. Diskriminierung ist nur möglich gegenüber Minoritäten [...]. Diskriminierendes Verhalten erwächst aus Unsicherheit der Majorität und äußert sich in der Reduktion [...] auf einzelne auffällige (meist äußere) Wesens- oder Verhaltensmerkmale [...].

Stigma kann man als Stempel verstehen, der einer Person ›aufgedrückt‹ wird. Ein Merkmal oder eine Erkrankung führt dazu, dass aufgrund von Vorurteilen, die in der Bevölkerung bestehen, eine Meinung über diese Person gebildet wird, die keine positiven Aspekte aufweist. Wenn in der Bevölkerung das Vorurteil besteht, dass z.B. psychisch kranke Menschen selbst an ihrer Erkrankung schuld seien oder sich vor Arbeit drücken wollen, und die beurteilende Person diesen Vorurteilen zustimmt, kann dies zu Diskriminierung führen. Der kranke Mensch wird aufgrund seiner Erkrankung anders bzw. schlechter behandelt als nicht betroffene Menschen [...]. Diskriminierung ist Ausdruck von Intoleranz und beruht auf Vorurteilen gegenüber Minderheiten und deren Benachteiligung, zum Beispiel wegen Herkunft, äußerlichen Merkmalen, religiösen Zugehörigkeiten sowie Geschlecht oder Behinderungen [...].

1.3   Versuch einer definitorischen Zusammenführung

Nach diesen definitorischen Ansätzen kann man festhalten: Stigma steht für Zeichen oder Markierung von sozialer Ausgrenzung, als Körperzeichen, Vulnerabilitätsfaktor oder Brandmarkung (vgl. Schmidt-Hannissa/Steger 2005): Zum einen hat Stigma also einen engeren kulturhistorischen – besser: religionsgeschichtlichen – Hintergrund: Als Brandmal kann Stigma ein Körperzeichen sein, das auf die Wundmale von Gläubigen verweist, ähnlich denen, die Jesus im Lauf des Passionsgeschehens erleiden musste. Nach kirchlicher Auffassung entstehen Stigmata spontan und ohne äußere Einwirkung, sie bluten und schmerzen, eitern aber nicht und lassen sich nicht mit medizinischen Mitteln behandeln. Typischerweise wird das erste Auftreten der Stigmata von mystischen Erfahrungen und oft von Visionen begleitet; meist kehren Stigmata in periodischen Abständen wieder. In der

Kirchengeschichte sind mehr als 300 spektakuläre »Fälle« beschrieben: Zum Beispiel wurde Theresia von Avilas (1515–1582) Herz stigmatisiert, indem es durchbohrt wurde. Ein solches Stigma gilt als Gnade, da man davon ausgeht, dass Gott selbst es ist, der mit sichtbaren Zeichen operiert und sich durch die Einschreibung ins Fleisch offenbart. Stigmatisierung erscheint insofern als Akt der Reinkarnation.

Zum anderen steht Stigma aber auch für Diskriminierung im Kontext der Medizin. Zuerst ist hierbei an Kinder und alte Menschen zu denken. Für beide Gruppierungen gibt es in der Regel noch immer keine hinreichende Studienlage, um eine auf Evidenz basierende Therapie (EBM) anzubieten. So sind beispielsweise für die Mehrzahl der Arzneimittel, die im Bereich der Pädiatrie eingesetzt werden, keine Studien mit Kindern als Patienten durchgeführt worden. Ähnliches gilt für alte Patienten: Viele Medikamente, will man diese bei Patienten im Alter von 80 oder 90 oder gar 100 Jahren einsetzen, können nicht auf der Basis einer gesicherten Studienlage für diese Patientenklientel gegeben werden. Insofern sind beide, Kinder wie Alte, schaut man nur auf den medizinischen Bereich der Therapie, benachteiligt: Sie sind diskriminiert.

Auch psychisch krank zu sein heißt in der Regel stigmatisiert zu werden und infolge dieser Stigmatisierung dann diskriminiert zu werden, und zwar mit den drei Möglichkeiten: Selbststigmatisierung, individuelle Stigmatisierung und strukturelle Stigmatisierung (vgl. Vorwort und näher bei: Angermeyer 2004; Rüsch et al. 2004). Psychisch Kranke müssen mit den Symptomen ihrer Erkrankung zurechtkommen (zum Beispiel mit Wahnvorstellungen oder Angstzuständen) und auch mit deren gesellschaftlichen Auswirkungen, zum Beispiel bei der Arbeitsplatzsuche oder bei der Verrichtung ihrer Arbeit. Neben die öffentliche Stigmatisierung tritt dann häufig die so genannte Selbststigmatisierung, bei der die von außen an den Patienten herangetragenen Vorurteile (so genannte typische Fehleinschätzungen) gegenüber seiner Erkrankung gegen sich selbst gewandt werden; hierdurch leidet das Selbstbewusstsein. In ähnlicher Weise trifft dies für Menschen zu, die an körperlichen Störungen leiden, zumal wenn diese augenfällig werden. Insofern kann man sagen: Oft werden Kranke aufgrund ihrer Störung öffentlich stigmatisiert. Man denke an Behinderungen, Geschlechtskrankheiten, wie zum Beispiel die Syphilis, an Krankheiten, die sich an der Körperoberfläche abzeichnen wie Akne, an HIV/AIDS, an die Folgen von Alkoholismus, an sexuelle Verhaltensstörungen und auch ganz allgemein an psychische Störungen, wie zum Beispiel eindrucksvoll an die Schizophrenie.

Auf die Infektion mit HIV und auf AIDS soll an dieser Stelle etwas näher eingegangen werden. In der Geschichte der Medizin sind es immer wieder sexuell übertragbare Erkrankungen (Syphilis [Lues], Tripper [Gonorrhoe], Herpes genitalis) gewesen, die zur Stigmatisierung geführt haben (vgl. Sauerteig 2000). Hierzu gehört auch HIV/AIDS. Dies gewinnt noch mehr an Bedeutung, wenn man sich die zunehmende HIV-Infektionsrate vor Augen führt: So lag die Zahl der HIV-Neuinfektionen im Jahr 2005 bundesweit bei 2.600, was einen Anstieg um 30% gegenüber dem Vorjahr bedeutet (RKI: 2003: 1.827; 2004: 2.058); 2005 lebten in Deutschland etwa 49.000 HIV-Infizierte, wovon 31.000 Männer waren. Weltweit starb 2005 alle zehn Sekunden ein Mensch an den Folgen einer HIV-Infektion. Als Hauptgrund für das Ansteigen der Neuinfektionsrate wird ungeschützter Geschlechtsverkehr angeführt, unter schwulen Männern vor allem das so genannte Bareback, »Reiten ohne Sattel«, Sex ohne Kondom. Ethisch relevant wird dieses Sexualverhalten dadurch, dass bereits die ersten Stimmen aufgekommen sind, diejenigen, die ungeschützten Geschlechtsverkehr vollziehen, seien von der Therapie auszuschließen. Es soll also eine bestimmte Gruppierung aufgrund eines bestimmten Sexualverhaltens von möglicher Therapie ausgeschlossen werden – zumindest werden solche Stimmen erhoben. Dabei ist unter ethischen Gesichtspunkten entgegenzuhalten (vgl. Steger 2007a), dass Bareback auch als ein Akt der Individualität und Selbstfindung gesehen werden kann; aus der Perspektive der Gerechtigkeitsethik sollte Bareback möglich sein. Das Recht des einzelnen ist zu respektieren, seine Individualität und Freiheit zu wahren. Unter der Perspektive der Fürsorge ist Bareback abzulehnen, da der andere angesteckt werden kann und für die Solidargemeinschaft (vermeidbare) Kosten für eine intensive Therapie entstehen. Zwischenmenschliche Beziehungen stehen im Vordergrund, und für den Nahestehenden ist Verantwortung zu übernehmen. Die Interpretation der Fürsorge läuft aber Gefahr, als Legitimation für Paternalismus verstanden zu werden. Paternalismus scheint dann leicht moralisch gerechtfertigt. Doch sind Überlegungen zur Gerechtigkeitsethik entgegenzuhalten, die das Recht des einzelnen auf individuelle Entfaltung höher ansetzen. Individualrechte stehen also autoritärer Fürsorge entgegen, wenn es um eine medizinethische Analyse des Barebacks geht. Stigmatisiert bleiben HIV-Infizierte so oder so.

Da HIV zu den sexuell übertragbaren Erkrankungen gehört, beschäftigt den Patienten ohnehin der Gedanke, dass er selbst schuld an seiner Situation ist (so genannte internale Verantwortungsattribution) sowie Schuld an der Infektion anderer hat. Insofern bleibt festzuhalten: HIV-Infizierte und AIDS-Patienten werden zu großen Teilen von unserer Gesellschaft diskriminiert. So drängt sich die Frage auf: Muss die Medizin das noch verstärken? Sollte es nicht vielmehr die Aufgabe von Ärzten und Therapeuten sein, den Patienten anzunehmen, wie er ist, dem Patienten wertschätzend entgegenzutreten und ihm gegenüber echt zu sein?

Die Studierenden haben auch Antworten auf die Frage nach Beispielen für Stigmatisierung und Diskriminierung in der Medizin gegeben. Erstaunlich ist sowohl die ausgeprägte Differenziertheit als auch die Breite der Beispiele. Zum Nachdenken regt folgende Antwort an:

> In meiner letzten Famulatur in einer bayerischen interdisziplinären Notaufnahme hatte ich den Eindruck, dass von der Art und Eloquenz der initialen Beschwerdenartikulation das weitere Vorgehen sehr bestimmt wurde. Kamen gebildete Patienten mit klarer Vorgabe der Hauptbeschwerde zur Aufnahme, wurden sie schnell eingeteilt und weiter versorgt. Mehrmals aber lagen ausländische Mitbürger lange Zeit unbehandelt im Wartebereich, bis dann irgendwann weniger los war und sie untersucht wurden.

Nimmt man die hier geschilderte Erfahrung an, führt also auch schon der Bildungsstand unserer Patienten zu Diskriminierung in Diagnostik und Therapie.

Bei der öffentlichen Stigmatisierung und Diskriminierung kommt gerade den Medien mit ihrer großen öffentlichen Breitenwirkung prägende Bedeutung zu. Die an sich schon bedrohliche Krankheit wird durch solche Einflussnahme noch mehr als Stigma erfahren und zieht neben den genuinen Beeinträchtigungen der Krankheit auch Folgen der Diskriminierung nach sich. Diskriminierung führt dann zu sozialen Beeinträchtigungen und hat Auswirkungen auf die Lebensqualität. Zu eben dieser Frage der erweiterten Stigmatisierung durch mediale Einflussnahme habe ich anhand einer textnahen Analyse der Tagesberichterstattung in einem eigenen Artikel (vgl. Steger 2003) zu zeigen versucht, dass in den Medien ein Bild von Frank Schmökel, einem mehrfach vorbestraften Gewaltverbrecher, der zur Zeit seiner erneuten Tat (Ermordung der Mutter bei Ausführung) forensisch untergebracht war, entworfen wurde, das nur noch wenig Verständnis für seine Person und seine Taten zulässt. Die beteiligten Diskurse (Psychiatrie, Recht, Öffentlichkeit) gipfelten in Macht und zeigten neben wiederholter Stigmatisierung und Klischeebildung die Isolierung des Individuums auf, sodass die Person Frank Schmökel zum isolierten Fall wurde. Bei aller Grausamkeit seiner Taten trugen die Medien wesentlich dazu bei, dass von Schmökel das Bild eines Tieres entworfen wurde. Ihm könne im Maßregelvollzug nicht mehr geholfen werden. Er sei eine Person, die von der Psychiatrie als Institution nicht mehr verwahrt werden könne, wie es die öffentliche Sicherheit gebietet. Insofern wurde nach einer stärkeren Macht verlangt, die einer solchen Persönlichkeit Einhalt gebieten könnte. Weder wird man hier dem Menschen Frank Schmökel gerecht noch wirkt sich ein solch medial ausgestaltetes Bild positiv auf das gesellschaftliche Bild von Psychiatrie und Recht aus. Ein anderes Beispiel ist sicherlich der medial weit ausgebreitete so genannte Kannibale von Rotenburg, Armin Meiwes.

Eine von der Umwelt auferlegte Stigmatisierung, ein Erleben und Erfahren der eigenen Wahrnehmung hat dann oft eine Selbststigmatisierung zur Folge. Hierdurch kann das Selbstbewusstsein Schaden nehmen. Man vermeidet den Kontakt nach außen, zieht sich zurück und hält die zur Stigmatisierung führende Krankheit geheim. Dies kann so weit gehen, dass z.B. psychisch Kranke eine psychiatrische oder psychotherapeutische Behandlung ablehnen, da sie durch die Inanspruchnahme eine weitere Stigmatisierung fürchten.

2. Fokussierung: Diskriminierung von Homosexuellen in der Psychoanalyse

2.1 Homosexualität als Stigma

Es kann keine Rede davon sein, dass Homosexualität heute gleichberechtigt und vorurteilsfrei neben Heterosexualität steht (vgl. Rauchfleisch 2001). Darüber können auch positive Anzeichen der Annäherung, wie zum Beispiel das Gesetz über die Eingetragene Lebenspartnerschaft, nicht hinwegtäuschen. Noch immer prägen Vorurteile weite Teile der gesellschaftlichen Perspektive. Obgleich Homosexuelle circa 10% der weltweiten Bevölkerung ausmachen, werden diese als Minderheit diskriminiert. Im Jahr 2007 wird in Polen aus Reihen des Kabinetts gefordert, schwule Lehrer seien aus den Schulen zu entfernen, und das staatliche Fernsehen berichtet von Homosexualität wie von einer Krankheit (vgl. Süddeutsche Zeitung 86, 14./15.04.2007, S. 9).

Besonders auffällig ist das bei Erklärungen der Kirche zur Homosexualität. So übt Papst Johannes Paul II. (Johannes Paul II 2005, S. 26) in seinem zuletzt erschienenen Buch im Kapitel »Ideologien des Bösen« heftige Kritik am Lebenspartnerschaftsgesetz:

> Und auch an anderen schweren Formen der Verletzung der Gesetze Gottes fehlt es nicht. Ich denke zum Beispiel an den starken Druck des Europäischen Parlaments, homosexuelle Verbindungen anzuerkennen als eine alternative Form der Familie, der auch das Recht der Adoption zusteht. Es ist zulässig und sogar geboten, sich zu fragen, ob nicht hier – vielleicht heimtückischer und verhohlener – wieder eine neue Ideologie des Bösen am Werk ist, die versucht, gegen den Menschen und gegen die Familie sogar die Menschenrechte auszunutzen.

Papst Benedikt XVI. spricht dann – keineswegs besser als sein Vorgänger im Amt – von der Homosexualität als ernster Verirrung. Noch immer dominiert also ein Heterosexismus, der sich als überlegen geriert und dem Homosexuelle über die Homophobie hinaus regelrecht ausgesetzt sind. Solche homophobe Konfrontation begegnet einem Homosexuellen immer wieder auf dem langen Weg des Coming-outs und auch danach, und es stellt unter diesen Bedingungen für Homosexuelle eine große Herausforderung dar, ihre homosexuelle Identität zu behaupten (vgl. Wiesendanger 2001).

2.2 Homosexualität ist kein Thema der Ausbildung

Homosexualität spielt als Thema in der medizinischen und psychotherapeutischen Ausbildung kaum eine Rolle. Überhaupt kommt man in der universitären Medizin nur selten auf Sexualität zu sprechen und hat zu großen Teilen bis heute nicht die Bedeutung einer eigenständigen Sexualwissenschaft innerhalb der Medizin erkannt (vgl. Fiedler 2004; Sigusch 2005). Davon zeugt nicht zuletzt der Streit um die Schließung des Instituts für

Sexualwissenschaft an der Medizinischen Fakultät der Universität Frankfurt/Main.

Dieses Schweigen stellt einen momentanen Endpunkt des Umgangs mit Homosexualität dar. Denn in der Geschichte der Medizin und Psychotherapie sprach man über Sexualität im Allgemeinen und speziell über Homosexualität viel. 1930 hatte kein Geringerer als Sigmund Freud mit anderen einen Appell an den Strafrechtsausschuss des österreichischen Nationalrates unterzeichnet, »in dem gefordert wurde, den Teil des Strafgesetzes aufzuheben, der seit 1871 homosexuelle Beziehungen kriminalisierte« (Rauchfleisch 1993, S. 159; vgl. hierzu auch meine Ausführungen »Über ein Missverständnis der Psychoanalyse. Sigmund Freud und die Homosexualität« in diesem Band). Schließlich schreibt Freud im bekannten Brief an eine amerikanische Mutter (09.04.1935), hier in Auszügen zitiert in deutscher Übersetzung (vgl. Jones 1962):

> Homosexualität ist gewiß kein Vorzug, aber auch nicht etwas, dessen man sich schämen muß, kein Laster, keine Erniedrigung und kann nicht als Krankheit bezeichnet werden; wir betrachten sie als eine Abweichung der sexuellen Funktionen, hervorgerufen durch eine gewisse Stockung der sexuellen Entwicklung. Viele hochachtbare Personen in alten und neuen Zeiten sind Homosexuelle gewesen, unter ihnen viele der größten Männer (Plato, Michelangelo, Leonardo da Vinci usw.). Es ist eine große Ungerechtigkeit, Homosexualität als ein Verbrechen zu verfolgen, und auch eine Grausamkeit.

Mit der Liberalisierung von Homosexualität kam zugleich die Medikalisierung (vgl. Mildenberger 2002). Umgehend wurde ein medizinischer Blick auf Homosexualität geworfen: Sie wurde als »Perversion«, »Deviation«, »sexuelle Abweichung« pathologisiert. Homosexualität wurde zunehmend zum Gegenstand diagnostischer und therapeutischer Betrachtung, bis Ende des 20. Jahrhunderts im Zuge allgemeiner Bestrebungen der Entpathologisierung Homosexualität aus den operationalisierten diagnostischen Klassifikationssystemen (DSM-III-R, 1987, und ICD-10, 1992) herausgenommen wurde.

2.3 Homosexualität wird von der Psychoanalyse noch immer pathologisiert

Homosexuelle wurden gerade von der Psychoanalyse lange Zeit ausgegrenzt, obwohl sich der Nestor der Psychoanalyse immer wieder für sie eingesetzt hat. Ich zitiere einen Abschnitt aus Freuds »Drei Abhandlungen zur Sexualtheorie« (1905, S. 44 Anm. 1):

> Die Psychoanalyse widersetzt sich mit aller Entschiedenheit dem Versuche, die Homosexuellen als eine besonders geartete Gruppe von den anderen Menschen abzutrennen. Indem sie auch andere als die manifest kundgegebenen Sexualerregungen studiert, erfährt sie, dass alle Menschen der gleichgeschlechtlichen Objektwahl fähig sind und dieselbe auch im Unbewussten vollzogen haben.

Freud zu unterstellen, er habe Homosexualität pathologisch verstanden, wird ihm nicht gerecht und findet seine Erklärung vermutlich in einem Missverständnis des Freudschen Normierungsgedankens (vgl. Robinson 2001). Freud sieht in der Tat die Heterosexualität als »normal« an, spricht aber nicht von Homosexualität als Krankheit, nur weil diese von der Norm abweicht. In eben diesem Sinn hat sich Freud dafür eingesetzt, dass homosexuelle Kandidaten auch zur psychoanalytischen Ausbildung zugelassen werden.

Zwar kann man durchaus den Standpunkt nachvollziehen, Sigmund Freud habe durch die Bereitstellung der Psychoanalyse als Methode einen Nährboden für Pathozentrik und Diskriminierung geschaffen, tatsächlich ist es aber erst durch die Institutionalisierung von Psychoanalyse zu einer Einengung und Pathologisierung, auch der Homosexualität, gekommen (vgl. Rauchfleisch 1993). Es ist den Nachfreudianern zuzuschreiben, dass Homosexuelle von der Psychoanalyse als schwer gestört, als labil und von psychischer Auffälligkeit gekennzeichnet wurden (vgl. Künzler 1992a, 1992b). Erklärtes Ziel der Psychoanalyse war und ist es zum Teil noch heute, der vermeintlichen Pathologie von Homosexualität auf die Spur zu kommen und Heterosexualität als therapeutisches Ziel zu bestimmen. Heterosexualität wird als reifer Ausdruck der »normalen« Entwicklung verstanden. Die Psychoanalyse versucht dabei diagnostisch zu ergründen, was in der kindlichen und jugendlichen Entwicklung im Fall einer homosexuellen

Entwicklung fehlgegangen ist. Homosexualität wird im Freudschen Sinn als eine Entwicklungsstörung verstanden und – nota bene – im Nicht-Freudschen Sinn psychopathologisch gefasst (vgl. Stakelbeck/Frank 2003).

In der Tat gibt es seit einigen Jahren erfreulicherweise eine modernere Tendenz in der psychoanalytischen Literatur zur Homosexualität (vgl. Isay 1989/1990; Stakelbeck/Frank 2006). Dies darf allerdings nicht darüber hinwegtäuschen, dass in einem größeren Teil der psychoanalytischen Praxis bis heute kein aufgeklärtes, wertschätzendes und einfühlendes Verständnis für Homosexualität aufgekommen ist (vgl. Steger 2007b). Wie soll man sich das auch vorstellen? In der Regel kommt es zu einem psychoanalytischen Kontakt mit Homosexuellen, wenn diese krank sind, das heißt, zum Beispiel an einer affektiven Störung leiden (vgl. Dennert 2006; Plöderl/Sauer/Fartacek 2006). Der gesunde Homosexuelle wird in der Regel keinen Psychotherapeuten aufsuchen. Insofern gewinnt der Psychoanalytiker sein Wissen über Homosexuelle am Bild des kranken Homosexuellen. Diejenigen, die heute Psychoanalyse praktizieren, haben ihre Ausbildung hinter sich gebracht. Nur die wenigsten setzen sich nach ihrer Niederlassung intensiv mit modernerer Theoriebildung auseinander, zumal wenn es sich um englischsprachige handelt. Hinzu kommt sicherlich, dass die Mehrzahl derjenigen, die ihre Ausbildung bereits absolviert haben, entweder gar nichts über Homosexualität gehört haben – und sie auch nicht als ihr Thema, als ein therapeutisches, erkennen oder, was schwerer wiegt, weitverbreitete Vorurteile über Homosexualität unkritisch übernommen haben (vgl. Socarides 1968, 1995). Warum sollte man jetzt psychoanalytisches Wissen, das man von seinen anerkannten Dozierenden respektive Lehranalytikern vermittelt bekam, derart radikal infrage stellen? Eine sinnvolle Erklärung für solch unkritisches Verhalten scheint mir ein Bedürfnis der Gruppenzugehörigkeit zur Majorität zu sein, das aus dem Trieb heraus motiviert wird und das zu Kräften verhilft, auf die anderen, die sich in der Minderheit befinden, mit dem Finger zu zeigen.

Insofern muss ich der Ansicht, Homosexualität werde heute von großen Teilen der Psychoanalyse nicht pathozentrisch und diskriminierend angesehen, klar und deutlich eine Absage erteilen (vgl. auch BASG 1985). Es mag zwar sein, dass positive Tendenzen, gerade in der Theoriebildung, zu beobachten sind; es gilt auch zu hoffen, dass diese vermehrt – auch in Deutschland – diskutiert werden und ferner Einlass in die Praxis finden. Ich sehe momentan allerdings nicht, dass diese begrüßenswerten theoretischen Ansätze in einem bemerkenswerten Umfang in der deutschen Literatur diskutiert würden, gar in der psychoanalytischen Praxis Früchte trügen. Steter Tropfen höhlt zwar den Stein – und in diesem Sinn möchte ich einfühlende, wertschätzende, echte und ethisch vertretbare moderne Ansätze zur Homosexualität verstehen (vgl. Fiedler 2006) –, dennoch bleiben Vorurteile gegenüber Homosexualität in größtem Ausmaß bestehen, die heute noch vor allem in der psychoanalytischen Praxis vertreten werden. Es ist also kein überflüssiger Anachronismus, die Gleichberechtigung und Wertschätzung von Homosexuellen einzufordern, Homosexualität als eine natürliche, der Heterosexualität gleichwertige Variante sexueller Orientierung anzusehen; vielmehr ist dies eine zentrale und ethisch wertvolle Aufgabe. Ebenso wenig kann ich mich der Ansicht anschließen, dass an einigen deutschen psychoanalytischen Instituten Homosexualität heute kein Ausschlusskriterium für die Ausbildung sei (vgl. Steger 2007b). Die Literatur und auch eigene Erfahrungen zeigen, dass es sehr wohl möglich ist, aufgrund seiner offen bekannten Homosexualität von einer psychoanalytischen Ausbildung ausgeschlossen, das heißt diskriminiert, zu werden – und dies auch im Jahr 2006.

2.4 Warum kommt es zu dieser Pathologisierung? Warum diese Diskriminierung?

Warum kommt es zu dieser Pathologisierung? Warum passiert diese Diskriminierung? Paul Parin (1985) hat so genannte Vorurteilsgründe angeführt, die für die Übernahme konservativer und bestimmender Ideologie sprechen. Es tritt hier also ein Menschenbild vor Augen, das verletzend und im Grunde eines Menschen unwürdig ist (vgl. Wolf 2006). Über die Vorurteile hinaus (zum Beispiel: Schwule haben instabile Beziehungen und häufige Partnerwechsel) möchte ich abschließend fragen, warum Psychoanalytiker Homosexuelle pathologisieren, sich nicht in sie einfühlen und kein wertschätzendes und von Echtheit bestimmtes Verständnis für sie aufbringen (können)? Sicherlich ist die Angst vor dem Fremden eine wichtige Erklärung für diese massive Abwehr, die Homosexuelle von Seiten der Psychoanalytiker ertragen müssen. Paul Parin (1985) hat in einer ethnopsychoanalytischen Arbeit darauf hingewiesen, dass Juden und Homosexuellen das

Fremde gleich ist. Beide müssen sich in einer diskriminierenden Umwelt mit dem Fremden auseinandersetzen. Beide werden als minore Gruppierungen ausgegrenzt. Es ist auffällig, dass bei Kandidaten, die offen ihre Homosexualität bekennen, gerade auf die Homosexualität fokussiert wird. Nicht der Kandidat in seiner Gesamtheit, sondern ein zweifelsohne wichtiges, aber nicht ausschließlich bestimmendes Persönlichkeitsmerkmal, die Homosexualität, steht im Zentrum. Diese Fokussierung auf die Homosexualität ist interessant. Der Psychoanalytiker fokussiert also das Fremde, das ihm Angst macht, und identifiziert sich insofern aus Abwehr mit dem Aggressor, vor dem er solche Angst hat. Interessant ist dies zweifelsohne, da es durchaus die Alternative gäbe, eben jenen Fokus nicht überzubewerten und andere Merkmale in den Vordergrund zu stellen. Das passiert aber gerade nicht, da offensichtlich die Angst vor der Homosexualität so groß ist, dass man diese fokussieren muss. Natürlich kann man sogleich einwenden, dass ein Psychoanalytiker doch mit seinen Gefühlen so weit umgehen können sollte, dass er diese Gegenübertragung besser reguliert. Doch scheint mir einiges Wahres an diesem Aspekt zu sein: Ein Analytiker ist nun einmal kein Übermensch. Auch er ist getrieben – und offensichtlich eher zur Majorität als zur Minorität. Auch er hat Angst vor dem Fremden und versucht, sich durch diese Fokussierung zu schützen. Der Psychoanalytiker hat es in seiner Ausbildung nicht gelernt, der Homosexualität wertschätzend gegenüber zu stehen. Insofern ist ihm die Homosexualität fremd. Wenn er überhaupt mit diesem Thema in Berührung kam, dann nur in der Ausbildung im Zusammenhang mit einem Krankheitsverständnis, und zwar nicht für homosexuelle Kranke, sondern für Homosexuelle, die wegen ihrer Homosexualität als krank angesehen werden. Das ist bedauerlich, aber die Realität. Nun mag man meinen, dass sich ein Psychoanalytiker mit der ihm vorgesetzten Theorie kritisch auseinandersetzen sollte und als aufgeklärter Intellektueller bei solch antiquierten, meist menschenverachtenden Ansätzen widerspricht. Doch hierzu scheint es offensichtlich nur selten zu kommen – und das lässt sich vielleicht insgesamt auf die psychoanalytische Ausbildung übertragen. In der Tat ist es anstrengend, bei einem so pyramidal hierarchisch zugeschnittenen Ausbildungssystem wie das der Psychoanalyse Kritik anzubringen. Es ist auch gefährlich, dies im Bewerbungsprozess oder während der Ausbildung zu tun, da man einer ungeheuren Macht gegenübersteht. Nach der Ausbildung ist es vielleicht zu spät, kritische Distanz zu gewinnen. Zu lange und zu unkritisch hat man psychoanalytische Theorie und Behandlungstechnik aufgenommen, zu verdauen begonnen und praktiziert, dass ein späterer distanzierter Umgang mit diesen schwerfällt.

Unkritische Übernahme von Theorie und Behandlungstechnik, wie ich dies bei einigen Psychoanalytikern beobachtet sowie erlebt habe, scheint mir ein Charakteristikum für Psychoanalyse zu sein. Offensichtlich wird man während der Ausbildung nicht zu einem Kritiker ausgebildet, vielmehr zu einem Mitschwimmer. Würde man sich beispielsweise auf Freuds Verständnis von Homosexualität und seinen Umgang mit Homosexuellen besinnen, müsste man an nachfreudscher Theoriebildung zur Homosexualität Kritik anmelden. Hiervon muss man sich regelrecht distanzieren und kann das auch gut, da man sich immerhin auf den großen Vater berufen kann. Offensichtlich scheint dies aber in Vergessenheit geraten zu sein. Überhaupt wäre vielen Psychoanalytikern zu raten, sich intensiver mit den Anfängen der Psychoanalyse auseinanderzusetzen. So war Freud immer ein Kritiker und Hinterfrager. Er hat es durchaus verstanden, Modelle zu formulieren, blieb aber in ihrer Anwendung flexibel und modifizierte. Ich frage mich, warum das heute nur so wenige tun. Ich frage mich auch, warum sich mir eher das Bild des Korsetts als das des produktiven Umgangs mit Theorie im Sinne von modifizierter, auch intellektueller Fortschreibung auftut. Auch wusste Freud um die Grenzen seiner Theorie und blieb Mensch in der Psychotherapie. Er fühlte sich sehr wohl ein, er war durchaus wertschätzend und brachte Verständnis auf. Insofern ist für den wahren und guten analytisch orientieren Psychotherapeuten rigide Abstinenz, übertriebene Neutralität und getreuer Gehorsam gegenüber dem Ideal des schweigenden Analytikers ebenso abzulehnen wie kritiklose Identifikation mit den scheinbaren Grundfesten der Psychoanalyse und Instrumentalisierung durch diskriminierende Pathozentrik.

3. Schluss

Am Anfang dieser Überlegungen zur Stigmatisierung und Diskriminierung in Medizin und Psychotherapie stand das literarische Beispiel Heinrich Heine, der in mehrfacher Hinsicht selbst diskriminiert wurde. Er steht an der Wende zum 19. Jahrhundert. Sigmund Freud steht an der Wende zum

20. Jahrhundert. Er wurde ebenfalls in vielfacher Hinsicht diskriminiert – und das obwohl er geniale Überlegungen zum Verständnis des Unbewussten angestellt hat und für sich in Anspruch nehmen darf, die Psychoanalyse begründet zu haben. Ich habe zu Beginn des Bandes einen Einblick in die definitorischen Bemühungen der Näherung an diese vielschichtigen Begriffe zu geben versucht und habe Brennpunkte der Medizin genannt, einige auch etwas näher zu bringen gesucht, an denen stigmatisiert und diskriminiert wird. Ein zentraler und in meinen Augen auch unter ethischen Gesichtspunkten sehr wichtiger Brennpunkt ist der Umgang mit HIV-Infizierten oder AIDS-Patienten. Schließlich habe ich aus der Psychotherapie die Psychoanalyse ausgewählt, deren Pathozentrik vor Augen geführt und am Beispiel der Homosexualität Diskriminierung näher zu bringen versucht. Ich denke, man kann, wie ich das am Beispiel von Psychoanalyse und Homosexualität auch getan habe, durchaus dahingehend Überlegungen anstellen, welche Motivation sich hinter solcher Diskriminierung und Stigmatisierung verbirgt. Ich halte es auch für wichtig zu verstehen, wodurch solche Ausgrenzung motiviert ist. Für noch wichtiger halte ich allerdings einen anthropophilen und wertschätzenden Umgang bei der Begegnung mit denen, die scheinbar anders sind, sodass sie diskriminiert werden. Wir alle sind gefordert, ganz im Sinne von Carl Rogers eben jenen Menschen, die ein Stigma haben, denen ein Stigma zugeschrieben wird oder die sich im Laufe der Zeit dieses Stigma selbst zuschreiben, in offener und wertschätzender Weise zu begegnen. Insofern ist der Wunsch zu formulieren, jene so anzunehmen wie diese sind, sich auf diese einzulassen, diese nicht schon mit dem diagnostischen Blick zu mustern und eine Zuschreibung vorzunehmen. Machen wir uns frei von unseren Vorannahmen, lassen wir eine gewährende Beziehung zu, die von Echtheit geprägt ist. Kurzum: Begegnen wir also mit echter Empathie.

Anmerkungen

1 Ein diesem Kapitel zugrunde liegendes Manuskript konnte ich zuerst im Sommersemester 2006 an der Heinrich-Heine-Universität Düsseldorf im Rahmen der Gisela-Eisenreich-Ringvorlesung »Ethik in der Medizin« vortragen. Ich danke den Teilnehmenden für ihre Fragen und Hinweise, denen ich gerne nachgegangen bin.
2 Klaus Briegleb (vgl. Briegleb 2000, S. 213) schreibt, dass Heine noch kurz vor seinem Tod auf den Geburtstag am 13.12.1799 beharrt, wohingegen seine Mutter das Jahr 1797 angibt.

3 Heines Taufe und Konversion zum Protestantismus im Juni 1825, kurz vor seiner Promotion zum Dr. iur, subsumiert Klaus Briegleb als taktischen Akt und insistiert zugleich auf Heines permanentem Bewusstsein der Zugehörigkeit zum Judentum. Dies sieht Briegleb durchgehend bis zu den »Hebräischen Melodien« des *Romanzero*, wo es heißt: »Heilen kann mich nur der Tod, / Aber, ach, ich bin unsterblich!« (vgl. Briegleb 2000, S. 214f.).

Literatur

Angermeyer, Matthias C. (2004): Stigmatisierung psychisch Kranker in der Gesellschaft. Psychiatrische Praxis 31 (Supplement 2), 246–250.

Briegleb, Klaus (2000): Heinrich Heine. In: Kilcher, Andreas B. (Hg.): Metzler Lexikon der deutsch-jüdischen Literatur. Stuttgart, Weimar (Metzler), S. 213–219.

Bundesarbeitsgemeinschaft Schwule im Gesundheitswesen (BASG) (1985): Kritische Glosse: Psychoanalyse in Schwulitäten. Psyche 6, 553–560.

Dennert, Gabriele (2006): Die psychische Gesundheit von Lesben und Schwulen – eine Übersicht europäischer Studien. Verhaltenstherapie & psychosoziale Praxis 38, 559–576.

Fiedler, Peter (2004): Sexuelle Orientierung und sexuelle Abweichung. Heterosexualität – Homosexualität – Transgenderismus und Paraphilien – sexueller Missbrauch – sexuelle Gewalt. Weinheim, Basel (Beltz).

Fiedler, Peter (2006): Affirmative Psychotherapie bei Lesben, Schwulen und Bisexuellen. Verhaltenstherapie & psychosoziale Praxis 38, 657–670.

Freud, Sigmund (1905): Drei Abhandlungen zur Sexualtheorie. GW V, S. 27–145.

Heine, Heinrich: Nachwort zum Romanzero. In: Briegleb, Klaus (Hg.): Heinrich Heine. Sämtliche Schriften in zwölf Bänden. Bd. 11: 1851–1855. München (Hanser), S. 179–186.

Höhn, Gerhard (2004): Heine-Handbuch. Zeit, Person, Werk. 3. Auflage. Stuttgart, Weimar (Metzler).

Isay, Richard (1989/1990): Schwul sein. Die psychologische Entwicklung des Homosexuellen. München, Zürich (Piper).

Johannes Paul II (2005): Erinnerung und Identität. Gespräche an der Schwelle zwischen den Jahrtausenden. Augsburg (Weltbild).

Jones, Ernest (1962): Das Leben und Werk von Sigmund Freud. Bd. 3. Bern (Huber).

Künzler, Erhard (1992a): Der homosexuelle Mann in der Psychoanalyse. Forum Psychoanalyse 8, 202–216.

Künzler, Erhard (1992b): Kann ein Homosexueller Psychoanalytiker werden/sein? Psychoanalyse im Widerspruch 3, 21–38.

Mildenberger, Florian (2002): »... in der Richtung der Homosexualität verdorben«. Psychiater, Kriminalpsychologen und Gerichtsmediziner über männliche Homosexualität 1850–1970. Hamburg (Männerschwarm).

Parin, Paul (1985): Kommentar zu »Psychoanalyse in Schwulitäten« von der Bundesarbeitsgemeinschaft Schwule im Gesundheitswesen. Psyche 6, 561–564.

Parin, Paul (1985): »The Mark of Oppression«. Ethnopsychoanalytische Studie über Juden und Homosexuelle in einer relativ permissiven Kultur. Psyche 6, 193–219.

Plöderl, Martin; Sauer, Joachim & Fartacek, Reinhold (2006): Suizidalität und psychische Gesundheit von homo- und bisexuellen Männern und Frauen – Eine Metaanalyse internationaler Zufallsstichproben. Verhaltenstherapie & psychosoziale Praxis 38, 537–558.

Rauchfleisch, Udo (1993): Psychoanalyse und Homosexualität. In: Puff, Helmut (Hg.): Lust, Angst und Provokation. Homosexualität in der Gesellschaft. Göttingen (Vandenhoeck & Ruprecht), S. 159–182.

Rauchfleisch, Udo (2001): Schwule, Lesben, Bisexuelle. Lebensweisen, Vorurteile, Einsichten. 3. Auflage. Göttingen (Vandenhoeck & Ruprecht).

Robinson, Paul (2001): Freud and Homosexuality. In: Dean, Tim & Christopher Lane (Hg.): Homosexuality & Psychoanalysis. Chicago, London (Chicago UP), S. 91–97.

Rüsch, Nicolas; Berger, Matthias; Finzen, Asmus & Angermeyer, Matthias C. (2004): Das Stigma psychischer Erkrankungen – Ursachen, Formen und therapeutische Konsequenzen. In: Berger, Matthias (Hg.): Psychische Erkrankungen – Klinik und Therapie, elektronisches Zusatzkapitel (http://www.berger-psychische-erkrankungen-klinik-und-therapie.de/, 04.06.2007).

Sauerteig, Lutz (2000): Geschlechtskrankheiten und Gesundheitspolitik in Deutschland im 19. und frühen 20. Jahrhundert. MedGG-Beihefte 12. Stuttgart (Franz Steiner).

Schmidt-Hannisa, Hans & Steger, Florian (2005): Stigma. In: Jagow, Bettina von & Steger, Florian (Hg.): Literatur und Medizin. Ein Lexikon. Göttingen (Vandenhoeck & Ruprecht), S. 736–741.

Schnell, Ralf (1996): Heinrich Heine zur Einführung. Hamburg (Junius).

Sigusch, Volkmar (2005): Praktische Sexualmedizin. Eine Einführung. Köln (Dt. Ärzteverlag).

Socarides, Charles W. (1971): Der offen Homosexuelle. Frankfurt/Main (Suhrkamp) [urspr. engl. 1968].

Socarides, Charles W. (1995): Homosexuality. A Freedom too Far. A Psychoanalyst Answers 1000 Questions about Causes and Cure and the Impact of the Gay Rights Movement on American Society. Phoenix (Adame Margrave Books).

Stakelbeck, Falk & Frank, Udo (2003): From Perversion to Sexual Identity: Concepts of Homosexuality and Its Treatment in Germany. In: Lingiardi, Vittorio & Drescher, Jack (Hg.): The Mental Health Professions and Homosexuality: International Perspectives. New York, London, Oxford (Haworth Medical Press), S. 23–46.

Stakelbeck, Falk & Frank, Udo (2006): Kommen die neuen psychoanalytischen Theorien zur männlichen Homosexualität nur noch aus Amerika? In: Biechele, Ulrich; Hammelstein, Philipp & Thomas Heinrich (Hg.): Lesben und Schwule in der Psychiatrie. Lengerich (Pabst Science Publishers), S. 121–137.

Steger, Florian (2003): Frank Schmökel in den Diskursen von Macht und Stigmatisierung. Psychiatrische Praxis 7, 389–394.

Steger, Florian (2007a): Motto: no risk, no fun. Sexuelle Freiheit oder mangelndes Verantwortungsgefühl? MMW. Fortschritte der Medizin. Sonderheft 1: Akte AIDS, 68.

Steger, Florian (2007b): Psychoanalyse und Homosexualität. Noch immer Pathozentrik und Diskriminierung. Zeitschrift für psychoanalytische Psychotherapie 2007 [im Druck].

Wiesendanger, Kurt (2001): Schwule und Lesben in Psychotherapie, Seelsorge und Beratung. Göttingen (Vandenhoeck & Ruprecht).

Wolf, Gisela (2006): Diskriminierung und Gewalt gegen Lesben, Schwule und Bisexuelle im medizinischen und psychotherapeutischen Setting. Verhaltenstherapie & psychosoziale Praxis 38, 591–601.

Annäherungen

Psychisch anders?
Überlegungen zu Personsein und Identität

Florian Steger und Christian Seidel

Über das kulturwissenschaftliche Konzept der kollektiven Identität, mag es eine solche denn geben, und über die Fokussierung der Kognitionswissenschaften auf Bewusstseinsphänomene sind die Begriffe »Personsein« und »Identität« in das Blickfeld einer multiperspektivisch ausgerichteten wissenschaftlichen Betrachtung geraten. Eine zufriedenstellende Klärung, was unter »Personsein« und »Identität« zu verstehen sei, ist aus unserer Sicht bislang nicht gelungen; dies mag nicht zuletzt auf vornehmlich monodisziplinäre Ansätze zurückzuführen sein. Insofern sind Fortschritte von einer transdisziplinären Annäherung zu erhoffen. Hierzu sollte sich zum einen die theoretische Reflexion über »Identität« und »Personsein« an einer Anwendung in der Forschungspraxis bewähren. Zum anderen sollte eine theoretische Diskussion darüber geführt werden, was unterschiedliche Methoden zur Klärung von Begriff und Konzept beitragen können.

In den folgenden Ausführungen geht es uns darum, die Wechselwirkungen von Normierung, Abweichung und individueller Identitätssuche als vortheoretische Konstitutiva von »Personsein« und »Identität« am Beispiel psychischer Störungen in den Blick zu nehmen.[1] Wir erwägen an diesem Beispiel die Potenziale und Grenzen unterschiedlicher methodischer Zugangsweisen zu den Phänomenen »Krankheit«, »Personsein« und »Identität«. Zuerst wird auf die Bedeutung von psychischen Störungen für die Klärung der Begriffe »Identität« und »Personsein« eingegangen (1), bevor zwei konträre Annäherungen an »Krankheit« vorgestellt und problematisiert werden: Es wird sich zeigen, dass ein »reduktionistischer« Ansatz (etwa der molekularen Medizin), wie dieser gegenwärtig stark vertreten wird, für sich genommen unzureichend ist und in einem »ganzheitlichen« Ansatz (etwa der anthropologischen Psychiatrie) lebensweltlich angereichert werden muss, um die soziokulturelle Dimension stärker zu betonen (2). Diese Ergebnisse werden abschließend an die Fragestellung nach »Personsein« und »Identität« zurückgebunden (3).

1. Begriffe: »Identität« und »Personsein«

Personen sind Menschen mit einem bestimmten Status, der ihnen aufgrund gewisser Eigenschaften von einer Gemeinschaft, nicht unbedingt der des eigenen Wertekontextes, zugesprochen wird. Dies geschieht etwa aufgrund des Vermögens, sich selbst durch Gründe zum Handeln zu bestimmen oder ein bewusstes Verhältnis zu sich und seiner Umwelt eingehen zu können. Durch den Status, Person zu sein, wird jemand erst zum voll anerkannten Mitglied der Gemeinschaft, er ist dann Träger von Rechten und Pflichten – insofern ist »Personsein« ein moralischer Status.

Der skizzierte Zusammenhang hebt erstens eine begriffliche Verbindung zwischen »Personsein« und der Gemeinschaft hervor: Es ist eine Gemeinschaft, die den Status zuspricht, und es ist dieser Status, der konstitutiv für die vollwertige Mitgliedschaft in der Gemeinschaft ist: Personen werden *qua* Person in einen gesellschaftlichen Handlungsraum eingebettet. Zweitens wird daran deutlich, dass Personsein ein normatives Konzept ist: Eine Gemeinschaft braucht Personen, um funktionieren zu können, und »Personsein« ist ein – individuell wie kollektiv betrachtet – erstrebenswerter Status.

Der Begriff »Identität« weist in ähnlicher Weise die Komponenten des Äußeren und der Normativität auf: Zum einen erfährt man und konstituiert sich »Identität« nur in Erfahrungen des Andersseins. Die Erfahrung, dass man in bestimmter Hinsicht anders ist als andere, ermöglicht erst eine Vorstellung von sich selbst, ebenso wie die Erfahrung seiner selbst in den eigenen Handlungen, die von der Gesellschaft reflektiert, bewertet und beantwortet werden, die Erfahrung von »Identität« ermöglicht.[2]

Differenzen zu erfassen steht in unmittelbarem Zusammenhang mit der Frage nach Identitäten und Alteritäten (vgl. Eßbach 2001; Gehrke 1999). Diese spezifisch identitätskonstituierenden Differenzerfahrungen und sozialen Bedeutungsattributionen setzen den anderen und das Äußere voraus – wie dies auch für den Status, Person zu sein, gilt.

Zum anderen verweist die Forderung, gesellschaftliche Strukturen respektive die Umweltbedingungen einzelner Individuen *müssen* die Entwicklung von »Identität« der Individuen ermöglichen, auf Normativität: Wir schätzen »Identität« als ein Gut ein, dessen Genese es durch die Konstitutionsform einer Gesellschaft und dessen Praktiken es sicherzustellen gilt. Neben diesem kollektiven Aspekt der Normativität scheint es zudem so, als strebe jeder einzelne in seinem Handeln nach Lebens- und Sinnverwirklichung; unser Handeln ist teleologisch auf die Entfaltung von »Identität« ausgerichtet. Unter dynamischen Überlegungen ergeben demnach Handlungen im Zuge artifizieller Störungen intrapersonal Sinn und stiften Identität. Somit ist »Identität« aus individueller wie kollektiver Perspektive normativ. »Identität ist [...] ein normativer Anspruch, den Personen an sich und andere stellen« (Renn/Straub 2002, S. 11). Dies gilt auch für »Personsein«.

Unsere vortheoretische Analyse der Begriffe »Identität« und »Personsein« hat zwei Komponenten offengelegt, an denen sich theoretische Explikationen der Begriffe messen lassen sollten und die somit auch als Adäquatheitsbedingungen für Theorien von »Identität« und »Personsein« dienen: Erstens sind mit den Konzepten normative Ansprüche verbunden: Personsein ist ein normativer Status, Identität ein individuell wie kollektiv erstebenswertes Gut. Und zweitens geht bei der Konstitution von »Identität« und »Personsein« die Gemeinschaft ein, in der jedem die Erfahrung von Differenz zum anderen möglich sein sollte. Jede theoretische Auseinandersetzung mit Personsein und Identität sollte diese beiden Charakteristika spiegeln können.

Geht man von Normativität und Differenzerfahrung aus, so lässt sich auf zweifache Weise die Motivation für eine wissenschaftspraktische Untersuchung geben: »Krankheit« kann erstens als Abweichung von einer Norm bestimmt werden: Die Normabweichung ist ein krankhaft bewertetes Anderssein. Hervorzuheben ist hier der Aspekt des krankhaften Andersseins, der Behinderung, dem sich auch sozialhistorisch vermehrt gewidmet wird (vgl. Hopf 2002). Dieses Anderssein verweist in der intrapersonalen Erfahrung auf die Differenzerfahrung des kranken Menschen: Er erlebt sich als anders – etwa im Vergleich zu früher oder aber im Vergleich zu anderen. Insofern also Normabweichung und Anderssein wesentliche Bestimmungsmerkmale von Kranksein sind, eröffnet sich durch die Aspekte der Normativität und Differenzerfahrung (vgl. Steger 2003) eine Verbindung zu

»Identität« und »Personsein«.³ Dass man für die angestrebte Untersuchung nicht nur das Phänomen »Krankheit« im Allgemeinen, sondern auch und besonders das Phänomen psychischer Störungen in den Blick nehmen sollte, verdeutlicht zweitens, dass unter »Kranksein« auch »Psychisch anders sein« fällt. Mit den Begriffen »Identität« und »Personsein« sind psychische Störungen schon allein begrifflich verbunden: Schließlich sind die Termini »Identitätsstörung(en)« sowie »Persönlichkeitsstörung(en)« als Bezeichnungen bestimmter psychi(atri)scher Entitäten gesetzt. In der ICD-10 Kapitel V (F) sind Persönlichkeitsstörungen (mit Verhaltensstörungen) unter F60-62 abgehandelt, Störungen der Geschlechtsidentität unter F64.

2. Reduktionismus vs. Anthropologie

Es stellt sich die Frage, wie »Krankheit« zu fassen ist. Diese Frage betrifft vor allem auch die Methode, mit der man sich dem Phänomen »Krankheit« nähert. Vor dem Hintergrund einer Theorie von »Krankheit« werden die impliziten oder expliziten philosophischen Vorannahmen offenbar, die den methodischen Zugang zum Phänomen »Krankheit« bestimmen.

Die Geschichte der Psychiatrie kann in einer ideengeschichtlichen Perspektive als eine Geschichte der Theorie von der Ursache und dem Wesen von psychischen Störungen respektive »Erkrankungen« gefasst werden.⁴

Metaphysische und am Mythos orientierte Erklärungsmodelle von Erkrankungen wurden durch die Forderung und das methodische Postulat ersetzt, Krankheiten – auch seelische – als natürliche Phänomene zu sehen und zu verstehen. Die antike Tradition – vor allem die Hippokratische und die daran anknüpfende Galenische – kann insofern als naturalistisch charakterisiert werden, als sich in ihrer Auffassung von Krankheit grundsätzliche Vorbehalte gegen übernatürliche Ursachen von seelischen Krankheiten widerspiegeln; Krankheitsursachen waren in diesem Sinn empirisch erkennbare Ursachen körperlicher *oder* seelischer Art (vgl. Steger 2004; Wittern 1987; Wittern 1996). Der Rationalismus der Aufklärung verstärkte diese Bestrebungen und entwarf zugleich ein Wissenschaftskonzept, das sich an einem Exaktheitsideal von Mathematik und Naturwissenschaften orientierte. Unter diesem Einfluss setzten eine Klassifikation seelischer Vermögen sowie eine Einteilung seelischer Störungen ein, die zu Zuordnungen zwischen seelischen Erkrankungen und Störungen einzelner Körperteile führte. Es deutet sich hier eine Fragmentarisierung an, auch wenn die Seele als Ursprung und Sitz seelischer Erkrankungen nicht eliminiert wird. Noch bleibt es ein Anliegen in Aufklärung und Romantik, die rein deskriptive Erfassung klinischer Tatsachen und den auf einen individual-biografischen Kontext gerichteten Blick zu vereinbaren.

In einem zweiten Schritt verstärkte sich unter dem Einfluss des naturwissenschaftlichen Exaktheits- und Quantifikationsparadigmas die Tendenz zur Fragmentarisierung des Menschen: Der Versuch, die bereits so bezeichnete Psychiatrie um 1830 positivistisch aufzufassen und als »Psychophysiologie« zu betreiben, führte zu einem Materialismus methodischer Ausrichtung: Eine materialistische Betrachtungsweise psychischer Phänomene galt als vielversprechende Methode, die das Psychische noch nicht ganz eliminierte, sondern als eine Funktion des Physischen auffasste; die Beschreibung und Erfassung von psychischen Phänomenen war durch die vollständige quantifizierbare Beschreibung des Physischen gesichert.[5] Angesichts der Fortschritte in der sich entwickelnden Neuroanatomie wich dieser methodische Materialismus bald einem »ontologischen«: Psychische Erkrankungen *sind* physische Störungen.[6]

Zwar behauptete sich eine Gegenbewegung in Exponenten wie der Psychoanalyse Freuds oder Jaspers Psychopathologie. Die durch sie vorangetriebene Kritik am empiristischen Streben nach Quantifizierung wird in der anthropologischen Psychiatrie aufgegriffen – anstelle isolierter Parameter treten das Psychische und der Mensch »ganzheitlich« in den Blick. Doch wurde diese Strömung von einem am biologischen Ansatz orientierten Paradigma überformt: Dies ist erstens motiviert durch den zunehmenden Einsatz von psychotropen Pharmaka, deren symptomlindernde Wirksamkeit zu Theorien über die Pathogenese bestimmter Krankheiten anregt (vgl. Helmchen 1990); zweitens spielt die Entwicklung neuer vor allem bildgebender Diagnostikverfahren, die eine Korrelation zwischen Gehirnregionen und psychischen Störungen nahelegen sollen, eine wichtige Rolle in der Stärkung der reduktionistischen Tradition.

Der skizzenhafte psychiatriehistorische Überblick kann als Hintergrund dienen, um die sich aktuell stellenden Fragen der Pathogenese und der Erfassung von »Krankheit« zu verstehen. Zwei Paradigmen sind dabei hervorgetreten: einerseits eine »Ganzheitlichkeit«, an der sich griechische Medizin und anthropologische Psychiatrie orientierten[7]; andererseits der moderne Reduktionismus, der sich aus drei Quellen speist: Es ist dies erstens der psychopharmakologisch begründete, kausale Rückschluss von der Wirksamkeit psychotroper Substanzen auf die zugrunde liegende physische Struktur des Psychischen. Zweitens ist dies die neurophysiologisch und neuroanatomisch motivierte zerebrale Fokussierung, die in Korrelata das Psychische zu erfassen meint. Und es ist dies drittens die aktuelle Fortsetzung dieser Tradition in der molekularen und genetischen Medizin.

Diese soll im Folgenden einer anthropologischen Konzeption psychischer Erkrankungen gegenübergestellt werden, welche den Kranken als das die Krankheit erfahrende Subjekt stärker in den Blick nimmt und nicht in Opposition, sondern ergänzend zur molekularen Medizin bemüht ist, der Natur des Menschen wissenschaftlich gerecht zu werden. Sofern der molekularmedizinische und anthropologische Zugang als Repräsentanten des jeweils übergeordneten Paradigmas Reduktionismus respektive »Ganzheitlichkeit« sind, beleuchtet die Analyse auch die grundsätzliche Frage, welcher Zugang zum Phänomen »Krankheit« adäquat ist.

In der Diskussion darüber, was Krankheit ist, werden diese konträren Auffassungen häufig auch als »naturalistisch« respektive »normativistisch« bezeichnet (vgl. Mergenthaler 2003, S. 153). Die folgenden Überlegungen gehen zwar von einer ähnlichen Dichotomie aus; allerdings weisen die verwendeten Termini (»reduktionistisch« respektive »ganzheitlich«) zuvorderst auf einen methodologischen Unterschied hin, der im Zentrum der folgenden Betrachtungen stehen soll. Inhaltlich trägt die noch zu entwickelnde Position sowohl naturalistische als auch normativistische Züge und fällt insofern in beide Kategorien der üblichen Dichotomie: Der anthropologische Zugang soll mit einer kulturwissenschaftlichen Anreicherung als *Ergänzung* des wissenschaftlich fruchtbaren molekularmedizinischen Ansatzes gesehen werden. Insofern dabei den Erkenntnissen der molekularen Medizin eine wichtige Rolle zukommt, ist diese Position naturalistisch, denn einige (aber nicht alle) Kriterien zur Bestimmung von Krankheit lassen sich mit naturwissenschaftlicher Forschung gewinnen; sie ist aber auch normativistisch, weil neben diesen auch soziokulturelle Kriterien relevant sind, die erst durch einen spezifisch kulturwissenschaftlichen Blick voll zur Geltung kommen.

Die molekulare Medizin zeichnet sich vor allem durch zwei Charakteristika aus: In methodischer Hinsicht dominiert die Anwendung molekularbiologischer und gentechnologischer Diagnose- und Therapiemittel. In theoretischer Hinsicht werden Phänotype gewisser Krankheitsbilder mit genotypischen Andersartigkeiten korreliert. Beide Aspekte dienen schließlich der Erweiterung diagnostischer und therapeutischer Möglichkeiten (vgl. Mergenthaler 2003, S. 152 und den dortigen Verweis auf Ganten/Ruckpaul 2001, S. III).

Welches Bild von Krankheit und Kranksein lässt sich aus dem Selbstverständnis der molekularen Medizin ableiten? Jede Antwort auf diese Frage ist vor dem Hintergrund eines gesellschaftlich sowie intellektuell verankerten, dominanten Wissenschaftsparadigmas formuliert und nur in diesem Horizont zu verstehen. Für die molekulare Medizin scheint dies eine Fixierung auf den naturwissenschaftlichen Reduktionismus zu sein: Die Entschlüsselung des Genoms hat Hoffnungen geschürt und einem »Gen-Determinismus« Auftrieb gegeben, demzufolge alle Merkmale des Menschen durch Gene verursacht sind. Insbesondere sind dann »Kranksein« und »Krankheit« bloße Epiphänomene. Das Konzept der genetischen Verursachung, das Aussagen der Form »Gen g verursacht Krankheit k« zugrunde liegt, ist Gegenstand von Kritik; diese verweist darauf, dass Krankheiten als erlebte Zustände eines Kranken nicht allein durch Gene verursacht sind, sondern aus einem komplexen Faktorennetz entstehen (vgl. Mergenthaler 2003, S. 154f.).

Die starke Form eines genetischen Reduktionismus sieht sich mit mindestens zwei Einwänden konfrontiert: Erstens verkennt sie die Kontextsensitivität von genetischer Veranlagung und Umweltbedingungen. Wie das Beispiel der Laktoseintoleranz zeigt, ergibt es selbst innerhalb moderner Biologie nur Sinn, in Bezug auf eine bestimmte Umwelt ein Merkmal als genetisch veranlagt zu bezeichnen: Es besteht ein Unterschied bezüglich dieser Stoffwechselkrankheit bei westlichen und afrikanischen Ländern; während sie in jenen als angeboren gilt, gilt sie in diesen als erworben.[8]

Die Kontextsensitivität des Begriffs der genetischen Anlage weist auf ein Problem der Begriffsbestimmung hin: »Krankheit k ist genetisch veranlagt« ist immer nur in Bezug auf eine bestimmte Population wahr. Daher müssen Kriterien zur Grenzziehung respektive zur Bestimmung einer Referenzklasse vorliegen, auf die hin der Begriff »genetische Veranlagung« relativiert werden kann. Diese Kriterien werden nicht innertheoretisch hergeleitet, sondern werden außertheoretisch begründet: Es wird sich um »weiche«

Kriterien handeln (etwa »gehört Kulturkreis c an«), die nicht in der Sprache der Molekulargenetik formuliert (oder formulierbar) sind.

Das Problem der Begriffsbestimmung führt auf den für die vorgestellten Überlegungen relevanten Aspekt des Kontextsensitivitätseinwands: Auf der Ebene eines allgemeinen Krankheitsbegriffs, so wurde einleitend bemerkt, kann Krankheit als Normalitätsabweichung verstanden werden. Wie aber ist es im Rahmen der molekularen Medizin innertheoretisch möglich, Normalität zu erfassen? Um dies im naturwissenschaftlichen Paradigma kohärent zu leisten, muss Normalität rein deskriptiv bestimmt werden können, das heißt also als Regularität: Nur wenn eine bestimmte Gensequenz g *regulär* mit *normalen* Phänomenen korreliert ist, kann eine Norm im theoretischen Rahmen der molekularen Medizin definiert werden. Doch gegen diese Möglichkeit sprechen empirische Gründe (vgl. ebd., S. 156): Das menschliche Genom ist polymorph. Wann aber eine Variabilität als normal gewertet wird, lässt sich nicht innertheoretisch bestimmen, denn aufgrund der Polymorphismen ist eine Gensequenz nicht *per se* normal. Zu diesem Ergebnis kommt auch der Humangenetiker Peter Propping (1984, S. 1279): »Es ist mit genetischen Methoden nicht möglich, eine Norm oder ›Normalität‹ zu definieren. Für den Genetiker ist vielmehr die Variabilität etwas Normales.« Eine Variabilität wird erst im Hinblick auf andere Bewertungsstandards normal, etwa auf eine vortheoretische Vorstellung davon, was ein »normaler« Körper leistet. Daher scheint es nicht möglich, innerhalb der molekularen Medizin der Normativität des Krankheitsbegriffs gerecht zu werden: Eine Bestimmung des Pathologischen als etwas Pathologisches ist innertheoretisch nicht möglich.

Der zweite Einwand gegen die Krankheitskonzeption der molekularen Medizin setzt bei der zweiten Adäquatheitsbedingung an: »Kranksein« ist mit einer bestimmten Erfahrung des Kranken verbunden – seine Krankheit hat auf drei Ebenen ein phänomenales Element und damit qualitativen Charakter: Krankheitsgefühl (es fühlt sich auf eine bestimmte Weise an, krank zu sein), Krankheitserleben (der Kranke erlebt sein Leiden) und Krankheitserfahrung (der Kranke erfährt die Differenz gegenüber früheren Leistungsmöglichkeiten seines Körpers oder die Differenz gegenüber anderen Menschen).

Ist diese lebens- und erfahrungsweltliche Komponente von Krankheit, die den Patienten als in einen Kontext eingebettete Person und nicht als

Gegenstand in den Blick nimmt, einmal expliziert, so stellt sich die Frage, wie eine durch die molekulare Medizin allein gestützte Krankheitskonzeption diesem Adäquatheitskriterium gerecht wird. Es scheint, als sei dies aus grundsätzlichen Gründen nicht möglich: Die Differenzerfahrung und das phänomenale Moment der Krankheit sind wesentlich qualitativ. Wie aber soll eine rein quantitative Beschreibung im Paradigma der Molekularmedizin diese qualitativen Elemente verständlich machen? Oder anders gefragt: Wo bleibt die subjektive Krankheitserfahrung und das Krankheitserleben des Patienten?

Anhand zweier Beispiele der Suchterkrankungen kann deutlich werden, dass mit einer molekularmedizinischen Reduktion des Krankheitskonzepts Wesentliches, vor allem die soziokulturelle Einbettung der Krankheiten, verloren geht.

Alkoholismus ist eine Störung, die nach ICD-10 in die »Psychischen und Verhaltensstörungen durch psychotrope Substanzen« (F10-19) eingeordnet wird. Das Verlangen nach Alkohol ist dabei ein wesentliches Moment des Krankheitsbildes, das auf einer Ebene so beschrieben werden kann: Der Kranke kann das Verlangen nicht kontrollieren, es steigert sich im Verlauf einer zunehmenden Toleranzschwelle; bei Unterbinden des Verlangens kommt es zu Entzugserscheinungen. Es scheint, als ließen sich diese Charakteristika im Tierversuch nachbilden; davon ausgehend werden Veränderungen am CRHR1-Rezeptor und am Per2-Gen als »Ursache« der Alkoholabhängigkeit bestimmt (für eine aktuelle Darstellung dieses Forschungsbereichs vgl. Propping 2004). Doch zugleich wird klar, dass in den Voraussetzungen das Krankheitsbild nicht vollständig beschrieben worden ist: Weder kommt das qualitative Moment vor, dass der Kranke die Suchtmittel als Mittel zur passageren Flucht aus einer sich ihm unerträglich darstellenden Welt einnimmt, noch spielt die phänomenale Erfahrung des Rausches in der Beschreibung des Kranken eine Rolle. Es wird auch nicht auf die Dissoziation verwiesen, in die Suchtkranke geraten und die den Kranken die Differenz zu seiner Umwelt erfahren lässt, was häufig den Leidensdruck des Betroffenen erhöht. Die Krankheit der Person wird durch ihr abnormes Verhalten maßgeblich bestimmt – es liefert ein Kriterium, anhand dessen eine Diagnose erstellt werden kann. Allein die Mutation des Rezeptors oder ein aktiviertes Gen indiziert vielleicht eine physische Disposition, die unter gewissen soziokulturellen Bedingungen zu Alkoholismus führen kann; doch die Krankheit erschöpft sich nicht in der Mutation des Rezeptors oder einem aktivierten Gen, ohne dass die lebensweltliche Erfahrung des Kranken einbezogen wird. Sie scheint eine unverzichtbare Komponente einer vollständigen Beschreibung des Phänomens Krankheit.[9]

Ein weiteres Beispiel verdeutlicht dies: Die Anorexia nervosa gehört nach ICD-10 zu den »Verhaltensauffälligkeiten in Verbindung mit körperlichen Störungen und Faktoren« (F50-59); sie ist bestimmt durch einen selbst induzierten Gewichtsverlust, und ihr liegt eine Körperschema-Störung zugrunde. Es sind bislang keine Ergebnisse bekannt, welche diese auf eine im Bereich der molekularen Medizin erfassbare Störung zurückführen. Wenn das Paradigma der molekularen Medizin ein adäquates Krankheitskonzept impliziert, dann sollte dies zu leisten sein. Sei also kontrafaktisch angenommen, die Anorexie lasse sich auf eine abnorme genetische Variabilität oder eine andere molekulare Mutation zurückführen. Der molekularmedizinischen Auffassung von Krankheit zufolge *ist* die Anorexie dann *nichts anderes* als diese Mutation.

Dass diese Auffassung inadäquat ist, lässt sich zum einen daran ermessen, dass die qualitativ vielschichtige Symptomatik der Krankheit nicht reflektiert wird: Die äußerst variablen Verhaltensmuster der Kranken, die täglich einen Kampf gegen die Entdeckung führen, indem sie auf vielfältige Weise die Unregelmäßigkeit und Abnormalität ihres Essverhaltens zu verheimlichen suchen, finden in nur *einer* genetischen Variabilität keine Entsprechung. Die durch die Einbindung des Kranken in ein familiäres und gesellschaftliches Umfeld evozierten Probleme der Anorexie, die den Phänotyp wesentlich mitbestimmen, können nicht in einer genetischen Variabilität repräsentiert werden.

Zum anderen verdeutlicht der Blick auf die therapeutische Praxis, dass psychische Störungen Verstehensbedarf beim Patienten wecken. In einer erfolgreichen Therapie der Anorexie ist es wesentlich, dass die Patienten ihre Krankheit »verstehen« lernen und Einsicht in die psychodynamischen Komponenten der Krankheitsgenese bekommen. Ein Patient, der in der Therapie nach einer Erklärung für seine Krankheit fragt und auf eine Mutation verwiesen wird, kann seine Krankheit nicht richtig verstehen. Daher wird eine Erklärung psychischer Störungen durch ausschließlich genetische oder molekularbiologische Modelle dem Phänomen der Krankheit nicht gerecht.

Gegen den Ausschließlichkeitsanspruch des Krankheitskonzepts der molekularen Medizin und somit für die Erweiterung durch andere Erklärungsmuster sprechen zwei Aspekte: Es kann (1) nicht der Normativität gerecht werden, die bei der Vorstellung von Krankheit als Abweichung von einer Norm eine wichtige Rolle spielt, weil sie Normalität nicht erfassen kann, und (2) führt die Fragmentarisierung des einzelnen Menschen in Form einer genetischen Kartierung zu einer Entfremdung, in welcher der phänomenale Gehalt des »Krankseins«, das Erleben des Kranken keine Rolle mehr spielt. Ein der molekularen Medizin inhärenter Reduktionismus führt damit ironischerweise in seiner höchstmöglichen Parzellisierung und Individualisierung zu einer Paralyse des Menschen (vgl. Mergenthaler 2003, S. 159f.): Der Mensch als Patient, der sich als anders, als different empfindet, verschwindet in der genetischen Karte der molekularen Medizin. Seine subjektive Erfahrung hat in einem durch das genetische Vokabular abstrakt definierten Krankheitsbegriff keine Entsprechung; hinzu kommt die Nichtdefinierbarkeit des Pathologischen als Abweichung von einer Norm. Die molekulare Medizin allein kann somit insbesondere psychisches »Kranksein« nicht verständlich machen. Insofern sie die reduktionistische Methode im Allgemeinen exemplifiziert, hat die spezifische wissenschaftstheoretische Analyse auch auf grundsätzliche Probleme des reduktionistischen Krankheitsverständnisses hingewiesen: Die lebens- und erfahrungsweltliche Einbettung von Krankheit geht verloren, und es ist nicht möglich, der impliziten Normativität von Krankheit gerecht zu werden.[10]

Die Frage nach einer Alternative wird offenkundig: Welches Konzept von Krankheit wird den formulierten vortheoretischen Adäquatheitskriterien gerecht? Eine anthropologische Sichtweise stellt sich explizit ihren philosophischen Voraussetzungen, die in der Krankheitsauffassung der molekularen Medizin implizit vorhanden sind und sich als unzureichend herausgestellt haben.

Die anthropologische Psychiatrie (vgl. Schmidt-Degenhard 2003) geht von der Kernthese aus, dass psychisches »Kranksein« immer das »Kranksein« *eines Menschen* ist. Aus der Zentrierung des Blicks auf den individuellen Menschen ergibt sich das zentrale Bemühen, eine wissenschaftliche Erfassung von »Kranksein« zu ermöglichen, die der Natur des Menschen gerecht wird.

Dieses Bemühen um eine dem Wesen des Menschen adäquate wissenschaftliche Betrachtungsweise hat unweigerlich methodische Konsequenzen: Die anthropologische Psychiatrie legt Wert auf die existenzphilosophische Bedeutung des Individuellen an Erklärung, Diagnostik und Therapie von Krankheiten. Psychische Störungen sind demzufolge seelisches Anderssein, das unter anthropologischen Gesichtspunkten betrachtet wird: Über die erste Beschreibungsebene einer Krankheit hinaus, auf der das klinische Symptombild, also die Merkmale in Erleben und Verhalten des Patienten beschrieben werden, rücken das Selbstverständnis des Patienten und seine Perspektive auf die Welt ins Interesse. Sein Erlebens- und Erfahrungshorizont gehen wesentlich in das Krankheitskonzept ein. Psychische Störungen erscheinen als »regelhafte Abwandlungen menschlichen Sich-Befindens, Erlebens und Verhaltens, die sich annäherungsweise aus der Wesensart des Menschen ableiten lassen« (ebd., S. 269). Solche methodischen Erwägungen sind Folgerungen aus der Kernthese, dass psychisches »Kranksein« immer das »Kranksein« *eines Menschen* ist, und dem damit verbundenen Bemühen, einen dem Wesen des Menschen angemessenen wissenschaftlichen Weg zu finden, Krankheiten zu verstehen.

In der Krankheitsauffassung der anthropologischen Psychiatrie spielt die qualitative, lebensweltliche Erfahrung eine wesentliche Rolle. Sie knüpft also an einer Schwachstelle der molekularmedizinischen Auffassung an. Dann stellt sich aber die Frage, wie das Verhältnis von anthropologischer Psychiatrie und klinischer Psychiatrie zu bestimmen ist: Welcher Status kommt molekularmedizinischen Erkenntnissen dabei zu (vgl. ebd., S. 279)? Es ist zu bemerken, dass der Mensch aus der Perspektive der anthropologischen Psychiatrie einerseits kulturengebunden ist – ein Aspekt, dem mit der Einbeziehung des Weltverständnisses eines Patienten Rechnung getragen wird – und andererseits auch körpergebunden ist: Die Erfahrungswelt des Patienten ist bestimmt durch Erinnerungen und strukturiert durch seine transtemporale Identität – der Patient erlebt seine Erfahrungswelt als *seine eigene* Erfahrungswelt. Die Prozesshaftigkeit, die mit Blick auf die Konstitution der Erfahrungswelt relevant wird, ist untrennbar mit dem biologischen Werden des Körpers verbunden – und insofern ist der Mensch immer auch körpergebunden. Aus dieser Doppelnatur des Menschen entspringt die Spannung, innerhalb derer die anthropologische Psychiatrie operieren muss: Psychisches »Kranksein« ist im Wechselbezug von individualbiografischer Geschichtlichkeit und biologischer Verfasstheit zu sehen. Es ergibt sich von daher, dass die anthropologische psychiatrische Diagnostik und Therapie eines seelischen Andersseins gebunden bleibt an die klinisch-psychopathologische Symptomatik. Anthropologische Psychiatrie steht daher nicht in Opposition zur klinischen Psychiatrie, sondern ist eine Erweiterung derselben.

Die anthropologische Psychiatrie wird beiden Adäquatheitskriterien gerecht: Sie kann zum einen die Normierung durch den Krankheitsbegriff erfassen, indem sie eine Norm unter Bezug auf die anthropologische Konstante der Verfasstheit des Menschen qualitativ und in ihrem eigenen begrifflichen Rahmen bestimmen kann. Es kommt gerade nicht zur Notwendigkeit einer Erweiterung der Theorie, wie dies im Beispiel der molekularen Medizin vonnöten ist. Zum anderen bindet die anthropologische Psychiatrie die Differenzerfahrung des Patienten als Konstitutivum von Krankheit ein: Die Lebenswelt und Erfahrungen des Patienten, seine Biografie und Umweltbedingungen sind wesentlicher Bestandteil des Konzepts und werden nicht ausgeblendet.

Die anthropologische Psychiatrie fragmentarisiert das Psychische nicht, sondern betrachtet es in einer »ganzheitlichen« Struktur. Dadurch ermöglicht sie auch das Verstehen einer Störung, wie dies von Patienten eingefordert wird: Die Krankheit wird kontextualisiert und der Horizont, vor dem sie sich ereignet, wird einbezogen in das Krankheitskonzept. Auf diese Weise kann beispielsweise im Fall der Anorexie dem Patienten ein Verstehen der Krankheit ermöglicht werden: Er wird ihr durch die Kontextualisierung und den lebensweltlichen Bezug Sinn abgewinnen können.

Es scheint, als sei die »ganzheitliche« Krankheitskonzeption gegenüber der reduktionistischem vorzuziehen, weil die zwei vortheoretischen Adäquatheitskriterien von jener, nicht hingegen von dieser erfüllt werden. Was aber macht die reduktionistische Auffassung von Krankheit problematisch? *Prima facie* ist ausschlaggebend, dass ein reduktionistisches Verständnis von Krankheit das Leiden und die Krankheit nicht personen-, sondern sachbezogen angeht: Der Kranke als Person, der die Krankheit *hat*, wird marginalisiert (vgl. Mergenthaler 2003, S. 160). Er löst sich letzten Endes in der genetischen Kartierung auf. Diese Vergegenständlichung des Menschen hat Implikationen für die medizinische Handlungspraxis: Der Kranke muss nicht in die Diagnose eingebunden werden, weil sein subjektives Krankheitsempfinden keine Rolle mehr spielt.

Die Ausblendung des subjektiv-qualitativen Elements ist charakteristisch für die an das naturwissenschaftliche Paradigma orientierte Denkweise der molekularen Medizin. Worauf gründet dieses Denken? Einleuchtend scheint, dass – hinter dem internen wissenschaftsmethodologischen Druck – die reduktive Methode in eine Wissenschaft wie die Medizin zu implementieren, getrieben ist von der »Scheu vor dem nicht Quantifizierbaren« (Wolter 2004, S. 56): Krankheiten haben noch immer ein Moment des Unerklärlichen und Unkontrollierbaren. Krankheiten ereignen sich schicksalhaft und brechen in das Leben der Menschen oft unerwartet hinein. Sie machen dem Menschen unweigerlich klar, dass er in seine Existenz geworfen ist. In Zeiten einer hochkomplexen Technisierung, die es erlaubt, weite Lebensbereiche einer Kontrolle zu unterziehen, machen diese existentiellen Erfahrungen Menschen Angst. Es ist diese Angst vor dem Unerklärlichen und Unkontrollierbaren, die in den positiven Wunsch transformiert wird, mit den Techniken, die eine Kontrolle und Erklärung weiter Lebensbereiche bereits erlauben, auch dem Unerklärlichen und Unkontrollierbaren gegenüberzutreten. Diese Techniken sind naturwissenschaftlichem Denken verhaftet. So wird verständlich, dass es ein gesellschaftliches Bedürfnis ist, das Unkontrollierte zu kontrollieren und das Unerklärte erklärt zu bekommen, das sich schließlich in einem reduktiven Grundimpetus auf solche Wissenschaften erstreckt, die gerade Unerklärtes und Unkontrolliertes zum Gegenstand haben – wie etwa die Medizin.

Wir können mit unseren Überlegungen zeigen, wie wichtig die Zentrierung auf den Menschen als kulturengebundenes Wesen in der anthropologischen Psychiatrie ist. Der kulturengebundene Mensch sollte nicht nur mit in den Gegenstandsbereich der Psychiatrie aufgenommen werden; es ist vielmehr auch so, dass der Kulturengebundenheit methodische Relevanz zukommt: Insofern anthropologische Fragen, die kulturengebunden manifest sind – wie beispielsweise die Angst vor dem Unerklärlichen oder der Wunsch nach Kontrolle fundamentalen Ausgeliefertseins –, die Methodik der Wissenschaften beeinflussen, und es im Sinn eines Erkenntnisgewinns und Wahrheitsstrebens immer auch Aufgabe der Wissenschaften ist, ihr methodisches Fundament zu reflektieren, muss nachdrücklich für eine Einbettung kulturwissenschaftlicher Modelle, Theorien und Methoden in die Frage nach dem, was Krankheit ausmacht, plädiert werden. Es ist wichtig zu sehen, dass diese kulturwissenschaftliche Einbettung *methodischer* Natur ist.

Ist dieser Schritt aber einmal getan, so ist ein vertieftes (und adäquateres) Verständnis von Krankheit möglich: Der genaueren Erfassung psychischer Störungen sind etwa Untersuchungen dienlich, die die Repräsentation von Krankheit in Medien in den Blick nehmen (vgl. Steger/Jagow 2004). Die ästhetische Verarbeitung der Differenzerfahrung, der phänomenalen lebens- und erfahrungsweltlichen Komponente also, kann das Unsagbare ausdrücken, weil ästhetische Darstellungsformen in Kunst und Literatur neue Perspektiven auf ihren Gegenstand eröffnen (vgl. Steger 2003); die ästhetische Kategorie ermöglicht in ihrer Vielschichtigkeit dann ein Verstehen, das die Angst vor dem Unkontrollierten und Unerklärten abschwächt. Eine Notwendigkeit zur Implementierung eines reduktiven Paradigmas besteht dann nicht mehr, um das Unerklärte zu verstehen: Auch die kulturanthropologische *Erweiterung* leistet dies.

3. Konsequenzen: »Personsein« und »Identität«

Eine reduktionistische Auffassung von Krankheit wird diesem komplexen Phänomen nicht gerecht, weil sie die Differenzerfahrung und die Normativität des Begriffs nicht ansprechend modellieren kann. Es ist eine erfahrungs- und lebensweltliche Anreicherung nötig, die erst durch ein anthropologisches respektive »ganzheitliches« Verständnis von Krankheit gewährleistet ist. Dazu ist eine kulturwissenschaftliche Erweiterung vonnöten, die zum einen den Menschen als kulturengebundenes Wesen in den Blick nimmt und zum anderen auf methodischer Ebene kulturwissenschaftlichen Methoden und Modellen gegenüber aufgeschlossen ist.

Wie einleitend dargelegt, überschneiden sich die Fragestellung nach personaler Identität und Krankheit an den Begriffen Differenzerfahrung und Normativität. Die Ergebnisse dieser Überlegungen lassen sich deshalb in Bezug auf die Frage nach »Personsein« und »Identität« parallelisieren: Sofern ein reduktionistischer Ansatz für den Krankheitsbegriff bei Normativität und Differenzerfahrung an seine Grenzen stößt und beide Komponenten auch für »Personsein« und »Identität« wesentlich sind, scheint auch eine reduktionistische Theorie über »Identität« und »Personsein«, die eine lebensweltliche Kontextualisierung sowie die Differenzerfahrung des Subjekts vermeidet und eine physische Reduktion anstrebt, aus grundsätzlichen

Gründen unzureichend. Der Versuch, diese Begriffe allein in einem reduktionistischen Ansatz adäquat zu explizieren, muss an den normativen wie erfahrungsweltlichen Konstitutiva scheitern: Denn für ein Verständnis der Phänomene »Identität« und »Personsein« ist ein Verständnis von psychischen Krankheiten von großer Bedeutung; was Identität und Personsein ausmacht, ist auch in Abgrenzung zu Identitäts- und Persönlichkeitsstörungen zu bestimmen. Diese können jedoch nicht abschließend mit reduktionistischen Methoden verstanden werden, weil die normativen und erfahrungsweltlichen Aspekte dieser Störungen in diesem Rahmen nicht repräsentierbar sind. Dann aber scheint auch ein reduktionistischer Ansatz für die in Abgrenzung zu den Störungen zu entwickelnden Begriffe von »Identität« und »Personsein« nicht das Gewünschte leisten zu können.

Somit ist in Theorien von »Personsein« und »Identität« ebenfalls ausdrücklich für eine kulturwissenschaftliche Erweiterung zu plädieren. Eine solche wird auch die ästhetische Verarbeitung dieser Fragen in den Blick nehmen. Ästhetische Darstellungsformen von psychischen Störungen in verschiedenen Medien erlauben sodann eine weitsichtigere Perspektive auf die Konstitution von »Identität« und den Status des »Personseins«; wie am Beispiel des psychisch Andersseins deutlich geworden ist, ist von einem ganzheitlichen Ansatz dieser Art eher zu erwarten, den normativen und erfahrungsweltlichen Charakter von »Identität« und »Personsein« angemessen zu spiegeln, weil einer reduktiven Fragmentarisierung der Blick auf den ganzen Menschen als kulturengebundenes Wesen entgegengesetzt wird. Entwicklungs-, kognitions- oder neuropsychologisch basierte Theorien der Konstitution von »Identität« und »Personsein« sind deshalb durch ästhetische Verarbeitungsmodi zu ergänzen, welche ihrerseits nur im Rahmen kulturwissenschaftlicher Analysen angemessen interpretiert und zu den Phänomenen »Identität« und »Personsein« in Beziehung gesetzt werden können.

Anmerkungen

1 Mit dem Begriff der »Störung« wird der Sprachgebrauch der Internationalen Klassifikation psychischer Störungen (ICD-10) aufgegriffen.
2 Konzepte von Anderssein unter dem Aspekt, wie dieses Anderssein selbst- und fremdwahrgenommen wird, sind beispielsweise »groß/klein«, »fremd/eigen« »Heide/Christ/Jude/Moslem«, »Frau/Mann«, »gesund/krank«, »hetero-/homo-/bi-/trans-/intersexuell«.
3 Das Entstehen einer Norm setzt in der Medizin ein Messen voraus. Diese Normen sind mit

technischen Methoden gewonnen und beruhen auf statistischen Auswertungen. Das Patho logische stellt eine quantitative Abweichung von einem physiologischen Normalzustand dar. Eine durch die Technik objektivierte Norm versagt dort, wo es um die subjektive Befindlichkeit geht, die oftmals Grund genug zur Krankheit geben kann. Es ist hier eine individuelle Norm, die sich an einem verinnerlichten Ideal des Wohlbefindens orientiert (vgl. Büttner 1997; Hess 2000).
4 Vgl. für den folgenden Zusammenhang den Überblick bei Hoff 2003 und Heinrich 2000.
5 In der modernen Philosophie des Geistes analytischer Prägung findet diese These ihre Verwendung im so genannten »Supervenienzprinzip«, wonach mentale Merkmale auf physischen supervenieren (vgl. Beckermann 2001; Davidson 1980; Kim 1993).
6 Diese These ist mit der so genannten Identitätstheorie aus der Philosophie des Geistes korreliert: Mentale Zustände sind mit (neuro-)physischen Zuständen identisch (vgl. Kim 1998).
7 Angesichts der auf »Ganzheitlichkeit« ausgerichteten Art griechischen Denkens verwundert es kaum, dass die anthropologische Psychiatrie ihren Ausgangspunkt in der Existenzialontologie Heideggers nimmt, dessen Prägung durch griechische Denker unverkennbar ist.
8 Dieses Beispiel führt auch Mergenthaler (ebd., S. 154) an. Dass sich daraus ein semantisches Problem für die Begriffsbestimmung von genetischer Veranlagung ergibt, wird dort jedoch nicht expliziert.
9 An dieser Stelle werden die ethischen Implikationen der Undefinierbarkeit von Normalität und des Verzichts auf eine lebens- und erfahrungsweltliche Fundierung des Krankheitskonzepts virulent: Eine gentechnologische Diagnostik aufgrund bestimmter Veränderungen im Genom einer Person klassifiziert diese auch dann als »krank«, wenn ihr das Erfahrungsmoment der Krankheit fehlt, sie sich also nicht als different wahrnimmt.
10 Diese Überlegungen stellen sich damit in eine von Jaspers angestoßene Tradition, die sich gegen reduktive Auffassungen psychischer Störungen richtet: Ob ein Mensch mit seiner individuellen Biografie seelisch gesund oder krank ist, lässt sich mit keiner wissenschaftlichen Methode allein »ganzheitlich« erfassen. Daher sind die vorangegangenen wissenschaftstheoretischen Reflexionen über Möglichkeiten und Grenzen einer spezifischeren Methode wichtig, um auf einen verkürzten Krankheitsbegriff aufmerksam zu machen.

Literatur

Beckermann, Ansgar (2001): Supervenienz, Emergenz und Realisierung. In: Beckermann, Ansgar: Analytische Einführung in die Philosophie des Geistes. 2., überarbeitete Auflage. Berlin, New York (Walter de Gruyter), S. 203–245.
Büttner, Johannes (1997): Die Herausbildung des Normalwerte-Konzeptes im Zusammenhang mit quantitativen diagnostischen Untersuchungen in der Medizin. In: Hess, Volker (Hg.): Normierung der Gesundheit. Messende Verfahren der Medizin als kulturelle Praktik um 1900. Abhandlungen zur Geschichte der Medizin und der Naturwissenschaften, Bd. 82. Husum (Matthiesen), S. 17–32.
Davidson, Donald (1980): Mental Events. In: Davidson, Donald: Essays on Actions and Events. Oxford (Oxford UP), S. 207–225.
Eßbach, Wolfgang (Hg.) (2001): wir/ihr/sie. Identität und Alterität in Theorie und Methode. Identitäten und Alteritäten, Bd. 2. Würzburg (Königshausen & Neumann).
Ganten, Detlev & Ruckpaul, Klaus (Hg.) (2001): Handbuch der Molekularen Medizin, Bd. 1: Molekular- und Zellbiologische Grundlagen. Berlin (Springer).

Gehrke, Hans-Joachim (1999): Wer sind wir? Identitäten für das neue Jahrtausend? In: Blum, Mechthild & Nesseler, Thomas (Hg.): Epochenwende – Zeitenwende. Freiburg (Rombach), S. 79–92.

Heinrich, Kurt (2000): Psychiatrie. 1. Zum Problembestand. In: Lexikon der Bioethik, Bd. 3. Hrsg. im Auftrag der Görres-Gesellschaft von Korff, Wilhelm; Beck, Lutwin & Mikat, Paul (Hg., in Verbindung mit Ludger Honnefelder u.a.). Gütersloh (Bertelsmann), S. 76–94.

Helmchen, Hanfried (1990): Psychiatrische Diagnostik ex juvantibus. Der Nervenarzt 61, 148–152.

Hess, Volker (2000): Der wohltemperierte Mensch. Wissenschaft und Alltag des Fiebermessens (1850–1900). Frankfurt/Main, New York (Campus Verlag).

Hoff, Paul (2003): Geschichte der Psychiatrie. In: Möller, Hans-Jürgen; Laux, Gerd & Kapfhammer Hans-Peter (Hg.): Psychiatrie und Psychotherapie. 2., neu bearbeitete und ergänzte Auflage. Berlin (Springer), S. 6–25.

Hopf, Gudrun (2002): Berührungsängste mit Behinderung? Konstruktionen des Andersseins als sozialhistorisches Forschungsthema. Historische Anthropologie 10, 107–114.

Kim, Jaegwon (1993): Supervenience and Mind. Cambridge (Cambridge UP).

Kim, Jaegwon (1998): Mind as the Brain: The Mind-Brain Identity Theory. In: Kim, Jaegwon: Philosophy of Mind. Boulder (Westview Press), S. 47–72.

Mergenthaler, Daniela (2003): Wird die molekulare Medizin die Auffassung von Krankheiten in der gegenwärtigen Medizin erneuern? Zeitschrift für medizinische Ethik 49, 151–162.

Propping, Peter (1984): Norm und Variabilität – der Krankheitsbegriff in der Genetik. Universitas 39, 1271–1281.

Propping, Peter et al. (2004): Das NeuroNetz im Nationalen Genomforschungsnetz (NGFN). GenomXPress 1.04, S. 10–13.

Renn, Joachim & Straub, Jürgen (2002): Transitorische Identität. In: Straub, Jürgen & Renn, Joachim (Hg.): Transitorische Identität. Der Prozesscharakter des modernen Selbst. Frankfurt, New York (Campus Verlag), S. 10–31.

Schmidt-Degenhard, Michael (2003): Anthropologische Aspekte psychiatrischer Erkrankungen. Möller, Hans-Jürgen; Laux, Gerd & Kapfhammer, Hans-Peter (Hg.): Psychiatrie und Psychotherapie. 2., neu bearbeitete und ergänzte Auflage. Berlin u.a. (Springer), S. 269–280.

Steger, Florian (2003): Differenzerfahrung und Selbst. Wahrnehmung von Suchterfahrungen in medialen Repräsentationen. In: Jagow, Bettina von & Steger, Florian (Hg.): Differenzerfahrung und Selbst. Bewußtsein und Selbst in Literatur und Geschichte des 20. Jahrhunderts. Beiträge zur Neueren Literaturgeschichte, Bd. 109. Heidelberg (Winter), S. 213–230.

Steger, Florian (2004): Antike Diätetik – Lebensweise und Medizin. N.T.M. Internationale Zeitschrift für Geschichte und Ethik der Naturwissenschaften, Technik und Medizin 12, 146–160.

Steger, Florian & Jagow, Bettina von (Hg.) (2004): Repräsentationen. Medizin und Ethik in Literatur und Kunst der Moderne. Heidelberg (Winter).

Wittern, Renate (1987): Die psychische Erkrankung in der klassischen Antike. Fundamenta Psychiatrica 1, 93–100.

Wittern, Renate (1996): Die Anfänge der griechischen Medizin. In: Ricken, Friedo (Hg.): Philosophen der Antike I. Stuttgart, Berlin, Köln (Kohlhammer), S. 145–159.

Wolter, Dirk (2004): Knopfdruckpsychiatrie. Eine Polemik zur Lage der Psychiatrie. Dr. med. Mabuse 148, 55–59.

Stigmatisierung durch die Medizin

Stigma und Diskriminierung. Psychische Störungen bei Kindern und Jugendlichen

Katharina Custodis und Florian Steger

1. Prestige, Stigma und psychische Erkrankung

»Prestige oder das Ansehen, das eine Person in den Augen ihrer Mitmenschen genießt, ist eine bedeutende Quelle von Wertschätzung in der menschlichen Gemeinschaft. Wer über ein hohes Prestige verfügt, erfährt in seiner sozialen Umwelt Anerkennung, Zuwendung und soziale Unterstützung« (Häfner 2005, S. 172). Vorurteile führen oft zu einer veränderten Sichtweise einer Person und beinhalten die Gefahr, dass diese aufgrund ihres Aussehens, Verhaltens oder ihrer Ansichten stigmatisiert wird.

Der Begriff »Stigma« kommt aus dem Griechischen und bedeutet »Stich, Punkt, Brandmal« (Schmidt-Hannissa/Steger 2005). Aus religiöser Perspektive wird das Stigma meist in einen positiven Zusammenhang gestellt: Das Wirken Gottes wird sichtbar, die betroffenen Menschen werden verehrt, und damit steigt ihr Ansehen. In Gesellschaft und Medizin ist die Betrachtungsweise eine andere: Ein Mensch hat eine negative Eigenschaft oder trägt ein auffälliges Merkmal, das andere dazu veranlasst, ihn zu kategorisieren, das heißt, in eine bestimmte Schublade zu stecken. Wenn ein Betroffener einmal ein derartiges Etikett erhalten hat, ist es schwer, dieses wieder loszuwerden. Im ungünstigsten Fall muss er bis zum Lebensende damit zurechtkommen. Schon »im Mittelalter wurde mit dem Wort ›Stigmatisieren‹ das öffentliche Brandmarken eines Verbrechers und damit seine Erniedrigung, die Zerstörung seines Prestiges, in den Augen der anderen verbunden« (ebd., Sp. 737). Im Mittelpunkt stehen »Wundmale [...], ähnlich denen, die Jesus im Verlauf des Passionsgeschehens erleiden musste. [...] Die Kirchengeschichte kennt etwa 320 Fälle von meist weiblichen Stigmatisierten; die prominentesten des 20. Jh. sind Therese von Konnersreuth und Padre Pio« (ebd., Sp. 737).

In unserer heutigen Gesellschaft werden psychische Störungen oft in einem negativen Licht gesehen. Aus medizinischer Perspektive liegt eine Erkrankung vor, die für die Gesellschaft nur schwer greifbar ist. Ein Mensch mit einer psychischen Störung ist in der Regel physisch in der Lage, einer Arbeit nachzugehen. Probleme wie etwa wiederkehrende Halluzinationen, Wahnvorstellungen, Angstzustände oder Stimmungsschwankungen können es Betroffenen schwer machen zu arbeiten. Sein psychischer Zustand, aufgrund dessen er beeinträchtigt ist, ist für viele nicht erkennbar beziehungsweise nicht nachvollziehbar. Äußerungen wie »der Betroffene solle sich doch einfach zusammenreißen« oder »er sei doch nur zu faul zum Arbeiten« zeugen von Unverständnis und Unwissenheit. Diese und ähnliche »Stereotypen sind in der Allgemeinbevölkerung bekannt und stellen einen wirksamen Weg dar, Informationen und kollektive Meinungen über verschiedene soziale Gruppen zu kategorisieren« (Rüsch et al. 2005). Als Bestandteil der öffentlichen Meinung halten sie sich von Generation zu Generation. Das muss aber nicht zwangsläufig zur Stigmatisierung führen. Wenn diese Ansichten aufgrund von Vorurteilen Zustimmung erhalten, kann es zu negativen emotionalen Reaktionen führen. So wird ein Betroffener diskriminierend behandelt, und man spricht von öffentlicher Stigmatisierung. Auch Patienten sind Teil unserer Gesellschaft und kennen Ansichten und Vorurteile in Bezug auf psychische Störungen. Wenn sie diese auf sich selbst übertragen und dann noch annehmen, kommt es zur Selbststigmatisierung.

2. Der Zusammenhang von Symptomatik und Stigmatisierung

Über den Zusammenhang von psychischen Störungen und dem Auftreten von Stigmatisierung bei Erwachsenen wurde schon viel geschrieben. Obwohl auch Kinder und Jugendliche von diesen Erkrankungen betroffen sind, gibt es zu diesem Thema nur wenige einschlägige Publikationen (vgl. Eapen/Ghubash 2004; Leal 2005; Perkins et al. 2005). Insofern macht es Sinn darüber nachzudenken, inwiefern und wie diese stigmatisiert und gegebenenfalls diskriminiert werden.

Essstörungen wie Anorexie oder Adipositas verändern das Äußere der Kinder. Die einen wirken zerbrechlich, die anderen passen nicht in das Schönheitsideal unserer Gesellschaft. Ein Kind mit einer Aufmerksamkeitsdefizit-Hyperaktivitätsstörung (ADHS) verhält sich anders als nicht betroffene Kinder. Die Erwartung, welche Verhaltensregeln in der Familie oder in Öffentlichkeit und Schule einzuhalten sind, können die Kinder nicht erfüllen. Eine Depression verändert den Antrieb und die Stimmungslage der Kinder. Sie haben weniger Freude am Leben und nicht genügend Kraft, durch eigenen Antrieb etwas an ihrer Situation zu verändern. Patienten mit einer chronischen Psychose erzählen Geschichten, die meist für Außenstehende nicht nachvollziehbar sind (vgl. Remschmidt 2005, S. 205–218). Grundlegend ist, dass der Realitätsbezug verloren geht. Die Kinder entwickeln Wahnideen und bekommen Halluzinationen. So haben sie zum Beispiel das Gefühl, verfolgt oder von anderen in ihren Gedanken beeinflusst zu werden. Als Reaktion darauf ziehen sie sich immer mehr zurück und brechen Freundschaften und Beziehungen ab, da sie sich in der Umgebung außerhalb ihres eigenen Zimmers nicht mehr sicher fühlen. Ihre Grundstimmung ist misstrauisch, ängstlich, und Emotionen können rasch wechseln. Familie, soziales Umfeld und die Gesellschaft reagieren auf die Veränderungen, die mit dem betroffenen Kind geschehen. Während bei hyperkinetischen Störungen eher die Ansicht im Vordergrund steht, die betroffenen Kinder hätten kein Benehmen und müssten von ihren Eltern besser erzogen werden, wissen viele Menschen nicht genau, wie sie mit einem schizophrenen Kind umgehen sollen. Aus der Unsicherheit und der Unfähigkeit heraus, diese Situation zu bewältigen, werden Stigmata benannt, aus denen Diskriminierung folgt. Betroffene Kinder seien »gefährliche Irre, zu denen man auf Distanz gehen sollte« (Rüsch et al. 2004, S. 3). Kinder wissen nicht, wie sie einen psychotischen Freund einordnen sollen. Wenn ihre Eltern nicht ohnehin den Kontakt aus Sorge unterbunden haben, verstehen sie nicht, was mit ihrem Spielpartner geschieht. Sie merken, dass die Dinge, die er erzählt, nicht stimmen und dass sein Verhalten nicht dem entspricht, wie es sonst immer war, können aber die Ursache nicht einordnen. Der Freund ist in ihren Augen »nicht ganz richtig im Kopf« beziehungsweise anders und fremd. Misstrauen und Scheu bewirken, dass sie sich abwenden. Durch diesen beidseitigen Rückzug gehen Freundschaften in die Brüche. Soziale Isolation wird demnach von dem betroffenen Kind selbst, aber auch durch Freunde und deren Eltern verursacht. »Mein Freund will nichts mehr mit mir zu tun haben« könnte die Aussage eines Gleichaltrigen sein. Dass das betroffene Kind allerdings gar nicht anders kann, ist für den Freund nicht nachvollziehbar. Er versteht nicht, dass die vorliegende Erkrankung unbeschwerte Kontakte zu anderen nicht oder nur sehr schwer zulässt. Soziale Isolation ist demnach auch ein Produkt von Missverständnissen. Die Krankheit ihres Kindes kann die Eltern dazu verleiten, dieses dauerhaft als unmündig zu betrachten. Eine in der Bevölkerung bestehende Meinung über psychisch kranke Menschen ist, dass sie »rebellische Freigeister [sind], für die man Entscheidungen autoritär treffen muss [… und die] rührendkindliche Wahrnehmungen der Welt [haben], so dass man sie wie Kinder wohltätig umsorgen muss« (ebd., S. 3f.). Ein Kind kann viele Entscheidungen aufgrund seines Alters und seiner Entwicklung noch nicht eigenverantwortlich treffen. Deshalb haben die Eltern oder Erziehungsberechtigten die Aufgabe, ihr Kind in diesen Situationen zu unterstützen und zu leiten. Ein Kind im psychotischen Schub ist noch weniger dazu in der Lage, selbst über sein Leben zu entscheiden. Allerdings kann man eine Psychose aus dem schizophrenen Formenkreis behandeln, und je weiter die Entwicklung fortschreitet, kann das betroffene Kind selbst Verantwortung übernehmen. Ein Problem besteht dann, wenn Außenstehende oder auch das Kind selbst dies nicht sehen beziehungsweise nicht sehen wollen und nicht akzeptieren. Das Kind wird dann nicht oder nur verzögert aus seiner Unmündigkeit heraustreten und muss mit dem Stempel »psychisch krank gleich unmündig und unfähig« leben.

Diese erste kurze Darstellung einiger Symptome von Krankheitsbildern der Kinder- und Jugendpsychiatrie soll zeigen, dass das äußere Erscheinungsbild einer psychischen Störung ein entscheidender Faktor bei der Entstehung von Stigmatisierung sein kann. Jeder einzelne einer Gesellschaft bildet sich seine Meinung auf Grundlage dessen, was Tag für Tag passiert, was er sieht und hört, woran er Anteil hat. Die Symptome einer Erkrankung haben Einfluss auf oder bewirken bestimmte Verhaltensweisen des Patienten, die damit nach außen sichtbar werden. Erfahrungen und Ansichten beeinflussen die Urteilsbildung des Umfeldes eines erkrankten Menschen. Es werden Überlegungen angestellt, wo mögliche Ursachen für das veränderte Verhalten liegen könnten und wer dafür verantwortlich sein könnte. Es werden Hypothesen aufgestellt und eigene Erklärungen gefunden.

Im Folgenden soll zuerst die Symptomatik der Aufmerksamkeitsdefizit-Hyperaktivitätsstörung (ADHS) dargestellt und dann betrachtet werden, inwiefern es dadurch zu Stigmatisierung und Diskriminierung kommen kann. Es werden Einstellungen und Entstehungshypothesen aufgezeigt, die in der Bevölkerung weitverbreitet sind. Schließlich sollen noch kurz Wege aufgezeigt werden, die Stigmatisierung und Diskriminierung entgegenwirken können.

3. Die Aufmerksamkeitsdefizit-Hyperaktivitätsstörung (ADHS)

Die ADHS hat vor allem in der Grundschule große Bedeutung (vgl. Remschmidt 2005, S. 156–164). Diese Störung zeichnet sich durch drei Hauptsymptome aus:
- Aufgrund der Hyperaktivität gelingt es den betroffenen Kindern vor allem in unpassenden Situationen nicht, still zu sitzen oder einmal nicht zu sprechen.
- Zweitens ist die Konzentrationsfähigkeit gestört. Den Kindern fällt es schwer, länger am Stück aufmerksam zu sein. Aus der Sicht des Betrachters lassen sie sich schnell und leicht von unwichtig erscheinenden Dingen ablenken und zeigen sowohl bei Schularbeiten als auch beim Spielen keine Ausdauer. Außerdem sind die Kinder vergesslich und haben Schwierigkeiten, ihre Aufgaben und sonstige Aktivitäten zu planen.
- Das dritte Hauptsymptom ist Impulsivität. Die Kinder haben Probleme zu warten, bis sie an der Reihe sind. Sie platzen in das Spiel oder die Gespräche anderer hinein oder rufen Antworten vorschnell in die Runde. Außerdem verlieren sie den Blick für Gefahren. Sie handeln nach ihrem Gefühl und können dabei nicht einschätzen, ob die Situation gefährlich ist oder nicht.

Mit diesen drei Hauptsymptomen sind noch andere Kennzeichen assoziiert. Aufgrund ihres Verhaltens stoßen die Kinder auf Ablehnung oder geraten in Konflikte. Es fällt ihnen schwer, Kontakte zu knüpfen und dauerhafte Freundschaften aufzubauen. In der Schule belasten sie Lern- und Leistungsprobleme. Aufgrund dieser Symptome haben viele betroffene Kinder ein niedriges Selbstwertgefühl, da bei ihnen der Eindruck, nichts im Leben organisieren oder schaffen zu können, sehr dominierend ist.

In den folgenden kurzen Kasuistiken (Döpfner/Schürmann/Lehmkuhl 2000, S. 1–2) werden Situationen von verschiedenen Kindern dargestellt, die die oben beschriebene Symptomatik des ADHS verdeutlichen und einen Einblick gewähren:

Kasuistik 1

»Schon morgens ist der fünfjährige Markus kaum zu bremsen! Bereits um sieben Uhr steht er auf der Matte und trällert munter und vor allem laut ein Liedchen nach dem anderen. Ständig ist er in Aktion, an keiner Stelle, bei keiner Tätigkeit hält er es länger als ein paar Minuten aus. Selbst beim Spiel kann er nicht lange verweilen. Vor allem muss er seine Mutter ständig etwas Wichtiges fragen oder ihr ganz dringend etwas Unaufschiebbares erzählen. Die Mutter kommt zu gar nichts mehr und hat schon kurz nach dem Aufstehen das Gefühl, dass ihr alles zu viel wird.«

Kasuistik 2

»Ständig macht der achtjährige Tim irgendeinen Unfug – mal bohrt er ein Loch in seine Türe, mal schneidet er die neue Tischdecke durch, mal spielt er im Blumenbeet Fußball. Er weiß natürlich ganz genau, dass das verboten ist, aber um Grenzen und Verbote kümmert sich Tim so gut wie nie. Selbst einfache Regeln, z.B. dass er nicht mit dreckigen Schuhen ins Wohnzimmer darf, beachtet er nicht. Wenn die Mutter ihn dann zur Rede stellt, bekommt sie eine freche Antwort oder Tim kriegt solch einen Wutanfall, dass er gar nicht mehr zu bremsen ist.«

Kasuistik 3

»Melanie besucht die zweite Klasse der Grundschule. Schon kurz nach der Einschulung fiel der Lehrerin auf, dass Melanie kaum bei der Sache ist. Von jeder Kleinigkeit lässt sie sich ablenken. Es wundert daher nicht, dass sie selten ihre Aufgaben zu Ende bringt. Wenn sie nach Hause kommt, weiß sie häufig nicht, was ihre Hausaufgaben sind. Die Hausaufgaben dauern eine Ewigkeit, Melanie zögert sie möglichst lange hinaus. Arbeiten, die gut und gerne in 15 Minuten zu verrichten sind, dauern bis zu einer Stunde, wenn die Mutter unmittelbar dabeisitzt; ansonsten wird sie gar nicht fertig. Nach den Hausaufgaben sind dann beide völlig geschafft.«

Kasuistik 4

»Philipp und seine zwei Jahre jüngere Schwester Clara liegen sich ständig in den Haaren. Clara ist genau das Gegenteil von Philipp – sie ist ruhig, offen, freundlich, folgsam und ehrgeizig. Philipp dagegen ist ein unruhiger Quälgeist, meist motzig und abweisend. Seine kleine Schwester traktiert er regelrecht. Meist ist ihm langweilig und dann fällt ihm nichts Besseres ein, als Clara zu ärgern. Ständig muss die Mutter dazwischengehen und mit Philipp schimpfen, aber eigentlich hilft das auch nicht.«

Kinder mit ADHS haben zu Hause Probleme mit Eltern und Geschwistern und in der Schule mit Lehrern und Gleichaltrigen. »Interaktionen zwischen Eltern und ihren Kindern mit ADHS und zum Teil auch den gesunden Geschwistern werden als konfliktreich beschrieben« (Schilling/Petermann/Hampel 2006, S. 294). Eltern haben bestimmte Vorstellungen, wie sich ihr Kind verhalten soll, welche Ziele sie in dessen Zukunft sehen, welches Bild nach außen dringen soll. In ihrer Erziehung wirken sie darauf hin, diese Vorstellungen umzusetzen. Kinder mit ADHS haben Schwierigkeiten, die Wünsche und Ziele ihrer Eltern zu verwirklichen. Ein täglicher Kampf um Regeln und Abläufe erschwert das Zusammenleben in der Familie. Diskussionen, die morgens beim Aufstehen beginnen und bis zum Abend anhalten, können beide Seiten mürbe werden lassen. Eine internationale Studie der World Federation for Mental Health (WFMH) erbrachte folgendes Ergebnis: »81% [der befragten Eltern in Deutschland] report early mornings and 67% report evenings to be difficult for coping with their child's ADHD symptoms« (WFMH 2004). Bei den Mahlzeiten können die Kinder nicht ruhig am Tisch sitzen, sondern gleichen vielmehr dem Zappelphilipp aus

Heinrich Hoffmanns Kinderbuch »Struwwelpeter«, und ihr Platz erinnert an ein »Schlachtfeld«. Bei den Hausaufgaben können sie sich nur schwer konzentrieren und brauchen dementsprechend lange, um diese zu erledigen. Die Frage, ob die Kinder aufmüpfig und frech oder aufgrund ihrer Erkrankung nicht in der Lage sind, Regeln einzuhalten, erschwert das Verhältnis zu den Eltern. Diese sehen, dass ihre Erziehung nicht greift und die Kinder ihre Anweisungen nicht befolgen, sind aber der Ansicht, dass ihre Regeln eingehalten werden sollen und sie dies gegebenenfalls mit Strenge durchsetzen müssen. »So interagieren vor allem Eltern jüngerer Kinder mit ADHS stärker kontrollierend und negativ und weniger positiv mit ihren Kindern als Eltern gesunder Kinder« (Schilling/Petermann/Hampel 2006, S. 294). Die Kinder sind aber, wie oben beschrieben, nicht in der Lage dazu und fühlen sich nicht verstanden und unterdrückt. Zusätzlich belastet die Eltern immer noch die Frage, ob sie in ihrer Erziehung einen Fehler gemacht haben oder warum gerade sie mit einem derart problematischen Kind »gestraft« sind. Die Gesellschaft kann diese Selbstvorwürfe zusätzlich untermauern. »Die Eltern sehen sich oft dem Vorurteil ausgesetzt, sie seien schuld an der Erkrankung ihres Kindes, sei es durch schlechte Erziehung oder – dank genetischer Krankheitsmodelle – aufgrund der Weitergabe ihrer Erbanlagen« (Rüsch et al. 2004). Außerdem fehlt ihnen Zeit für die eigene Beziehung, da die gesamte Aufmerksamkeit auf das Kind gerichtet ist, damit dieses keine Dummheiten macht und seine Aufgaben erledigt. In der WFMH-Studie gaben 50% der befragten Eltern an, dass die Erkrankung ihres Kindes einen negativen Einfluss auf ihre Ehe habe. Ein Kind mit ADHS kann sich zur Vollzeitbeschäftigung entwickeln, was irgendwann an die Grenzen der zur Verfügung stehenden Kraft führt. »Die Eltern fühlen sich selbst durch die aktuelle Problematik des Kindes [...] und durch die Tatsache, dass ihr Kind [...] behandelt wird, zu einem hohen Prozentsatz erheblich beeinträchtigt; die entsprechenden Beeinträchtigungen der Kinder [...] werden von den Eltern als weniger gravierend beschrieben« (Mattejat et al. 2005, S. 39).

Wenn das betroffene Kind in der Familie nicht als Einzelkind lebt, ergibt sich ein weiterer Konfliktherd. Die Geschwister merken, dass die Eltern ihre Aufmerksamkeit mehr einem anderen widmen, und können sich dadurch vernachlässigt fühlen. Die Bedürfnisse und Wünsche der Geschwister werden ihrer Meinung nach nicht ausreichend oder gar nicht beachtet. Auch das gemeinsame Spiel gestaltet sich problematisch. Kinder mit ADHS tragen Konflikte oft körperlich aus, indem sie schlagen oder treten, weil sie verbal überfordert sind. Sie können außerdem nicht warten, bis andere eine Beschäftigung beendet haben, sondern platzen mitten in die momentane Situation hinein. Judy Kendall befragte 1999 gesunde Geschwisterkinder: Sie »sahen sich als Opfer der ADHS, aber vor allem der aggressiven Verhaltensweisen und fühlten sich aufgrund der ständigen Konflikte [...] hilflos. Die Eltern griffen nach Meinung der Geschwister kaum ein, hatten kaum Verständnis für deren Lage und bagatellisierten oft die Ernsthaftigkeit der Aggressionen. Zugleich erwarteten die Eltern von den gesunden Geschwistern beispielsweise Betreuungsaufgaben zu übernehmen, das Kind mit ADHS zu beschützen und mit ihm zu spielen. [...] Die Geschwister vermissten ein normales Familienleben und eine Identität neben der als Geschwister eines Kindes [...] mit ADHS« (Schilling/Petermann/Hampel 2006, S. 296). Das Bild eines störenden und schlagenden Spielpartners prägt sich bei Geschwistern wie auch bei Kindern in Kindergarten und Schule ein. Die Folgen sind Ablehnung und Ausgrenzung. Kinder sehen, dass sich der andere scheinbar immer in den Mittelpunkt stellt, andere nicht zu Wort kommen lässt und immer mit seiner Meinung nach vorne prescht. Sie wollen aber auch einmal zuerst etwas sagen dürfen oder mit ihren Ansichten oder Problemen beachtet werden. Sie können nicht verstehen, dass die ADHS die betroffenen Kinder in einer Art und Weise beeinträchtigt, dass sie gar nicht anders handeln können beziehungsweise große Probleme damit haben. In der Studie der WFMH berichteten 58% der Eltern, dass ihr Kind wegen seiner ADHS von sozialen Aktivitäten ausgeschlossen wird.

Die Lehrer in den Schulen sind mit einem Kind konfrontiert, das, gemessen an den Vorstellungen, wie sich ein Kind im Umgang mit anderen Menschen verhalten soll, deutlich aus dem Rahmen fällt. Gerhard Lauth und Katja Mackowiak zeigten in einer Studie, dass »ADHS-Kinder [...] im Vergleich zu [gesunden] Kontrollkindern ein aktiv störenderes und passiveres Verhalten [zeigen]. Ferner gehen mehr selbstinitiierte Aktivitäten von ihnen aus, und es sind vermehrte Lehreranstöße notwendig, um erwünschte Aktivitäten bei den Kindern hervorzurufen (fremdinitiierte Aktivität). Das anforderungsgemäße Verhalten dagegen ist bei ADHS-Kindern signifikant geringer ausgeprägt als bei Kindern der Kontrollgruppe« (Lauth/Mackowiak 2004, S. 162). Ein »Störenfried«, der nicht ruhig sitzen kann und dem es an erforderlicher Konzentration fehlt, macht das gemeinsame Arbeiten in der Gruppe oder Klasse nicht einfach. Ausgemachte Regeln und Verhaltensweisen werden nicht beachtet, und im Gespräch platzt das betroffene Kind ständig in das Reden anderer hinein. Betroffene Schüler können die geforderten Leistungen nicht erbringen und Lehrer müssen viel Kraft in ein Kind investieren.»Diese Verhaltensweisen sind im Unterrichtskontext störend und werden von Lehrern als eines ihrer herausragenden Unterrichtsprobleme genannt« (Lauth/Mackowiak 2004, S. 158). Bei Klassengrößen von etwa 25 bis 30 Kindern ist dies kein leichtes Unterfangen. Die zuständige Lehrkraft kommt an den Punkt, an dem sie sich einerseits fragt, ob sie nicht in der Lage ist, mit diesem Kind umzugehen, und andererseits sieht sie auch, dass die Kinder nicht das tun, was sie sagt, sondern vielmehr widersprechen und ungezogen erscheinen. Dieser innere Konflikt überdeckt den Aspekt, dass weder Lehrer noch Schüler schuld an der Situation sind, und führt dazu, dass keine objektive Betrachtung mehr möglich und die Behandlung des Kindes nicht immer fair ist.

Ein Kind mit ADHS erlebt sehr viel Stigmatisierung von Menschen in seinem Umfeld. Dies bleibt bei ihm nicht ohne Folgen. Einerseits fühlt es sich möglicherweise ungerecht behandelt und geht deshalb auf Konfrontation. Eine wahrscheinlichere Reaktion auf die ständigen Zurechtweisungen und Ablehnungen von außen ist jedoch andererseits die Selbststigmatisierung. Das Kind merkt, dass es sich nur schwer konzentrieren kann, Probleme damit hat, Aufgaben zu Ende zu bringen, und dass es ihm Schwierigkeiten bereitet, stabile, dauerhafte Freundschaften zu schließen. Darunter leidet das Selbstbewusstsein. Die Kinder bekommen ein Bild von sich selbst, das ihnen suggeriert, sie seien nichts wert und überflüssig. Keiner wolle etwas mit ihnen zu tun haben und viele meiden den Kontakt. Stereotypen wie zum Beispiel »ich schaffe nichts« oder »ich bringe nichts zu Ende« werden angenommen. »Aus dem Stereotyp […] folgen häufig negative emotionale Reaktionen, insbesondere ein niedriges Selbstwertgefühl und geringe Selbstwirksamkeit« (Rüsch et al. 2004). Darunter leidet die gesamte Entwicklung – sowohl in persönlicher als auch in schulischer Hinsicht. Wenn die Kinder nicht erfahren, dass ihnen geholfen werden kann und sie durchaus ihre Stärken haben, wie sie in jedem Menschen liegen, werden sie Probleme damit haben, ein selbstständiges Leben mit eigenen Erfolgen führen zu können.

4. Stigma und Diskriminierung

Die ADHS gehört neben bekannten und anerkannten Krankheitsbildern wie Depression oder Schizophrenie ebenfalls zu den definierten Erkrankungen in der Kinder- und Jugendpsychiatrie. Weiten Teilen der Bevölkerung fällt es allerdings schwer, den Krankheitswert dieser Störung zu erkennen und zu akzeptieren. Bei der Symptomatik einer Schizophrenie gibt es nur wenige Diskussionen, dass ein Betroffener psychisch krank ist. Wie beschrieben, gibt es diesbezüglich viele Vorurteile, die eher dramatisieren und übertreiben. Dies führt zu Ausgrenzung und Ablehnung, die meist auch dann noch bestehen bleiben, wenn die Erkrankung behandelt und eingestellt beziehungsweise in vielen Fällen auch geheilt ist. Die Symptome der ADHS dagegen verleiten viele zum Beispiel zu der Ansicht, man müsse den Zappelphilipp ausschließlich vernünftig erziehen, dann gebe es keine Probleme mehr. An diesem Beispiel lässt sich noch einmal kurz das Prinzip der öffentlichen Stigmatisierung aufzeigen: Eltern anderer Kinder oder Lehrer in den Schulen haben eine negative Meinung über ein Kind mit ADHS und dessen Eltern. Das Kind sei zappelig, unaufmerksam, faul, vorlaut und könne sich – einfach gesagt – nicht so benehmen, wie es von ihm in der Öffentlichkeit oder in der Schule erwartet werde. Die Eltern kämen ihrem Erziehungsauftrag nicht oder auf die falsche Art und Weise nach und unternähmen nichts gegen das normabweichende Verhalten ihres Kindes. Durch die damit verbundene negative Stimmung bilden sich Vorurteile, die sich dauerhaft in den Köpfen der Menschen festsetzen und zu diskriminierendem Verhalten gegenüber dem betroffenen Kind und seiner Familie führen. Es ist interessant zu überlegen, ob allein das Phänomen, das heißt die Symptomatik und das damit verbundene Auftreten und Verhalten, nur die Diagnose oder beide Aspekte stigmatisierend sind.

Zunächst soll nun betrachtet werden, dass Stigmatisierung der ADHS aufgrund des Phänomens geschieht. Anhand der Darstellung der Symptomatik im vorherigen Abschnitt und des obigen Beispiels wurde aufgezeigt, dass das Verhalten des Kindes zu Ablehnung und schwierigen Beziehungen führt. Deshalb lässt sich diese Hypothese relativ einfach nachvollziehen. Vor allem Kinder urteilen hauptsächlich aufgrund des Verhaltens. Schlägt der Spielpartner oder stört er ständig gemeinsame Unternehmungen, werden ihn seine Freunde oder Mitschüler ablehnen und ausgrenzen. Wenn er sich an Spielregeln hält, nicht ständig im Mittelpunkt stehen will oder sich vordrängelt, ist es für sie uninteressant, ob ein Erwachsener eine medizinische Diagnose gestellt hat, die dem betroffenen Kind eine ADHS bescheinigt. Natürlich sollte man nicht vergessen, dass Kinder auch nachtragend sein können und ein Kind, das seine Mitschüler dauerhaft geärgert und gestört hat, nicht sofort wieder zum besten Freund wird, sondern länger abgelehnt werden kann. Vielleicht ließe sich dieser Sachverhalt »Ablehnung aufgrund von negativem Verhalten und Wiederaufbau der Freundschaft nach Änderung des Verhaltens« einmal durch eine Befragung von Grundschülern erforschen. Davon unabhängig darf aber der Punkt betrachtet werden, dass Kinder mit der Bedeutung der Diagnose ADHS nicht viel anfangen können und sich ihr Urteil aufgrund der Symptomatik bilden.

Die Diagnose ADHS an sich hat nicht direkt etwas Stigmatisierendes. Für Eltern kann sie sogar in gewisser Hinsicht eine Entlastung bedeuten, da sie die Symptome ihres Kindes damit erklären können. Natürlich sollte das Verhalten ab diesem Zeitpunkt nicht ausschließlich mit der Diagnose entschuldigt werden. Ein weiterer Punkt ist, dass der Krankheitswert der ADHS oft nicht anerkannt wird und sogar als Abschieben der Verantwortung interpretiert werden könnte. Eine Diagnose führt im Normalfall zur Behandlung (vgl. Remschmidt 2005, S. 159–164), die in diesem Fall meist aus einer Kombination von Verhaltenstherapie und Medikamentengabe besteht. Diese sollte von einem Kinder- und Jugendpsychiater durchgeführt werden und in enger Zusammenarbeit mit den Eltern erfolgen. In der Behandlung liegt eine weitere Gefahr der Stigmatisierung. Das Bild der Psychiatrie ist in der Öffentlichkeit sehr negativ. »Behandlungseinrichtungen werden [...] häufig abfällig als Irrenanstalten, Klapsmühlen u.ä. bezeichnet« (Rüsch et al. 2004). Die Tatsache, dass »die Mehrzahl psychischer Erkrankungen [...] durch psychiatrisch-psychotherapeutische und psychosoziale Behandlungsmöglichkeiten geheilt oder erheblich gebessert werden« (ebd.) kann, wird nicht gesehen. Ursachen hierfür können in der Erziehung und in den Medien gefunden werden. Eltern vermitteln ihren Kindern Werte und Normen. Sie versuchen ihnen zu erklären, welche Dinge gut und welche böse sind. Das negative Bild von Psychiatrie und psychischer Erkrankung mag aus Unsicherheit und Angst entstehen. Gefahren sollen abgewendet werden und deshalb wird den Kindern vermittelt, sich von psychisch Kranken fernzuhalten und vorsichtig zu sein. Die Kinder vertrauen auf ihre Eltern und nehmen ihre

Sichtweisen an. Bis sie in ein Alter kommen, in dem sie selbst über manche Dinge neu anfangen nachzudenken, um sich eine eigene Meinung bilden zu können, haben sich manche Denkmuster schon verfestigt. Die Medien tragen ebenfalls erheblich zur Stigmatisierung aufgrund psychischer Erkrankung bei. Die Berichterstattung ist bei diesem Thema meist sehr einseitig. »Positive Berichte über die realen Möglichkeiten von Heilung und Rehabilitation [...] [sind] selten [...]« (ebd.). Wenn im Fernsehen die Rede von einem psychotischen Patienten ist, wird er in der Regel als gewalttätig und gefährlich dargestellt. In den Nachrichten und in der Presse wird von psychisch erkrankten Menschen dann berichtet, wenn ein Verbrechen geschehen oder ein Patient aus einer geschlossenen Klinik entwichen ist (vgl. Steger 2003). »Die starke Repräsentation negativ und sensationell aufgemachter Bilder und Meldungen über psychisch Kranke tragen zur Aufrechterhaltung der negativen Einstellung in der Bevölkerung nachhaltig bei« (Häfner 2005, S. 177). Dadurch wird deutlich, dass die negativen Ansichten, die von Generation zu Generation weitergegeben werden, sich nicht ändern können, wenn nicht der Blickwinkel in derartig einflussreichen Gebieten, wie den Medien, zum Positiveren hin gewendet wird. Wenn man jetzt die ADHS in diesen Zusammenhang stellt, ergeben sich mehrere Probleme. Das Kind soll in einer Institution behandelt werden, die in einem derartig schlechten Licht steht. Der Schritt in diese Richtung ist für viele Eltern schwer zu gehen, zumal auch sie die Diskussion um den nicht anerkannten Krankheitswert und das Bild der Psychiatrie kennen. Zusätzlich kommen Medikamente zum Einsatz, die unter dem Betäubungsmittelgesetz stehen. Der Vorwurf, oft aus Teilen der Verwandtschaft, wie Eltern ihrem Kind derartige Medikamente geben können und dass sie es doch nicht einfach ruhigstellen können, ist vorprogrammiert. Die Konsequenzen, die mit der Diagnose verbunden sind, können demnach zu erheblicher Stigmatisierung führen.

Beide Aspekte, Phänomen und Diagnose, müssen hinsichtlich der Stigmatisierung berücksichtigt werden. Die Literatur beschreibt als »verbreitetste[n] Stigmatisierungserfahrungen
- verletzende Bemerkungen in sozialen Kontakten über psychische Erkrankungen sowie über psychiatrisch-psychotherapeutische Behandlungen,
- soziale Distanzierungen [...] und Zurückweisungen bei dem Versuch, neue soziale Rollen wie Freundschaften [...] einzugehen,
- unzutreffende und abwertende Darstellungen psychischer Erkrankungen in den Medien« (Rüsch et al. 2004).

Diese allgemein formulierten Gesichtspunkte lassen sich gut mit der Darstellung der ADHS in Einklang bringen, wie im Verlauf der Ausführungen deutlich wurde. Allerdings muss man sagen, dass das Problem mehr auf der Seite der Erwachsenen liegt. Kinder lehnen andere ab, wenn sie sich selber beeinträchtigt fühlen, sei es durch ständiges Stören beim Spiel oder eine Schlägerei auf dem Pausenhof. Ansonsten haben sie »weniger Abwehr und Vorurteile« (Bock/Naber 2003, S. 407), und vor allem junge Schüler begegnen außergewöhnlichen Erlebnissen und Menschen (noch) mit großer Offenheit. Erwachsene sind zwar in gewisser Hinsicht auch beeinträchtigt, aber sie sollten doch besser damit umgehen können, ohne das betroffene Kind mit dem Etikett der ADHS zu behaften, das dieses nur schwer wieder ablegen kann. Ziel sollte es sein, dem Kind mit ADHS die Behandlung zugutekommen zu lassen, die es braucht, um mit seiner Erkrankung gut leben zu können, und dabei nicht zu vergessen, es wie ein gesundes Kind zu behandeln, das Grenzen und Führung in einem etwas höheren Maß braucht als andere, aber ansonsten ein Mensch mit Stärken ist und es verdient hat, dass diese gefördert werden.

5. Wege gegen Stigma und Diskriminierung

Zum Schluss soll noch kurz betrachtet werden, wie man der Stigmatisierung der ADHS entgegenwirken kann (vgl. Rüsch et al. 2004).

Edukation und Kontakt erscheinen sinnvoll. Eltern und Lehrer sind die Gruppen in der Bevölkerung, die am meisten mit der ADHS konfrontiert werden. Deshalb sollten sie mit dem Krankheitsbild vertraut gemacht werden und lernen, damit umzugehen. Regelmäßige Informationsveranstaltungen in Kindergärten und Schulen können hierzu beitragen. In den Schulen sind Kinder mit ADHS im Normalfall in den normalen Grundschulklassen, soweit es ihre Leistungsfähigkeit zulässt. Soziale Kompetenz, die eigentlich von klein auf in der Familie erlernt und im Kindergarten fortgeführt werden sollte, kann hier noch einmal verstärkt geübt werden. Ein Beispiel einer deutschen Antistigma-Initiative ist »Irrsinnig Menschlich e.V.« aus Leipzig, die Schüler über psychische Erkrankungen informiert. Solche Kampagnen sind sicher hilfreich, da die Schüler so Hintergründe kennenlernen, die sie zu Hause oder in den Medien oft nicht erfahren. Derartige Programme sollten vermehrt angeboten und entwickelt werden, um dauerhaft das negative Bild von psychischen Erkrankungen in der Gesellschaft zu revidieren.

Literatur

Bock, Thomas & Naber, Dieter (2003): Antistigmakampagne von unten – an Schulen. Psychiatrische Praxis 30 (7), 407.

Döpfner, Manfred; Schürmann, Stephanie & Lehmkuhl, Gerd (2000): Wackelpeter und Trotzkopf. Weinheim (Beltz).

Eapen, Valsamma & Ghubash, Rafia (2004): Health-seeking for mental health problems of children: preferences and attitudes in the United Arab Emirates. Psychological Reports 94, 663–667.

Häfner, Heinz (2005): Das Rätsel Schizophrenie – Eine Krankheit wird entschlüsselt. München (C. H. Beck).

Kendall, Judy (1999): Sibling Accounts of Attention Deficit Hyperactivity Disorder (ADHD). Family Process 38 (1), 117–136.

Lauth, Gerhard W. & Mackowiak, Katja (2004): Unterrichtsverhalten von Kindern mit Aufmerksamkeitsdefizit-/Hyperaktivitätsstörungen. Kindheit und Entwicklung 13 (3), 158–166.

Leal, Christina C. (2005): Stigmatization of Hispanic Children, Pre-Adolescents, and Adolescents with Mental Illness: Exploration using a national Database. Issues in Mental Health Nursing 26, 1025–1041.

Mattejat, Fritz; König, Udo; Barchewitz, Christoph; Felbel, Dieter; Herpertz-Dahlmann, Beate; Hoehne, Dagmar; Janthur, Bernd; Jungmann, Joachim; Katzenski, Brigitte; Kirchner, Josef; Naumann, Alexander; Nölkel, Peter; Schaff, Christa; Schulz, Eberhard; Warnke, Andreas; Wienand, Franz & Remschmidt, Helmut (2005): Zur Lebensqualität von psychisch kranken Kindern und ihren Eltern – Ergebnisse der ersten multizentrischen Studie mit der Elternversion des Inventars zur Erfassung der Lebensqualität bei Kindern und Jugendlichen (ILK). Kindheit und Entwicklung 14 (1), 39–47.

Perkins, Sarah; Schmidt, Ulrike; Eisler, Ivan; Treasure, Janet; Yi, Irene; Winn, Suzanne; Robinson, Paul; Murphy, Rebecca; Keville, Saskia; Johnson-Sabine, Erik; Jenkins, Mari; Frost, Susie; Dodge, Liz & Berelowitz, Mark (2005): Why do adolescents with bulimia nervosa choose not to involve their parents in treatment? European Child & Adolescent Psychiatry 14 (7), 376–385.

Remschmidt, Helmut (Hg.) (2005): Kinder- und Jugendpsychiatrie. Eine praktische Einführung. Stuttgart (Thieme).

Rüsch, Nicolas; Berger, Matthias; Finzen, Asmus & Angermeyer, Matthias C. (2004): Das Stigma psychischer Erkrankungen – Ursachen, Formen und therapeutische Konsequenzen. In: Berger, Matthias (Hg.): Psychische Erkrankungen – Klinik und Therapie, elektronisches Zusatzkapitel (http://www.berger-psychische-erkrankungen-klinik-und-therapie.de/, 04.06.2007).

Rüsch, Nicolas; Angermeyer, Matthias C. & Corrigan, Patrick W. (2005): Das Stigma psychischer Erkrankungen: Konzepte, Formen und Folgen. Psychiatrische Praxis 32 (5), 221–232.

Schilling, Vera; Petermann, Franz & Hampel, Petra (2006): Psychosoziale Situation bei Familien von Kindern mit ADHS. Zeitschrift für Psychiatrie, Psychologie und Psychotherapie 54 (4), 294.

Schmidt-Hannissa, Hans & Steger, Florian (2005): Stigma. In: Jagow, Bettina von & Steger, Florian (Hg.): Literatur und Medizin. Ein Lexikon. Göttingen (Vandenhoeck & Ruprecht), Sp. 736–741.

Steger, Florian (2003): Von der Person zum isolierten Fall: Frank Schmökel in den Diskursen von Macht und Stigmatisierung. Psychiatrische Praxis 30 (7), 389–394.

World Federation for Mental Health (2004): Without Boundaries – Challenges and Hopes for Living with ADHD: An International Survey (http://www.wfmh.com/publications/without_boundaries.htm, 30.08.2007).

Stigmatisierung von Zwangssterlisierten. Zwangssterilisationen nach 1945

Beate Zunner und Florian Steger

Im Allgemeinen wird die Zwangssterilisation unmittelbar mit den Nationalsozialisten in Verbindung gebracht, die diese Methode der Unfruchtbarmachung dazu nutzten, ihre Ziele zu verfolgen. Die Opfer dieser Zeit waren meist Juden, Osteuropäer oder sozial Auffällige, die nicht in das Weltbild des nationalsozialistischen Systems passten. Dabei ist das Verfahren der Zwangsterilisation keineswegs eine »Erfindung« des »Dritten Reiches«, sondern geht auf den Sozialdarwinismus zurück. Interessanterweise ist diese Zwangsmaßnahme nicht mit dem Ende des Zweiten Weltkrieges verschwunden, sondern hält sich bis heute.

Doch verlagerte sich die »Patientenklientel«: In den Jahren nach 1945 wurde die Zwangssterilisation vor allem bei geistig Behinderten durchgeführt, wenngleich daneben auch andere Bevölkerungsgruppen unter den »Patienten« zu finden waren wie etwa Arbeitslose oder sozial Schwache. So wird beispielsweise in China diese Methode zur Reduzierung der Bevölkerungsexpansion eingesetzt, aus den USA sind Berichte über zwangssterilisierte bzw. zwangskastrierte Sexualstraftäter bekannt, aber auch Transsexuelle müssen sich einer Sterilisation unterziehen, um vor dem Gesetz »anerkannt« zu werden.

1. Definition der medizinischen Verfahren

Unter Sterilisation versteht man die Unfruchtbarmachung von Männern und Frauen. Dabei werden entsprechend die Ductus deferentes oder die Tubae uterinae unterbunden, entweder mittels Teilresektion, einer Ligatur oder Elekrokoagulation. Während einer Sectio bei Frauen besteht des Weiteren die Möglichkeit der Operationsmethode nach Kroener. Dabei wird eine Fimbriektomie durchgeführt mit doppelter Ligatur (vgl. Stauber 2005, S. 421f.). Die Tubenligatur kann auch mittels Metall- oder Kunststoffclips durchgeführt werden. Die Organe selbst verbleiben in situ. Auch auf den Hormonhaushalt hat dieser Eingriff keine Auswirkungen.

Im Gegensatz dazu steht die Kastration, die zusätzlich zur Unterbindung der Fertilität auch Einfluss auf den Gesamtorganismus ausübt. Da bei der operativen Kastration die Geschlechtsorgane entfernt werden, findet eine Änderung des Hormonhaushalts statt, welche zudem Auswirkungen auf das Verhalten des Patienten hat. Das macht man sich zum Beispiel in Amerika bei der Behandlung von Triebtätern zunutze; man geht davon aus, dass sich der Sexualtrieb durch die Hormonänderung reduziert. Ähnliches gilt für die »chemische Kastration«, die durch die Einnahme von Antiandrogenen erfolgt und somit ebenfalls direkt den Hormonhaushalt beeinflusst. Der Vorteil dieser medikamentösen Maßnahme besteht in der Reversibilität.

Inzwischen macht sich auch die deutsche Bevölkerung Gedanken über den Nutzen der chemischen Kastration von Sexualstraftätern. Auslöser hierfür ist der Mord im oberfränkischen Bayreuth an einer Krankenschwester, geschehen am 7. Oktober 2006. Der Täter war einen Monat zuvor auf Bewährung nach zwei Jahren Haft entlassen worden – er wurde als ungefährlich eingestuft. Verurteilt wurde er damals wegen Raubes und einer Vergewaltigung (vgl. Nordbayerischer Kurier, 11.10.2006, S. 9).

2. Historischer Rückblick

Die Wurzeln der Zwangssterilisation reichen zurück bis nach Frankreich. Dort entwickelte in den Jahren 1853–1854 Comte de Gobineau eine erste Rassenideologie, die allerdings erst 1859 durch Charles Darwin an Bedeutung gewann. Laut Darwin entstanden die zahlreichen Arten von Lebewesen durch eine natürliche Auslese – den Kampf ums Überleben. Nur der Stärkere überlebt (vgl. Fischer 1989, S. 15f.). In einer modernen Gesellschaft besteht jedoch die Gefahr einer Verschlechterung des menschlichen Erbguts, da die Medizin es ermöglicht, Leben künstlich zu verlängern. Aus dieser Überlegung leitet sich – grosso modo – auch der Begriff »Eugenik«

ab. Im Jahr 1892 wurde schließlich die erste Zwangssterilisation an einem geistig Behinderten aus eugenischer Indikation in Zürich durchgeführt. Der verantwortliche Arzt war kein geringerer als der bekannte Schweizer Psychiater August Forel (1848–1931; vgl. Fischer 1989, S. 23). Die erste Gesetzesgrundlage zur Unfruchtbarmachung findet sich in den USA (vgl. Fischer 1989, S. 24). Dort wurde in Indiana 1907 als erstes ein Gesetz zu diesem Thema verabschiedet, 32 weitere Staaten folgten. Wie schon die erste Zwangssterilisation findet sich auch die erste europäische Gesetzgebung hierzu 1929 in der Schweiz (Kanton Waadt).

3. Deutschland nach dem Zweiten Weltkrieg

Nach Kriegsende kam es in Deutschland zu großen Veränderungen, die unter anderem auch die Gesetzgebung betrafen. Als schließlich auch die Gesetze zur Eugenik diskutiert wurden, teilten unterschiedliche Ansichten die Besatzungsmächte in zwei Lager: Während in der sowjetischen Besatzungszone das »Gesetz zur Verhütung erbkranken Nachwuchses« abgeschafft wurde, hielten die westlichen Besatzungsmächte das Gesetz für »vernünftigerweise diskutierbar« (ebd., S. 40).

Zur Erinnerung: Am 14. Juli 1933 verabschiedete die Reichsregierung das »Gesetz zur Verhütung erbkranken Nachwuchses« (GVeN im Reichsgesetzblatt (RGBl) 1933 I, S. 529–531), das am 1. Januar 1934 in Kraft trat. §1 des Gesetzes lautete:

> (1) Wer erbkrank ist, kann unfruchtbar gemacht (sterilisiert) werden, wenn nach den Erfahrungen der ärztlichen Wissenschaft mit großer Wahrscheinlichkeit zu erwarten ist, dass seine Nachkommen an schweren körperlichen oder geistigen Erbschäden leiden werden.
> (2) Erbkrank im Sinne dieses Gesetzes ist, wer an einer der folgenden Krankheiten leidet:
> 1. angeborenem Schwachsinn
> 2. Schizophrenie
> 3. zirkulärem (manisch- depressivem) Irresein
> 4. erblicher Fallsucht
> 5. erblicher Blindheit
> 6. erblicher Taubheit
> 7. schwerer erblicher körperlicher Missbildung.

(3) Ferner kann unfruchtbar gemacht werden, wer an schwerem Alkoholismus leidet.

So wurde das GVeN an sich beibehalten, aufgrund der nun fehlenden Erbgesundheitsgerichte konnte es aber – günstigerweise – nicht mehr ausgeführt werden. In den folgenden Jahren wurde das Gesetz in einigen Bundesländern wie Bayern oder Hessen außer Kraft gesetzt, in anderen, beispielsweise Schleswig-Holstein, Baden-Württemberg oder Hamburg, nur teilweise oder gar nicht. Da weiterhin Unklarheiten über die gesetzliche Regelung unfreiwilliger Sterilisationen bestanden, wurde die Diskussion um ein Sterilisationsgesetz der BRD wieder neu aufgenommen. Diese Diskussion dauerte bis weit in die 1980er Jahre hinein und erbrachte auf der einen Seite einige Entwürfe, die wieder verworfen wurden, auf der anderen Seite entfachte sie heftige Auseinandersetzungen auf politischer und vor allem auf juristischer Ebene. So wurden in gleichen Fällen verschiedene Urteile gefällt. Die Landesgerichtshöfe gerieten unter sich in Streit, und zwar aufgrund ihrer unterschiedlichen moralischen Auffassung. Eine so allgemeingültige Gesetzgebung erwies sich als schwierig. So wundert es auch nicht, dass die letzten Reste des GVeN in einigen Bundesländern wie Hamburg oder Baden-Württemberg erst 1974 abgeschafft wurden (vgl. Fischer 1989, S. 43). Noch erwähnt sei, dass im Zentrum der Auseinandersetzungen meist die Frage nach der Gültigkeit des §226 (StGB) stand (vgl. ebd., S. 49ff.). Hier ist der Sachverhalt der schweren Körperverletzung geregelt.

Aktuell gilt in Deutschland zur Frage der Sterilisation bei Einwilligungsunfähigen §1905 Bürgerliches Gesetzbuch (BGB). Dieser wurde im Rahmen des Betreuungsgesetzes am 12. September 1990 verabschiedet, trat am 1. Januar 1992 in Kraft und lautet wie folgt:

§1905 (1) Besteht der ärztliche Eingriff einer Sterilisation des Betreuten, in die dieser nicht einwilligen kann, so kann der Betreuer nur einwilligen, wenn

- die Sterilisation dem Willen des Betreuten nicht widerspricht,
- der Betreute auf Dauer einwilligungsunfähig bleiben wird,
- anzunehmen ist, dass es ohne die Sterilisation zu einer Schwangerschaft kommen würde,
- infolge dieser Schwangerschaft eine Gefahr für das Leben oder die

Gefahr einer schwerwiegenden Beeinträchtigung des körperlichen oder seelischen Gesundheitszustandes der Schwangeren zu erwarten wäre, die nicht auf zumutbare Weise abgewendet werden könnte, und
– die Schwangerschaft nicht durch andere zumutbare Mittel verhindert werden kann.

Als schwerwiegende Gefahr für den seelischen Gesundheitszustand der Schwangeren gilt auch die Gefahr des schwerwiegenden und nachhaltigen Leides, das ihr drohen würde, weil vormundschaftsgerichtliche Maßnahmen, die mit ihrer Trennung vom Kind verbunden wären (§§1666, 1666a), gegen sie ergriffen werden müssten.

(2) Die Einwilligung bedarf der Genehmigung durch das Vormundschaftsgericht. Die Sterilisation darf erst zwei Wochen nach Wirksamkeit der Genehmigung durchgeführt werden. Bei der Sterilisation ist stets der Methode Vorzug zu geben, die eine Refertilisierung zulässt.

4. Sterilisationen weltweit

Warum dauerte es über 40 Jahre, bis eine neue Gesetzgebung zur Sterilisation entstand? Warum ist dieses Thema heute noch in den Medien so präsent? Was denken wir heute im 21. Jahrhundert darüber? Auch heute ist es nicht anders als in den letzten Jahrzehnten: Es gibt keine einheitliche Meinung. Nach wie vor streiten sich Gegner und Fürsprecher über die Rechtmäßigkeit der Sterilisation von nicht Einwilligungsfähigen weltweit. Nicht nur in Europa, auch in Amerika und China wird seit Jahren über Zwangssterilisation diskutiert.

4.1 China

Die Situation in China Ende des letzten Jahrhunderts erinnert stark an die Zeit des Nationalsozialismus in Deutschland. Es ist von Massensterilisationen geistig Behinderter per Gesetz die Rede, um eine »Verbesserung der Volksqualität zu erreichen« (Der Spiegel 49 (1988), S. 49). Die Regierung sieht diese Menschen als Last und unfähig an, nützliche Leistungen zu erbringen. Betroffen sind mehrere 100.000 Menschen (Der Spiegel 49 (ebd., S. 49). Konkrete Zahlen und Informationen zu heute durchgeführten Zwangsmaßnahmen werden nicht öffentlich gemacht. Jedoch gibt es Hinweise, dass Sterilisation als Teil der Familienpolitik forciert wird. Inwieweit sich dabei Frauen freiwillig sterilisieren lassen oder durch politische Einflussnahmen dazu gedrängt werden, sei dahingestellt (vgl. Cooney/Li 2001).

4.2 USA

4.2.1 Der Umgang mit geistig Behinderten

In den USA gibt es zahlreiche Veröffentlichungen, Fallstudien und Gerichtsbeschlüsse, die öffentlich diskutiert werden. Lange schon bevor Zwangssterilisationen in Europa in großem Stil durchgeführt wurden, beschlossen in den USA Wissenschaftler und Politiker unter Einbeziehung erfahrener Viehzüchter die »Schaffung einer überlegenen nordischen Rasse« (Der Spiegel 5 (2004), S. 132). Man wollte »mit Hilfe der Eugenik die Vereinigten Staaten von armen, einfältigen, kranken, kriminellen und – vor allem – farbigen Einwohnern […] befreien« (ebd.). Als Taktik war entweder strikte Geschlechtertrennung oder, wo dies nur schwer kontrollierbar war, gezwungene Sterilisation vorgesehen. Hauptzielgruppe waren sowohl geistig Behinderte als auch Juden, Indianer und Afroamerikaner, wobei die letzten drei Gruppen grundsätzlich als »Trottel und Idioten« (ebd., S. 134) und somit auch als geistig behindert galten. Deutsche Rassenhygieniker benutzten zu Beginn des »Dritten Reiches« die amerikanische Gesetzesvorlage des Staates Indiana aus dem Jahr 1907, um ihr GVeN zu entwerfen. Einige Passagen wurden sogar eins zu eins übertragen (vgl. ebd.). Anscheinend nutzte die abschreckende Wirkung der Zwangssterilisationen während des »Dritten Reiches« nicht allzu viel, denn das Interesse der amerikanischen Bevölkerung an den Maßnahmen im eigenen Land flaute zwar ab, doch die Sterilisationen gingen weiter. Bis in die 1970er Jahre wurden über 60.000 Menschen aufgrund geistiger Behinderung sterilisiert (vgl. Smith 1993). In diesem Jahrzehnt wurde weiterhin bekannt, dass immer noch überproportional viele Afroamerikanerinnen sterilisiert wurden, ebenso wie Indianerinnen, die als unfreiwillige Versuchspersonen für angehende Gynäkologen dienen mussten (vgl. ebd.). Das letzte Gesetz, das derartige Maßnahmen vorsah, wurde im April 2003 in North Carolina aufgehoben.

4.2.2 Der Umgang mit Sexualverbrechern

Zwangssterilisation bzw. -kastration von Sexualstraftätern ist in den USA immer noch ein aktuelles Thema. Seit 1996 hält die Justiz in neun Staaten unter bestimmten Voraussetzungen eine zwangsweise Kastration für angebracht. Als Methoden stehen hierfür die medikamentöse Kastration durch Antiandrogene oder die chirurgische Variante zur Verfügung. Bei beiden Maßnahmen muss der Patient einverstanden sein. Die andauernden Diskussionen über diese umstrittene Methode drehen sich meist um das Dilemma, ob das Recht des Individuums oder die öffentliche Sicherheit Vorrang haben sollte. Gegner sehen in der Kastration eine Verletzung der Persönlichkeitsrechte, denn es wird angezweifelt, ob sich Betroffene unter den gegebenen Umständen (z.B. während einer Haftstrafe) überhaupt frei entscheiden können. Befürworter dagegen empfinden die Maßnahme als Therapie eines kranken Menschen, ähnlich wie bei anderen psychischen Erkrankungen, die auch mit Medikamenten behandelt werden. Dem Patienten würde es dann außerdem leichter fallen, sich nach der Haftstrafe oder auf Bewährung wieder in die Gesellschaft zu integrieren (vgl. Berlin 2003; Scott/Holmberg 2003).

5. Europa

Als besonders interessant erweist sich der deutschsprachige Raum (Schweiz und Österreich), nicht zuletzt weil hier die Wurzeln der Durchführung von Zwangssterilisationen in Europa zu finden sind. Skandinavien soll als weiteres Beispiel herangezogen werden, da es in jüngster Zeit zu diesem Thema viel Aufsehen erregt hat.

5.1 Schweden und andere skandinavische Länder

Europaweit hielt man sich nach dem Ende des Zweiten Weltkrieges sehr bedeckt, was Sterilisationen geistig Behinderter anging. Weder in den Medien noch in der Politik wurden zu diesem Thema Äußerungen laut. Man sprach einfach nicht darüber. Die Tatsache, dass ungewollte Sterilisationen durchgeführt wurden, verdrängte man erfolgreich aus dem Bewusstsein. Erst im Jahre 1997 rüttelte eine Artikelserie in einer großen schwedischen Tageszeitung (*Dagens Nyheter*) Europa wach. Darin wurde berichtet, dass in Schweden zwischen 1935 und 1976 62.000 Jugendliche und Erwachsene (zu 95% Frauen) ohne oder mit erpresster Zustimmung sterilisiert worden seien (vgl. Der Spiegel 36 (1997), S. 152) – eine Tatsache, die keineswegs neu war oder von der Regierung unter Verschluss gehalten wurde. Obwohl bereits zehn Jahre zuvor darüber in Deutschland berichtet worden war, bekam das Geschehen erst jetzt internationales Interesse zugestanden. Europa zeigte sich fassungslos, dass das große Vorbild eines funktionierenden Wohlfahrtsstaates derartige Methoden nutzte.

Die Indikationen für eine erzwungene Sterilisation waren in erster Linie geistige Behinderung, seit 1941 durfte aber auch aus sozialen Gründen wie z. B. Arbeitslosigkeit, Verstoß gegen den »protestantisch-prüden Sittenkodex«, Widerstand gegen die Obrigkeit, »mangelnde Sparsamkeit«, »unverkennbarer Zigeunereinschlag, Psychopathie, Vagabundentum, asoziale Lebensführung« sterilisiert werden (ebd., S. 152). Was sich in der Theorie beinahe unglaubwürdig anhört, wird anhand der folgenden beiden Geschichten Realität:

Die Geschichte der Maria Nordin aus Gävle, Schweden, sorgte als Schlagzeile 1997 für oben erwähnte Aufruhr (ebd., S. 152f.):

> Als Kind war Maria [...] furchtbar schüchtern. In der Schule blieb sie zurück, weil sie nicht entziffern konnte, was auf der Tafel stand. Dass sie schlechte Augen hatte, traute sich die Kleine aus einem bitterarmen Elternhaus nicht zu sagen. Mangelnde Intelligenz, urteilten deshalb die Lehrer und schickten sie auf die Sonderschule – damals in den Dreißigern eine Art geschlossene Anstalt. Der Zögling durfte keine Besuche zu Hause machen, nicht einmal an der Beerdigung der Mutter teilnehmen. Marias Gefangenschaft endete erst, als sie mit 17 Jahren ihr Einverständnis zur Sterilisation gab. ›Ich kam ins Lazarett in Bollnäs‹, erinnert sich die heute 72-Jährige, ›dort wurde alles herausgenommen.‹ Nach der Entlassung durfte das Mädchen, dessen Eltern nicht die Mittel hatten, ihr eine Brille anfertigen zu lassen, endlich ein normales Leben beginnen. Sie bewältigte es weit besser als die Lehrer es ihr zugetraut hatten, arbeitete als Haushälterin auf einem Bauernhof, als Köchin und Krankenpflegerin. Nordin bestand ihre Führerscheinprüfung. Später heiratete sie auch – doch ihr Leben war durch die Zwangssterilisation geprägt.

Ein weiteres Beispiel ehemaliger schwedischer Sozialpolitik wurde in Deutschland bereits 1987 bekannt (Der Spiegel 3 (1987), S. 126):

> Vor zwanzig Jahren wurde das Leben von Sven-Olof Eldeen aus Västeras für immer zerstört. Damals war der heute 41 Jahre alte Angestellte der Weltfirma Asea-Atom auf Beschluss des staatlichen Medizinaldirektors, ehedem Schwedens oberste Planungs- und Aufsichtsbehörde für das Gesundheits- und Krankenwesen, sterilisiert worden. [...] Eldeens Leidensgeschichte begann, als er sich nach Abschluss der Berufsschule in Katrineholm um eine Stelle als Schweißer bewarb. Die Arbeitsvermittler nötigten ihn, sich zuvor im Krankenhaus Solberga testen zu lassen. Der Krankenhaus-Chef verfügte die Einweisung des damals 20jährigen in die geschlossene psychiatrische Anstalt. Begründet wurde das rabiate Vorgehen, so erinnert sich Eldeen, mit ›meiner bisherigen Arbeitslosigkeit.‹ [...] Vier Monate teilte Eldeen Unterkunft und Tisch ›mit Mördern und Vergewaltigern. Ich zitterte um mein Leben.‹ Allmählich rückte der Oberarzt mit der Sozialdiagnose für den unfreiwilligen Patienten heraus. Weil Jüngling Eldeen es bereits zum Vater eines unehelichen Sohnes gebracht habe, bestehe die Gefahr, dass er ›anormal viele Kinder in die Welt setzen‹ werde. Ärztliche Prognose: ›Du wirst jedes Mädchen schwängern, das du triffst.‹ Seine Entlassung komme nur in Frage, wenn er sich sterilisieren lasse. Eldeen: ›Ich war entsetzt. Doch schließlich sah ich ein, dass mir keine Wahl blieb.‹

Anfang der 1970er Jahre begann Schwedens Politik öffentlich über das Thema Zwangssterilisation zu diskutieren, bis schließlich 1975 ein neues Gesetz verabschiedet wurde. Damit wurden alle Sterilisationen ohne Einverständniserklärungen der Betroffenen verboten. Die freiwillige Sterilisation wird seitdem nur noch als Teil der Familienplanung durchgeführt (vgl. Broberg 1996, S. 135).

Doch auch in anderen Ländern Skandinaviens wurden bis in die 1970er Jahre geistig Behinderte oder »Andersartige« zwangssterilisiert. Als Andersartige wurden in diesem Zusammenhang alle Menschen bezeichnet, die nicht der Vorstellung eines »normalen« Bürgers entsprachen, wie beispielsweise Arbeitslose, Prostituierte oder Roma und Sinti. In Norwegen beläuft sich die Zahl auf etwa 40.000 (vgl. Haavie 2003, S. 1), in Dänemark auf etwa 4.000 (vgl. Broberg 1996, S. 61). Die Zahlenangaben differieren zwischen unterschiedlichen Quellen stark, was auch auf die mangelnde Dokumentation der damals durchführenden Ärzte zurückzuführen ist. So ist aus der

Aktenlage oft nicht ersichtlich, ob es sich um eine freiwillige oder eine zwangsweise Sterilisation handelt. Dies gilt nicht nur für Skandinavien, sondern für alle hier untersuchten Länder. Doch auch in diesen Ländern änderte sich die Gesetzgebung in den 1970er Jahren. Anders als in Schweden wurde hier beibehalten, dass »die Sterilisation an Personen ohne deren Zustimmung durchgeführt werden kann, sofern es sich um Menschen mit einer so schweren psychischen Erkrankung oder geistigen Behinderung handelt, dass sie selbst zu dem Eingriff nicht Stellung nehmen können, und dass eine Heilung oder wesentliche Besserung nicht zu erwarten ist« (Haavie 2003, S. 7). Zu den Indikationen der vorgesehenen Zwangssterilisation schreibt das Gesetz nichts vor.

5.2 Österreich

Das öffentliche Interesse galt weiterhin Schweden und seiner neuen Gesetzgebung (zum Zeitpunkt des Medieninteresses bereits 20 Jahre alt). Zahlreiche Behindertenverbände in anderen Ländern versuchten, die momentane Stimmung in Europa zu nutzen, um in ihrem eigenen Land auf ähnliche Situationen aufmerksam zu machen. In Österreich wurden 1997 nach Erscheinen des schwedischen Artikels erste Schätzungen über die erzwungenen Sterilisationen geistig Behinderter laut; etwa 70% der Frauen in Behindertenheimen seien sterilisiert, die Hälfte davon zwangsweise (vgl. Haidlmayr 1997). Bereits zwei Jahre zuvor sammelte die »Selbstbestimmt-Leben-Bewegung-Österreich« an die 50.000 Unterschriften für ein Gleichberechtigungsgesetz, das unter anderem die Zwangssterilisation verbieten sollte; diese Mühen blieben jedoch erfolglos (vgl. TATblatt, Nr. +82 Nr. 15, 1997). Die Politik musste nun handeln. 1999 wurde schließlich die Sterilisation bei Minderjährigen verboten, bei geistiger Behinderung darf nur noch aus medizinischer Indikation sterilisiert werden.

5.3 Schweiz

Auch Schweizer Behindertenverbände forderten neue Gesetze, als 1978 bekannt wurde, dass Minderjährige im Kanton Luzern sterilisiert worden waren. 1981 wurden »medizinethische Richtlinien zur Sterilisation« durch die Schweizerische Akademie der Wissenschaft verabschiedet. Damit wurde der Eingriff an Urteilsunfähigen unzulässig. Im Jahr 2000 forderte ein Teil der Ärzte die Änderung und damit die Freigabe der Sterilisation auch von Einwilligungsunfähigen. Dies wurde aber abgelehnt und die Richtlinien von 1981 wurden unverändert beibehalten. Im Juni 2004 wurde schließlich das neue Sterilisationsgesetz verabschiedet: Es erlaubt die Sterilisation geistig Behinderter »ausschließlich in ihrem Interesse« (WOZ, 24.06.2004), eugenische Motive sind nicht zugelassen. Spezifische Indikationen wurden nicht festgelegt. Damit widersprach das Gesetz großenteils den von Wissenschaftlern beschlossenen Richtlinien. Die Schweizer Regierung distanziert sich damit nicht von zwangsweise durchgeführten Sterilisationen (vgl. ebd.).

5.4 Osteuropa

In der Tschechischen Republik wurden zwischen 1970 und 2004 mehrere Frauen mithilfe finanzieller Druckmittel sterilisiert. Es handelte sich hierbei um Angehörige von Sinti und Roma. Öffentlich wurden die Fälle durch die gestellten Schadenersatzforderungen. Die Regierung bestreitet dies bisher (vgl. Krosnar 2005, 2006).

6. Deutschland heute

Deutschland nimmt in gewisser Hinsicht eine Sonderstellung ein, da es sich aufgrund seiner Vergangenheit schon lange Zeit mit diesem Thema auseinandersetzen muss und ein neues Sterilisationsgesetz bereits vor Veröffentlichung des schwedischen Artikels verabschiedete. Seither scheinen sich die Wogen etwas geglättet zu haben. Es erscheinen weniger Berichte über Zwangssterilisationen in den Medien, die eugenische und soziale Indikation kommt nicht zum Tragen; das Wohlergehen des Betreuten steht im Vordergrund. Dass der Weg dorthin nicht einfach war, darauf lassen die Wirren der eingangs geschilderten Gesetzgebung schließen. Warum aber fällt die Gesetzgebung in den unterschiedlichen europäischen Staaten so verschieden aus? In Schweden ist die Sterilisation geistig Behinderter generell verboten, im benachbarten Norwegen und auch in der Schweiz teilweise erlaubt, ebenso in Deutschland. Anscheinend gibt es »die richtige oder eine gute Lösung« dieses Problems der Sterilisation Einwilligungsunfähiger nicht. Um die Grundzüge der Diskussion zu verstehen, sollte man sich mit der Sexualität geistig Behinderter auseinandersetzen; dies ist für die meisten ein ungewohntes Terrain. Die Rede ist hier freilich nicht von »sozial Abwegigen« oder Sinti und Roma, sondern von geistig Behinderten im medizinischen Sinn (vgl. ICD-10 Kapitel V, besonders F70-F79). Warum sollte man heutzutage eine Sterilisation befürworten? Meist lautet die Antwort: Angst. Angst vor der Schwangerschaft. Da die Betroffenen fast nie in der Lage sind, das Neugeborene selbst aufzuziehen, bleibt die Aufgabe an dessen Großeltern des hängen, oder es wird in ein Heim bzw. zu Pflegeeltern gegeben. Eine solche Situation wird im Jahr 2001 auch in der norwegischen Tageszeitung *Aftenposten* geschildert (vgl. Haavie 2003, S. 8). Dort berichtet eine Mutter, dass sie ihre behinderte Tochter überredet hatte, sich sterilisieren zu lassen. Seit die Tochter ein Kleinkind war, betreute die Mutter sie allein und sah sich selbst überfordert, wieder ein kleines Kind großzuziehen.

Es gibt aber auch Situationen, in denen das Neugeborene bei seinen behinderten Eltern bleiben darf. Diese benötigen dann jedoch Unterstützung, da sie allein völlig überfordert wären. Doch nur die wenigsten geistigen Behinderungen sind vererbbar. Insofern kommen die Kinder geistig behinderter Menschen fast immer gesund auf die Welt. Und hier beginnt die Gratwanderung zwischen Kindeswohl und Recht auf Elternschaft, geschildert in folgendem Fallbeispiel der kleinen Lena L. (Der Spiegel 22 (2005), S. 136–144).

Monika L., 36 Jahre, ist aufgrund eines frühkindlichen Hirnschadens geistig behindert, Tochter Lena, zwei Jahre, ist gesund. Zusammen mit drei Kontaktbetreuerinnen, die sich rund um die Uhr mit der Betreuung abwechseln, wohnen sie in einer Wohnung des »Wohnprojekts Begleitete Elternschaft«. Hier wird nun ein ganz normaler Tagesablauf beschrieben:

> Frau L. packt in einer Werkstatt Teststreifen für Pharmafirmen zusammen und verdient 73 im Monat. Ihre Tagesration Zigaretten zählen andere für sie ab, in eine rote Plastikdose. Würde Moni allein wohnen, […] gäbe es morgens, mittags und abends Kippen, Cola und Erdnussflocken. Und alles, einschließlich Moni sähe ein bisschen verwahrlost aus. Lena ist ein Bilderbuchkind, blondgelockt, stupsnasig, rosig. Wenn Lena spielt, können ihre Puppen jetzt

schon mehr als Mama. Einkaufen gehen zum Beispiel. Allein. ›Ohne die Mädels könnte ich das nicht‹, sagt Monika. ›ohne die Mädels würde die kleine Maus untergehen.‹ Ohne die Mädels hinge kein Bild im Flur; Mutter und Tochter beim Ausflug im Wald, Lena lacht, Monikas Augen strahlen, selbst auf dem Foto blitzen sie, obwohl Monika Brillengläser dick wie Flaschenböden trägt.

[... D]ie Pädagoginnen begleiten Lena zum Kinderarzt, schneiden ihr die Fingernägel, überbacken Nudelauflauf, und unter den Kinderstuhl legen sie ein altes Laken. [...] Am nächsten Morgen um halb sieben ist der Tag für Monika bald eine Stunde alt. Die gefärbten Haare liegen ihr glatt und rot auf der Schulter, Betreuerin Esther hat Moni an die Bürste erinnert; Moni hat ihren ersten Kaffee getrunken, Esther hat ihn gekocht. ›Ruhige Nacht‹, notiert die Betreuerin. [...] ›Ich freu mich riesig auf den Geburtstag der kleinen Maus‹, sagt Frau L. ›Ich hab ja schon ein Geschenk.‹ Die Mutter hat es im Laden entdeckt, sie hat die Verkäuferin nach dem Preis gefragt, sie hat die Betreuerinnen um Geld gebeten, sie hat die Summe quittiert, sie ist mit dem Geld losgezogen, sie ist mit der Puppe wiedergekommen. Und [die Betreuerinnen] Esther, Jutta und Barbara haben Moni gelobt. [...] Die Mutter öffnet die Kinderzimmertür. ›Mama‹, zwei Arme schieben sich durch die Stäbe im Kinderbett, auf dem Kissen liegen zerstrubbelte Locken, ein kleiner Mund gähnt. ›Maaama.‹ Esther zieht die dunkelroten Vorhänge zurück. Auf der Wickelkommode holt Lena der Tag ein. Sie strampelt, wehrt sich, wirft sich hin und her, ›nein!‹, sie steckt die Hände nicht durch den Pullover, und, ›neiiin!‹, auch nicht den Kopf. [...] ›Ach, Moni!‹ Esther tritt an die Kommode, ›so, den Pulli über den Kopf. Und die Hände. Fertig!‹ ›Und jetzt noch 'ne Runde Liebe‹, sagt die Mutter, ›wir schmusen.‹ ›Moni‹, sagt Esther, ›'ne Runde anziehen ist auch Liebe‹, rechter Strumpf, linker Strumpf, Jeans und das rote Sweatshirt mit dem Einhorn. Monis Schwachstelle, sagt Barbara H., sei das Lebenspraktische. ›Wie Gefühle funktionieren, mussten wir ihr nie erklären.‹ [Die Betreuerinnen] ahnen, dass ihnen die großen Probleme noch bevorstehen. Dass sie Lena nicht vor schmerzlichen Entdeckungen schützen können. [...] Noch kennt Lena keine Kinder, die in normalen Häusern mit normalen Eltern wohnen. Noch merkt sie nicht, dass andere Mütter rechnen können und zum Bankautomaten gehen und allein einkaufen. Noch hat Lena die Mutter nicht angeschrien: ›Von dir lass ich mir nichts sagen, du bist ja behindert.‹ Noch hadert das Mädchen nicht damit, dass ausgerechnet sie, Lena, Monis Tochter ist. Noch sagt die Mutter: ›Lena ist das Beste, was ich hingekriegt habe.‹

So gut organisiert und betreut sind immer noch viel zu wenige Familien mit behinderten Eltern. Dabei muss auch das Wohl der Kinder im Auge behalten werden, das nicht gefährdet werden soll. Wann es für ein Kind besser ist, an einem anderen Ort als bei den Eltern aufzuwachsen, wird individuell durch das Jugendamt entschieden; dies ist aber meistens eine schwierige Entscheidung.

Hätte man eine passende Verhütungsmethode für die Betreute im Vorfeld gewählt – so die Befürworter von Sterilisationen –, wären diese Probleme gar nicht erst entstanden. Aber Lena wäre nie geboren worden und Moni hätte nie erfahren, was es bedeutet, Mutter zu sein. Und dass der Mensch sich nicht in der Position befindet zu entscheiden, welches Leben ein lebenswertes ist, sollte in den letzten Jahrzehnten hinreichend geklärt worden sein. Auch verkennen viele Menschen, dass es kein Recht auf Gesundheit gibt. Ebenso wenig, wie Eltern einen Anspruch auf ein gesundes Kind besitzen, haben Kinder einen Anspruch auf gesunde Eltern.

Doch auch die völlig widersinnige Angst, der geistige behinderte Mensch könnte Opfer ungewollter sexueller Handlungen werden, taucht häufig als Argument auf. Man darf nicht die mittlerweile zahlreich zur Verfügung stehenden anderen Verhütungsmethoden vergessen, wie Präservative, Pille, Spirale und viele mehr, um einer ungewollten Schwangerschaft zu entgehen. Oft können sich geistig Behinderte gar nicht vorstellen, wie es ist, ein Kind großzuziehen, sind sie doch meist auch nicht in der Lage, ihr eigenes Leben ohne Hilfe zu führen. Wie sollen sie dann noch für eine zweite Person Verantwortung übernehmen? Wie schwierig diese Aufgabe ist, entzieht sich ihrer Vorstellungskraft.

Doch auch geistig Behinderte haben den Wunsch nach Zärtlichkeit und Intimität. Die lange Zeit bis in die 1980er Jahre vertretene Meinung, dass eben dies verwerflich und abnormal sei, hat heute weitgehend an Bedeutung verloren (vgl. Der Spiegel 41 (1984), S. 549). Sexualität gehört auch zum Leben eines geistig Behinderten, sofern er dies möchte. Das beinhaltet auch Aufklärung über Verhütungsmethoden, die zwar umständlicher ist als bei geistig Gesunden, aber durchaus Wirkung zeigt und auch angewandt wird (vgl. Der Spiegel 2 (1990), S. 100ff.). Im Rahmen dieses Geschehens darf auch über eine Sterilisation nachgedacht werden, wenn z.B. aus gesundheitlichen Gründen die Einnahme der Pille kontraindiziert ist oder andere Verhütungsmethoden ausscheiden. In Schweden besteht diese Möglichkeit nicht mehr. Dort darf ein Mädchen, das auf einer Station für behinderte Menschen lebt und Sexualkontakte pflegt, sich nicht sterilisieren lassen, obwohl es aufgrund der Medikamentenkonstellation keine Pille zusätzlich nehmen sollte (vgl. Haavie 2003, S. 7). Ebenfalls ist der Grad der Behinderung zu beachten. Häufig ist der Patient gar nicht in der Lage, Geschlechtsverkehr auszuüben, also muss auch nicht über geeignete Maßnahmen zur Verhinderung einer Schwangerschaft nachgedacht werden. Dass die Eltern trotzdem in Sorge um ihre Kinder sind, zeigen folgende Situationen (vgl. Der Spiegel 39 (1986), S. 39f.):

Der Vater einer 17-jährigen Tochter gab sein Einverständnis zur Sterilisation der behinderten Tochter, nachdem er auch von seinen Kollegen – er selbst war Arzt – überzeugt worden war, dass es das Beste sei und er dann keine Angst mehr vor einer ungewollten Schwangerschaft haben müsse. Das Mädchen war ohne Intensivbetreuung nicht lebensfähig, »zum alleinigen Überqueren der Straße fehlte ihr die Orientierung«. Es war sexuell nicht aufklärbar; es wusste zwar, was ein Baby ist, besaß jedoch nicht die nötige Motorik, um eines auf dem Arm zu halten.

Wäre hier eine Sterilisation nötig gewesen?

Ein anderes Beispiel:

> Das Mädchen Stefanie [...], das vor drei Jahren sterilisiert wurde, kann selbst einfache Handreichungen nur unter Anleitung bewältigen. Als die Periode erstmals einsetzte, war sie, so die Mutter, ›nicht in der Lage‹, damit fertig zu werden: ›Die Binde zerpflückte sie abends im Bett.‹ Die Mediziner nahmen nicht nur eine Sterilisation vor, sondern auch gleich die Gebärmutter heraus (ebd., S. 39f.).

Da die Patientin mit ihrer Menstruation nicht zurechtkam, wurde die Gebärmutter mit entfernt, um zukünftige Monatsblutungen zu unterbinden. Inwieweit die Maßnahmen 1986 gerechtfertigt waren oder nicht, heute stellen sich diese Probleme aufgrund des Sterilisationsgesetzes in Deutschland nicht mehr. Beim ersten Beispiel könnte man sich die Frage stellen, ob das Mädchen überhaupt zu sexuellen Kontakten in der Lage gewesen wäre, da es sowohl motorisch als auch kognitiv sehr eingeschränkt war. Dann wäre die Operation unnötig gewesen. Das zweite Mädchen wurde durch seine Operation von einer belastenden Situation befreit, die es zudem nicht verstand. Daher scheint die Hysterektomie in diesem Fall die richtige Entscheidung gewesen zu sein. Heute ist die Sterilisation Minderjähriger verboten und der Eingriff an volljährigen Entmündigten unterliegt strengen Auflagen.

Anders ist die Situation in Schweden. Dort ist die Sterilisation geistig Behinderter ausnahmslos verboten. Wenn gesunde Frauen das Recht auf eine Sterilisation haben, warum dann nicht auch behinderte? Man hat hier versucht, sich von der Sterilisationspolitik der vergangenen Jahre zu distanzieren und ist damit vermutlich über das Ziel hinausgeschossen. Zwar besitzt dieses Gesetz nahezu kein Missbrauchspotenzial mehr – im Gegensatz zur z. B. schweizerischen Gesetzgebung –, doch sollte man ein Gesetz nicht nur nach seinen mutmaßlichen Missbrauchsoptionen verabschieden, sondern auch das eigentliche Ziel vor Augen behalten. Das sollten in diesem Fall die Gleichberechtigung Behinderter und der Schutz uns anvertrauter Menschen sein.

Wenn sich ein Mensch nicht mehr selbst helfen kann, dann ist es die Aufgabe seiner Mitmenschen, dies zu tun. Dafür leben wir in einer Gemeinschaft mit Solidaritätsprinzip. Wahre Hilfe berücksichtigt zudem weniger die eigenen Vorstellungen, sondern vielmehr die Wünsche des Bedürftigen. Das gilt auch für geistig Behinderte, denen in unserer Gesellschaft immer noch mit herablassenden Verhaltensweisen begegnet wird. Dabei sollten wir unsere Angst und unsere Zweifel, die meist die Ursache solcher Verhaltensweisen sind, überwinden. Unseren Verstand sollten wir nutzen, um in unseren geistig behinderten Mitmenschen das zu sehen, was sie sind: Menschen, die anders sind als wir, aber immer noch Menschen. Damit sollten wir ihnen entgegenbringen, was auch jedem anderen zusteht: Respekt und Achtung.

Literatur

Berlin, F. (2003): Sex Offender Treatment and Legislation. J Am Psychiatry Law 31, 510–531.
Broberg, Gunnar (1996): Eugenics and the Welfare State: Sterilization Policy in Denmark, Sweden, Norway, and Finland. East Lansing (Michigan State Univ. Press).
Cooney, Rosemary S. & Li, Jiali (2001): Sterilization and Financial Penalties Imposed on Registered Peasant Couples, Hebei Province, China. Stud Fam Plann 32 (1), 67–78.
Fischer, Eva-Maria (1989): Zwangssterilisation geistig Behinderter? Pfaffenweiler (Centaurus).
Haavi, Siri (2003): Die Geschichte der Sterilisation in Norwegen – ein dunkles Kapitel? Eurozine, 09.04.2003 (http://www.eurozine.com/articles/2003-04-09-haavie-en.html, 30.04.2006).
Hahn, Daphne (2000): Modernisierung und Biopolitik – Sterilisation und Schwangerschaftsabbruch in Deutschland nach 1945. Frankfurt am Main (Campus).
Haidlmayr, Theresa (2006): Zwangssterilisation – Menschenrechtsverletzung oder medizinische Notwendigkeit? (http://bidok.uibk.ac.at/library/haidlmayr-einleitung_zwangssterilisation.html, 05.01.2006).

Krosnar, Katka (2005): Gypsy Women launch claim following sterilisation. BMJ 330 (7486), 275.
Krosnar, Katka (2006): Roma women were unlawfully sterilised. BMJ 332 (7534), 138.
Scott, Charles L. & Holmberg, Trent (2003): Castration of Sex Offenders: Prisoners' Rights Versus Public Safety. J Am Psychiatry Law 31, 502–509.
Smith, David J. & Polloway, Edward A. (1993); Institutionalization, Involuntary Sterilization, and Mental Retardation: Profiles from the History of the Practice. Ment Retard 31 (4), 208–214.
Stauber, Manfred (2005): Gynäkologie und Geburtshilfe. Stuttgart (Thieme).

Andere Sexualität

Ent-Stigmatisierungen der Homosexualität am Beispiel Ludwigs II. von Bayern

Rainer Herrn

Obgleich es nach den heutigen Forschungen über Homosexualität in keiner Weise mehr als Ehrverletzung gelten kann, wenn man von jemand behauptet, es sei homosexuell, so bedeutet es doch immer eine heikle Sache, das geschlechtliche Empfinden lebender gekrönter Häupter zu berühren (Hirschfeld 1901a, o. S.).

Anhand des heute bekannten Quellenmaterials gehe ich davon aus, dass Ludwig II. von Bayern Männer sexuell begehrte. Hier soll jedoch nicht erörtert werden, ob und auf welche Weise er dieses Begehren auslebte.[1] Vielmehr wird den Fragen nachgegangen, inwiefern, von wem und warum das Männerbegehren Ludwigs thematisiert respektive verschwiegen wurde. Es geht also um die verschiedenen Instrumentalisierungen seiner »Homosexualität« für ganz unterschiedliche Zwecke, von denen jede eine spezifische Strategie des Umgangs mit diesem Stigma darstellt. Zwei größere Diskussionszusammenhänge – in denen jeweils vielfältige Motive als Triebkräfte wirkten – sollen dabei im Vordergrund stehen: der psychiatrisch-sexualwissenschaftliche Kontext und der sexualreformerische Zusammenhang, genauer: die Rezeption in der jungen Homosexuellenbewegung.

Zuerst möchte ich der Frage nachgehen, welche Personenkreise wann was von Ludwigs Männerbegehren wussten und wie sie den Sachverhalt ausdrückten. Denn die Thematisierung der Homosexualität Ludwigs in der Sexualwissenschaft und der Homosexuellenbewegung verlief schubweise. Zunächst fungierten die mündlich und schriftlich überlieferten Mitteilungen vom Hof Ludwigs II. und des Militärs, besonders der »Chevauxlegers« (der leichten Kavallerie), als Quellen der Verbreitung. Die Veröffentlichungen verschiedener Teile des Briefwechsels zwischen Richard Wagner und

Ludwig, zum Beispiel in der österreichischen Zeitschrift *Die Waage*, sowie des Briefwechsels zwischen Ludwig und dem Hofschauspieler Josef Kainz in der *Gartenlaube* in den 1890ern (vgl. Böhm 1922, S. 420), boten wiederholt Anlass zu diesbezüglichen Deutungen. Und schließlich wurden 1925 sowohl ausgewählte Tagebuchaufzeichnungen über das wiederholt selbstauferlegte Onanieverbot als auch das psychiatrische und gerichtsmedizinische Gutachten veröffentlicht, die wiederum neues Material lieferten.

Die eindeutigen Briefe Ludwigs an seinen »Marstallfourier« und Vertrauten Hesselschwerdt, die die Grundlage für das kürzlich von Robert Holzschuh publizierte Buch *Das verlorene Paradies* bilden, waren der breiten Öffentlichkeit bis 1999 unbekannt (vgl. Holzschuh 2001).

1. Zur Vorgeschichte: Was verschwiegen werden muss

Von Ludwig II. wurde schon zu Lebzeiten berichtet, dass er eine sexuelle Neigung zu Männern habe. Philipp zu Eulenburg-Hertefeld, Sekretär der Preußischen Gesandtschaft in München, schrieb am 14. Mai 1885 an Herbert von Bismarck, den Sohn des Fürsten Otto von Bismarck:

> Es ist Ihnen bekannt, dass König Ludwig neuerdings in seiner Zuneigung zu dem jüngeren Stallpersonal sehr energisch geworden ist. Psychologisch ist mir der Übergang aus einer mehr als zwanzigjährigen platonischen Liebe für schöne Jünglinge zu erotischen Kundgebungen durchaus nicht unklar[2] [...]. Durch verwandtschaftliche Beziehungen zu einem seiner ›Lustbuben zu Pferde‹ war der Bursche eines Rittmeisters der ›Chevauxlegers‹ in das königliche Schloss geraten, wo er mit dem Landesvater während einer langen Zaubernacht in den hängenden Gärten vertraulich wandelten. Eine Dame der hiesigen Hofgesellschaft, deren Mann dem Regimente dieses reich begnadeten Jünglings angehört, hatte ihn am folgenden Tage gesehen. Er trug eine goldene Uhr mit schwerer Kette, daran ein Hufeisen mit Diamanten besetzt und einen Tausendmarkschein in der Tasche [...]. Die Vermehrung der ›Chevauxlegers‹ im Königlichen Hoflager ist die Folge jener ersten Verbindung mit dem oben erwähnten Offiziers-Burschen. Ein Freund hat den anderen in den Zaubergarten eingeführt. Welche Folge aber wird [das] [...] haben? Ich fürchte eine unglückliche Konstellation von nicht deckbaren Schulden mit einem öffentlichen Skandale zur Bockbier-Zeit von ›Besoffenen Lustbuben zu Pferde‹ (Eulenburg an Bismark 1885, zit. nach See 2001, S. 136–138).

Wie aus einem fünf Monate später – am 2. Oktober 1885 – geschriebenen Brief Eulenburgs an Bismarck hervorgeht, war Ludwigs Neigung zu Männern nicht nur einem eingeweihten Kreise bekannt, sondern auch Gesprächsstoff in der breiten Öffentlichkeit, was angesichts drohender juristischer Konsequenzen freilich nur durch einen Trick möglich war:

> Um Majestätsbeleidigungen aus dem Wege zu gehen, werden in den Bierkneipen die bösen Geschichten auf den Namen ›Huber‹ erzählt. Die ›Chevauxlegers‹ spielen dabei eine schlimme Rolle. Wie ich höre, lässt der König die unglücklichen zum Kammerdienste kommandierten Opfer seiner Laune häufiger denn je ablösen. Die derben, aber plumpen Bewegungen der Bauernsöhne reizen ihn bald zur Liebe, bald zum Zorn, und alle Äußerungen des gefürchteten ›Huber‹ werden in den Wirtshäusern unter dem Einfluss des Bieres von den gesegneten oder gekränkten Landeskindern in Uniform öffentlich besprochen (Eulenburg an Bismarck 1885, zit. nach See 2001, S. 139).

Aber auch in der Presse wurde das Männerbegehren Ludwigs mit Verweis auf das, was »verschwiegen werden muss«, zumindest angedeutet. Anlässlich der Verhandlung der Bayerischen Kammer der Reichsräte über die Regentschaftsfrage von Ludwig II. berichtete die in Berlin erscheinende *Vossische Zeitung* am 22. Juni 1886:

> Nicht was den Kammern öffentlich gesagt wird, sondern was ihnen verschwiegen werden muss, obwohl es von Mund zu Mund geht, bildet den schwärzesten Punkt in dieser traurigen Episode […]. Das zur Sittengeschichte Gehörige ist nur gestreift, weil es unmöglich war, die ›Chevauxlegers‹ von Hohenschwangau zur Vernehmung kommen zu lassen, da der König Verdacht geschöpft hätte. Bernhard von Gudden hatte in seinem Gutachten keinen Wert darauf gelegt, weil dasselbe eine Schwäche sei, die auch bei gesunden Menschen vorkomme (Vossische Zeitung, zit. nach Jahrbuch für sexuelle Zwischenstufen 1901, S. 588–590).

Die vom Berichterstatter kolportierte Begründung Guddens – des federführenden Psychiaters beim Gutachten über die Regentschaftsfrage, der unter nach wie vor ungeklärten Umständen mit Ludwig im Starnberger See ertrank – und seiner Kollegen ist vermutlich eine vorgeschobene: Sie hätten im Gutachten »keinen Wert darauf gelegt«, die gleichgeschlechtliche Neigung Ludwigs zu erwähnen, weil das »eine Schwäche sei, die auch bei gesunden Männern vorkomme«. Nach der offiziellen Version soll Gudden »auf Wunsch des Oberstallmeisters [...] die Untersuchungen über die Geisteskrankheit des Königs, auch im Interesse des ihm unterstellten Personals, nicht auf die geschlechtlichen Beziehungen« ausgedehnt haben, mit der Begründung, dass »ohnedem mehr als genug Beweismaterial vorlag« (Böhm 1922, S. 496). Doch tatsächlich wurden dem Gutachten »über den Geisteszustand des Königs Ludwig II. von Bayern vom 8. Juni 1886« verschiedene Aufzeichnungen von Vernehmungen und Berichten von Zeugen beigefügt; jene über »die geschlechtlichen Beziehungen berührt Herr Ministerialrat von Ziegler in seinen Aufzeichnungen Bogen 16« (Gudden 1925, S. 155). Dieser Bogen 16 wurde nie der Öffentlichkeit zugänglich gemacht und liegt heute im nur ausgewählten Besuchern zugänglichen Geheimen Hausarchiv München, 36/1/3 (vgl. Reichold 2003, S. 73).

Der Korrespondent der *Vossischen Zeitung* gibt das gesellschaftliche Urteil und damit die stigmatisierende Dimension der Homosexualitätszuschreibung wieder, wenn er konstatiert, es sei der »schwärzeste Punkt der traurigen Episode«, den er sich nicht einmal klar zu benennen traute. Es gab in dieser Zeit keinen Arzt, der gleichgeschlechtliches Begehren, sei es bei Männern oder Frauen, mit Vorstellungen von »Gesundheit« in Einklang brachte. Obwohl Homosexualität an europäischen Höfen notgedrungen toleriert wurde, war sie in der öffentlichen Berichterstattung aufgrund der »Ehrverletzung« mit einem Schweigegebot belegt.

In Deutschland begann die wissenschaftliche, genauer: psychiatrische Debatte über Sexualität in der zweiten Hälfte des 19. Jahrhunderts. In den wissenschaftlichen Veröffentlichungen über Homosexualität, die in dieser Zeit mit »Päderastie«, »widernatürliche Unzucht« oder »konträre Sexualempfindung« bezeichnet wurde, finden sich sogar noch Rechtfertigungsrhetoriken der Ärzte, dieses Thema überhaupt zu berühren. Der Berliner Gerichtsarzt Johann Ludwig Casper, der den modernen medizinischen Diskurs über Homosexualität 1852 eröffnete, schickt folgende einleitende Bemerkung voraus:

> Wenn ich nicht ohne physischen und moralischen Ekel an die Bearbeitung des Themas gehe, das die Überschrift bezeichnet, so halte ich es doch, wie im Interesse der öffentlichen Sittlichkeit [...], um so mehr für dringende Pflicht, jenen Ekel zu überwinden, als die Erfahrung in einer Beobachtung sehr zahlreicher Fälle dieser ›Fleischesverbrechen‹ mich Manches gelehrt hat, das der Mittheilung werth erscheint (Casper 1852, S. 21).

Thematisierte man »Homosexualität« – das Wort wurde erst 1869 vom deutsch-ungarischen Schriftsteller Karl Maria Kertbeny geprägt – schon in der medizinischen Öffentlichkeit mit äußerstem Vorbehalt, war eine Berichterstattung in der Presse nur im Rahmen von skandalträchtigen Gerichtsprozessen möglich. Das strikte Ausblenden der sexuellen Vorlieben Ludwigs bei Gudden und seinen Kollegen in allen offiziellen Verlautbarungen hatte zum Ziel, einen noch schlimmeren »öffentlichen Skandal zur Bockbierzeit«, wie ihn Eulenburg voraussagte, zu verhindern. Der letzte Skandal des Hauses Wittelsbach, die Liaison des Großvaters Ludwigs II., König Ludwig I., mit Lola Montez war noch präsent. So wurden zwischen Wagner, dem Ludwig II. freundschaftlich zugetan war, und der Montez sogar anzügliche Parallelen gezogen: »Recht gehässig nannte *Grillparzer Wagner den Lola Montez König Ludwigs II.* [...]« (Eppendorfer 1992, S. 147, H. i. O.). Diese Assoziation war so verbreitet, dass Richard Wagner im Volksmund kurz »Lolus« genannt wurde (vgl. Böhm 1922, S. 91–92). Die Anekdote von »Lolus« dient noch Kadidja Wedekind in den 50er Jahren des 20. Jahrhunderts dazu, die »unaussprechliche« Homosexualität Ludwigs anzuzeigen (vgl. Wedekind 1995, S. 34).

Es ist nicht zu übersehen: Gleichgeschlechtliches Männerbegehren war zu Lebzeiten Ludwigs II. ein substanzielles gesellschaftliches Stigma, das es zu verbergen und geheim zu halten galt – bei einem Monarchen allemal.

2. Sexualpathologische Deutungen

2.1 Ludwigs Männerbegehren wird »öffentlich«

1886, im Todesjahr Ludwigs, erschien die vom Psychiater Richard von Krafft-Ebing verfasste, wirkungsmächtige *Psychopathia Sexualis*, die ein umfangreiches Kapitel über Homosexualität enthielt. Krafft-Ebing bezeichnete Homosexualität – wie vor ihm Carl Westphal – als »krankhafte Erscheinung des Geschlechtssinnes«. Obwohl davon ausgegangen werden darf, dass der in diesen Fragen wohlinformierte Autor von Ludwigs Neigung wusste, wird er von ihm wahrscheinlich aufgrund seiner gesellschaftlichen Stellung nicht erwähnt – wohl aber der Zeitgenosse Leopold von

Sacher-Masoch, der allerdings ein geringeres gesellschaftliches Ansehen genoss. Krafft-Ebing hatte Sophie in Bayern, die Verlobte Ludwigs II., »infolge einer schicksalhaften Liebesromanze« in seinem Privatsanatorium Mariagrün bei Graz behandelt. In diesem Zusammenhang dürfte er sich auch näher mit der Person Ludwigs II. beschäftigt haben (vgl. Krafft-Ebing 2003, S. 53–54).

In der ersten Monografie über Homosexualität, die der Berliner Psychiater Albert Moll 1891 veröffentlichte, ist bereits ein Kapitel »Historische Urninge«, ein zeitgenössischer Begriff für Homosexuelle, enthalten. Der damals jungen Sexualwissenschaft diente die retrospektive Aneignung von Geschichte als Beleg ihrer Wissenschaftlichkeit[3] – ein Verfahren, das heute als ahistorisch gilt. Moll schrieb jedenfalls über unseren Protagonisten:

> Als historischen Urning nenne ich endlich noch den unglücklichen König Ludwig II. von Bayern. Es scheint kaum zweifelhaft, dass bei ihm conträre Sexualempfindung in vollstem Maasse bestand [...]. Noch lange bevor die officielle Erklärung über die Geisteskrankheit des Königs erschien, scheint seine conträre Sexualempfindung deutlich vorhanden gewesen zu sein [...]. Die Gleichgültigkeit, ja sogar Abneigung gegen das weibliche Geschlecht war bekannt und zeigte sich in vielfachen Erscheinungen, während er an Männer die zärtlichsten Briefe schrieb, zärtlicher als ein Bräutigam an seine Braut. Dass über seine Männerliebe viel gesprochen wurde, ist sicher; dass aber von maßgebender Seite dieser Punkt stets übergangen wurde, deutet [...] eher für als gegen die Annahme, dass es sich um eine Urningsnatur gehandelt habe. Ob die Misshandlungen, die manche Männer aus seiner Umgebung erfuhren, in der Grausamkeit des Sadisten ihre Erklärung finden, bleibe dahingestellt (Moll 1891, S. 53).

Erst sechs Jahre nach seinem Tod und nur im Zusammenhang mit der (sexual-)wissenschaftlichen Diskussion wurde die Thematisierung von Ludwigs Männerbegehren in der (Fach-)Öffentlichkeit möglich. Moll behauptet damit die nosologische Deutbarkeit biografischer Überlieferungen von historischen Persönlichkeiten im Sinne der gerade aufkommenden Sexualpathologie. Die damit einhergehende Stigmatisierung Ludwigs als kranker Homosexueller ist diesem Denken immanent, sodass Moll keine denunzierende Absicht unterstellt werden muss.

Für die weitere sexualwissenschaftliche und psychiatrische Diskussion ist auf Molls Hinweis aufmerksam zu machen, dass die Homosexualität Ludwigs II. bereits vor der »offiziellen Erklärung« seiner Geisteskrankheit existiert habe und daher nicht in kausalem Zusammenhang damit stehe. Moll wiederholt diese These in seinem Buch *Berühmte Homosexuelle* (vgl. Moll 1910, S. 34–35). Das ist die einzige hier vorgestellte Arbeit, die überhaupt Eingang in die erste Standardbiografie über Ludwig II. von Gottfried von Böhm 1922 gefunden hat und von diesem, zumindest was Wagner betrifft, als unbewiesen abgelehnt wird: »Er geht dabei entschieden zu weit, indem er auch die Begeisterung Ludwigs für Richard Wagner auf dieses Gebiet verweist« (Böhm 1922, S. 419). Moll hatte sich bei seiner Interpretation der sexuellen Neigung ausschließlich auf den Briefwechsel mit Richard Wagner bezogen. Dennoch räumt auch von Böhm ein:

> Es mag sein, dass in anderen Fällen bei Ludwig II., wie Moll sich ausdrückt: ›Das Objekt der Kunstbegeisterung zum Objekt der Liebe wurde‹, und es ist möglich, dass die schwärmerischen Freundschaften, welche der König im Laufe seines Lebens Personen aus verschiedenen Lebenskreisen zuwandte, zum Teil mit der fraglichen Anomalie zusammenhingen (ebd., S. 423).

In so genannten »offiziellen« Ludwig-Biografien wird das Wort »Homosexualität« bis in die Gegenwart aufgrund seiner stigmatisierenden Wirkung vermieden; auch die entsprechenden – heute als unzweifelhaft geltenden – Quellen bleiben unerwähnt. Wenn überhaupt, wird der Sachverhalt mit blumigen Umschreibungen angedeutet.

2.2 Chiffren der Krankheit

Homosexualität wurde in der frühen sexualpathologischen Diskussion nicht nur als Geisteskrankheit begriffen, sondern als Erscheinung, die mit anderen Psychopathien in engem Wechselverhältnis stehe. Diese Auffassung vertritt der Schweizer Psychiater August Forel in seinem von der Fach- und Laienöffentlichkeit vielgelesenen Buch *Die sexuelle Frage*:

> Wir müssen mit Krafft-Ebing daran festhalten, dass die homosexuelle Liebe krankhaft ist, und nahezu alle Urninge auch sonst mehr oder minder schwere Psychopathen, besonders Hysteriker, sind, deren Sexualtrieb nicht nur abnorm, sondern in der Regel gesteigert ist [...]. Geisteskranke Urninge, wie König Ludwig II. von Bayern, eine große Zahl von an Pseudologia phantastica

leidenden Kranken, die gleichzeitig homosexuell sind, die vielen Algolagniker [d.h. Sadisten], die homosexuell fühlen, beweisen die nahe Verwandtschaft des Uranismus (Urningtums) mit anderen Psychopathien (Forel 1920, S. 285).[4]

Ludwig II. wurde in Forels Beschreibung zum Paradebeispiel der allgemein anerkannten psychiatrischen Lehrmeinung, nach der Homosexualität mit Psychopathien einhergehe. Damit richtete er sich gegen die Entpathologisierungsbestrebungen der jungen Homosexuellenbewegung. Für Numa Prätorius, einen ihrer Mitstreiter, der die erste Auflage im *Jahrbuch für sexuelle Zwischenstufen* rezensierte, ist folgerichtig »das von Forel zitierte Argument kein Beweis für die Krankhaftigkeit« (Prätorius 1906a, S. 700).

2.3 Unmännlichkeit

Eine ähnliche Auffassung wie Forel, jedoch mit ganz anderer Intention, wollte der Anthropologe Gustav Jäger, der homosexuelle Männer in virile und effeminierte einteilte, nur für einen bestimmten Typus gelten lassen. Ihm ging es – nicht ohne misogyne Untertöne – um die Entpathologisierung »echter« Mann-Männlichkeit, weshalb seine Arbeiten vom viril orientierten Flügel der Homosexuellenbewegung stark rezipiert wurden. Er meinte, »supervirile« Homosexuelle wie Friedrich der Große seien »keine Psychopathen« gewesen. »Eher könnte man bei den Passiven (den Effeminés) daran denken, da sie öfter in geistige Störung verfallen (z.B. König Ludwig II.). Allein das kann man sich auch als Folge ihrer moralischen Zwangslage, des Widerspruchs zwischen ›Soll‹ und ›Sein‹ denken« (Jäger 1900, S. 121).[5] Jäger stellte also nur die vermeintliche Weiblichkeit Homosexueller in einen negativen Deutungszusammenhang, ging es ihm doch im Sinne des hegemonialen Ideals (vgl. Mosse 1996; Connell 1999) um die Stigmatisierung von Unmännlichkeit als krank. Ausgangspunkt dieser Zuschreibung war die um die Jahrhundertwende allgemein verbreitete Annahme einer zunehmenden Geschlechterdegeneration. Die vermeintliche »Verwischung« der Geschlechtscharaktere wurde dabei als Zeichen von Verfall und Niedergang des Einzelnen wie der gesamten modernen, westlichen Zivilisation gedeutet.

2.4 Preußische Erbschuld

Die Auffassung, nach der Homosexualität – also die passive Weiblichkeit beim Mann – eines der zahlreichen Krankheitszeichen Ludwigs sei, findet sich auch in späteren psychiatrischen Beschreibungen. In diesem Sinne wird Ludwig auch vom Psychiater Wilhelm Strohmayer in der ausschließlich seinem »Fall« gewidmeten psychiatrisch-genealogischen Untersuchung gedeutet:

> So darf der Pathograph an seiner Sexualkonstitution nicht wortlos vorübergehen. Seine auffallende Passivität, um nicht zu sagen Abneigung gegen das Weib, sein merkwürdiger Verkehr mit ungebildeten Domestiken – man erinnert sich an den begünstigten *Marstallfourier* Hesselschwerdt –, ein Hang zur Grausamkeit, von dem man verbürgte und unverbürgte Züge berichtet, gestatten, an homosexuellen Sadismus zu denken. Der König soll auch mit Sacher-Masoch Briefe gewechselt und sogar eine Zusammenkunft in den Tiroler Bergen gehabt haben[6] (Strohmayer 1912, S. 15).

Strohmayers kumulative Pathologisierung, die in Weiterführung von Moll und Forel im »homosexuellen Sadismus« gipfelt, verortet das »Übel« in Ludwigs »Sexualkonstitution«.

Dieser Deutung liegt der Degenerationsgedanke zugrunde, also die Annahme, dass Homosexualität wie andere Geisteskrankheiten und soziale Auffälligkeiten erblich sei. Der Genealoge Strohmayer begnügt sich aber nicht damit, das »Pathologische« zu beschreiben, ihm geht es vielmehr darum zu begründen, auf welche »Erblasser« es zurückgeht. Dementsprechend meint er nachweisen zu können, die sexuelle Neigung zu Männern habe sich bei Ludwig II. über die Hohenzollernlinie von Friedrich II. und seinem Bruder Prinz Heinrich über Marie, Ludwigs Mutter, auf diesen vererbt.

> Für den psychopathischen Einschlag seiner ganzen Generation [gemeint ist der Urgroßvater von Marie, August Wilhelm, Prinz von Preußen (1722–1758)] erscheint aber bemerkenswert, dass zwei seiner Brüder, der große Friedrich und Prinz Heinrich historisch beglaubigte Urninge gewesen und kinderlos gestorben sind (ebd., S. 29, H. i. O.).[7]

					15. Fried.Michael,Pfalzgraf v. Zweib.-Birkenfeld, 1724–1767.	● 31. Christian III., Pfalzgraf v. Birkenfeld, 1674–1735.
						○ 32. Karoline v. Nassau-Saarbrücken, 1704–1774.
					16. Maria Franz. Doroth. Christ. Ernestine v. Pfalz-Sulzbach, 1724–1794.	33. Jos. Karl Em., Pfalzgraf v. Sulzbach, 1694–1729.
						34. Elisabeth Soph. Aug. von Pfalz-Neuburg, 1693–1728.
					▶+ 17. Georg Wilhelm, Prinz von Hessen-Darmst.,1722–1782.	▶ 35. Ludwig VIII., Landgraf v. Hessen-Darmst., 1691–1768.
						▷ 36. Charlotte v. Hanau-Lichtenberg, 1700–1726.
					18. Marie v. Leiningen, Dagsburg - Heidesheim, 1729–1818.	37. Christian. Graf von Leiningen-Dagsburg, 1695–1766.
						38. Katharina Polyxena von Solms-Rödelheim, 1702–1765.
				IIX	19. Ernst Friedrich III., Herz.v.S.Hildburgh., 1727–1780.	+ 39. Ernst Friedrich II., Herzog von Sachs.-Hildb., 1707–1745.
						40. Karoline v. Erbach zu Fürstenau, 1700–1758
					20. Ernest. Aug. Sophie von Sachs.-W.-Eisenach, 1740–1786.	41. Ernst Aug. I., Herzog v. Sachs.-Weimar, 1688–1748.
						42. Soph. Charlotte v. Brandenburg-Bayreuth, 1713–1747.
				IIX	21. Karl II., Herzog von Mecklenbg.-Strelitz, 1741–1816.	43. Karl I. von Mecklenburg-Strelitz, 1708–1752.
						+ 44. Elisabeth Albertine von Sachsen-Hildb., 1718–1761.
					◼ 22. Frieder. Karol. Luise von Hessen-Darmstadt, 1752–1782.	▶+ 45. Georg Wilhelm, Prinz von Hessen-Darmstadt.
IIX						46. Marie von Leiningen.
					23. August Wilhelm, Prinz von Preussen, 1722–1758.	47. Friedrich Wilhelm I., König v. Preussen, 1688–1740.
				IIX		48. Sophie Dorothee von Hannover-Grossbrit., 1687–1757.
					24. Luise Amalie von Braunschw.-Bevern-Wolfenbüttel, 1722–1780.	49. Ferdinand Albrecht II., Herzog v. Braunschw.-Bevern, 1680–1735.
				IIX		50. Antoinette Amalie v. Braunschw.-Blankenburg, 1696–1762.
					▶+ 25. Ludwig IX., Landgraf von Hessen-D. 1719–1790.	▶ 51. Ludwig VIII., Landgraf von Hessen-Darmstadt.
						▷ 52. Charlotte v. Hanau
					* 26. Karol. Luise Henr. Christ. v. Pfalz-Zw.-Birk., 1721–1774.	● 53 Christian III., Pfalzgraf v. Birkenfeld.
						○ 54. Karoline v. Nassau-Saarbrücken.
				IIX	27. Friedrich IV., Landgraf v. Hessen-Homburg, 1724–1751.	55. Kasimir Wilhelm, Landgraf von Hessen-Homburg, 1690–1726.
						56. Christine Charlotte von Solms-Braunfels, 1690–1751.
					28. Ulrike Luise von Solms - Braunfels, 1731–1792.	57. Friedr. Wilhelm, Graf v. Solms-Braunfels, 1696–1761.
						58. Soph. Magdal. von Solms-Utphe, 1707–1744.
					▶+ 29. Ludwig IX., Landgraf v. Hessen-D.	▶ 59. Ludw. VIII., Landgr. v. Hessen-D.
						▷ 60. Charlotte v. Hanau-Lichtenberg.
					* 30. Karol. Luise Henr. Christ.v Pfalz-Zw.B.	● 61. Christian III., Pfalzgraf v. Birkenfeld.
						○ 62. Karoline v. Nassau-Saarbrücken.

Abb. 1: Bildüberschrift im Original »Basis und Aufbau der Ahnentafel Ludwigs II. und Ottos I.« – Ahnentafel aus Strohmayers psychiatrisch-genealogischer Ludwig-Studie

In der zeitgenössischen Diskussion um die »psychopathischen« Brüder Ludwig und Otto wurde dem Hause Wittelsbach häufig eine allmähliche Degeneration aufgrund von »Inzucht« nachgesagt (vgl. ebd., S. 64). Der Pathograf Strohmayer hält dies jedoch für ein verleumderisches Fantasieprodukt. Die zweifelsfrei »degenerativen« Elemente der Brüder seien vielmehr bedingt durch das Zusammentreffen »schwächlicher Vertreter der Wittelsbach Dynastie« [gemeint ist Ludwigs Vater], das »in dem vereinigten Hohenzollerisch-Braunschweigischen Blute seiner Frau eine höchst unglückliche Ergänzung fand« (ebd., S. 64). Infolgedessen glaubt Strohmayer die Krankheiten vor allem auf die Blutlinie der Hohenzollern zurückzuführen zu können, in der die Psychopathien und mentalen Auffälligkeiten besonders zahlreich seien:

> Unter den nächsten, direkten mütterlichen Ahnen Ludwigs und Ottos überwiegen die psychopathische Konstitution, die Minderwertigkeit, die auf der Grenzscheide zwischen Gesundheit und Krankheit pendelt, Menschen verschrobener, originaler, menschenscheuer, einsiedlerischer Art neben typischen Dégénérés superieurs. *Wichtig ist dabei der Umstand, dass von dem Hause Braunschweig-Hohenzollern-Hessen gerade die schlechtesten Repräsentanten der Generationen in das Pedigree der Marie von Preußen einrücken* (ebd., S. 62–63, H. i. O).

Es muss hier der Hinweis genügen, dass zwischen Bayern und Preußen bekanntermaßen eine über Generationen tradierte, auch kriegerisch ausgetragene »Erbfeindschaft« bestand. Ludwigs diesbezügliche Unmutsäußerungen nicht nur gegen seine Mutter, sondern gegen Preußen allgemein, sind überliefert (vgl. ebd., S. 13). Diese aus widerstreitenden monarchischen Machtinteressen resultierenden politischen Dissonanzen werden von Strohmayer in Form eines indirekten Verursacherprinzips als Schuldzuweisung in eine medizinische Metaphorik transponiert. Das Kranke oder »Abnorme« ist nie Bestandteil des Eigenen; es kommt von außen, vorzugsweise vom »Feind«. Nach Strohmayers Logik wird das »Wittelsbacher Blut« von den »schlechtesten Repräsentanten« der Hohenzollern »verdorben«. Die starken Stigmata der »chronischen Paranoia« und des »homosexuellen Sadismus«, die Strohmayer zunächst wirkungsvoll konstruiert, werden somit zur Anklage gegen den »Erb-Feind« und das Haus Wittelsbach letztlich zum »unschuldigen« Opfer eines genetischen Unglücksfalles. Daher dürfte es nicht verwundern, dass gerade dieser Lesart Strohmayers in der ersten Standardbiografie Ludwigs ein eigenes Kapitel gewidmet wurde. Darin heißt es: »Wenn in dem Wesen Ludwigs II. schon frühe Anzeichen geistiger Abnormität hervortraten, so hatte dies seinen Grund wohl darin, dass er in hohem Grade erblich belastet war und zwar von preußischer Seite viel mehr, als von bayrischer« (Böhm 1922, S. 560). Auch in der Biografie von Anton Memminger (1919) findet sich der Verweis auf die »homosexuelle Belastung« durch die mütterliche Abstammung – freilich ohne das Wort zu gebrauchen:

> Hätte man davon eine Ahnung gehabt, dass auch die preußische Linie, aus der Marie, die Mutter des Königs Ludwig II. stammte, erblich belastet war, und zwar mit einem Fehler der die Erörterung in der Presse nicht verträgt, dann würden die Zweifel, die in die Brautnacht Ludwigs II. gesetzt wurden, noch vergrößert worden sein (Memminger 1919, S. 32).

2.5 Geburtstagsüberraschungen

1925, aus Anlass des 80. Geburtstages Ludwigs II. von Bayern, erschienen zwei Arbeiten, die hier von besonderem Interesse sind: die Veröffentlichung der bis dahin geheimen Tagebücher Ludwigs durch Edir Grein sowie ein erster umfassender psychiatrisch-sexualpathologischer Deutungsversuch von Rabhan Liertz.

In der Publikation der Tagebuchaufzeichnungen, in der das psychiatrische Gutachten Guddens und seiner Kollegen erstmals abgedruckt und damit öffentlich zugänglich ist, hat das Männerbegehren zentrale Bedeutung für Ludwigs psychische Erkrankung und sein gesellschaftliches »Versagen«.

Bei Grein handelt es sich um ein Pseudonym (Teil-Anagramm) des Stiefsohnes von Johann Freiherr von Lutz, Erwin Riedinger (vgl. Reichold 2003, S. 59; Holzschuh 2001, S. 144). Von Lutz stieg unter dem Protektorat Ludwigs in 21 Jahren vom Assistenten und Vertrauten über den Kabinettsekretär und bayerischen Justiz- und Kultusminister bis zum Ministerpräsidenten auf. Er galt als liberaler Politiker, war an den Beitrittsverhandlungen Bayerns zum Deutschen Reich beteiligt und hatte Ludwig II. geraten, Wilhelm II. die Kaiserwürde anzutragen. Schließlich wurde König Ludwig II. von Bayern unter Lutz' Präsidentschaft entmündigt (vgl. Böhm 1922). Die Tagebücher Ludwigs hatte Lutz widerrechtlich nach dessen Tod einbehalten und erst 1898 ins Geheime Hausarchiv übergeben. Riedingers in despektierlichem Tonfall geschriebenes Vorwort zur Veröffentlichung der Tagebücher liest sich wie eine nachträgliche Rechtfertigung des Verhaltens seines Stiefvaters bei der Entmündigung Ludwigs, worin das eigentliche Interesse gelegen haben dürfte. Daher macht es auch Sinn, dass er das bis dahin unveröffentlichte psychiatrische Gutachten Guddens zur Bestärkung eigenmächtig als Anhang beifügte und ein Pseudonym wählte. Wie problematisch Greins Edition der Ludwig-Tagebücher zu bewerten ist, macht Franz Merta (1991) in seinem akribischen Beitrag darüber deutlich. Zur Rolle von Ludwigs Homosexualität für das gesamte Drama äußert sich Grein wie folgt:

> Die Erkenntnis seiner konträr-sexuellen Veranlagung hat ihm schon die erste Zeit seiner Regierung verbittert – die Aufzeichnungen stellen eine ununterbrochene Kette von Wehklagen und Reueäußerungen über die Manifestation seiner anormalen Sinne dar, gegen die er sich durch alle möglichen Schwüre und Beschwörungen, auch durch an sich selbst gegebene Befehle vergeblich zu schützen versucht. Seine Seelenqualen fanden erst mit seinem tragischen Tod ein Ende (Grein 1925, S. X).

Für Grein war die Homosexualität Ludwigs und die damit einhergehende »weibliche« Schwäche der Grund für die gescheiterte Regentschaft wie auch den »tragischen Tod«. Insofern brauchte er nur die entsprechenden Dokumente, die Ludwigs Homosexualität belegen, zu veröffentlichen. Ihm dürfte es also weniger um die Demontage des Königs gegangen sein als vielmehr um die Rehabilitierung seines Stiefvaters vom Vorwurf der Illoyalität gegenüber seinem königlichen Förderer.

Die Deutung der »konträr-sexuellen Veranlagung«, also der Homosexualität, als Ursache von Krankheit, Niedergang und Auslöschung des Einzelnen, von Familien oder ganzen Gesellschaften war – demonstriert zumeist am Beispiel des »hellenischen« Griechenland und der »spätrömischen Verfallszeit« – ein weitverbreiteter Topos, ein Scheinargument, das nicht unwesentlich zur Aufrechterhaltung der juristischen Kriminalisierung homosexueller Handlungen beitrug.

Die Homosexualität als Grund für Scheitern und Tod von Ludwig II. wird uns in einem anderem Diskurs erneut begegnen, wenn auch in einem umgekehrten Deutungszusammenhang, nämlich dem, dass Ludwig an der gesellschaftlichen Ächtung seiner Homosexualität zugrunde ging.

2.6 Ludwigs Lust

In Liertz' »Fallanalyse«, die von der in den 1920er Jahren unzeitgemäßen, weil längst überholten These ausgeht, nach der Ludwigs Sexualität Resultat seiner von Kind an betriebenen, exzessiven Onanie sei, sind die verschiedenen bisher vorgestellten psychiatrischen Theoreme und Bewertungen der Homosexualität als nonkonformes Geschlechterverhalten zusammengefasst:

> Zunächst lehrt die ärztliche Erfahrung aus ähnlichen Krankheitszuständen, daß keine Abirrung des Geschlechtsempfindens in späteren Jahren eintritt, wenn nicht in der Jugend übermäßige Selbstbefriedigung vorhanden war [...]. Wir können mit einer tiefschauenden Frau[8] übereinstimmend behaupten, daß Ludwig, ohne eine Frau oder einen Mann zu benutzen sich durchwegs mit ›jenem dritten‹ behalf, das leider so oft als in der Jugend erlernte Selbstbefriedigung tiefstörend auf die Sinnesart des Menschen einwirkt und ihn zu einem bedauernswerten Geschöpf macht (Liertz 1925, S. 69–70).

Die Onanie wiederum habe dazu geführt, dass Ludwig »ausgesprochen unnatürlich weibischschüchtern [war] [...] wie überhaupt dem weiblichen Teil der Seelenkräfte dadurch Vorschub geleistet wurde« (ebd., S. 70). Ludwig II. habe, so Liertz, eine »überfeinerte Frauenseele« gehabt, worauf er ihn überraschenderweise mit solch deklassierenden Bezeichnungen wie »männliche Kokette« und »Gefallsüchtige« versieht (ebd., S. 76), um damit den Hang zu Prunk und Opulenz in Kleidung, Architektur und Lebensführung als unmännlich zu denunzieren. Diese »wahnsinniglustvolle Zügellosigkeit« habe sich auf die »geschlechtlichen Zügellosigkeiten« übertragen, aufgrund der Weiblichkeit des Königs jedoch »nicht als Betätigung im Sinne der Fortpflanzung« (ebd., S. 79).

Es sei wiederum die Onanie, die den Verfallsprozess eingeleitet habe, in dem das gleichgeschlechtliche Begehren als das »immer Böse« Psychopathien generiert und zum Zusammenbruch führen muss. Das jedermann innewohnende »menschliche Naturempfinden« sei das einzige Regulativ, das sich schließlich gegen das Selbst wende. Liertz stellt daher Ludwigs Tod als naturgesteuerte Selbstauslöschung dar.

> Ludwigs Furcht vor den Menschen entsprang neben der Lebensfeigheit dem abirrenden Geschlechtstrieb, der kein wirkliches Ziel, das Weib, kennend re-

gelwidrig von einem Ziel zum anderen strebte. Dies schuf Unruhe, Angst und die anderen verneinenden Formen eines Geschlechtsgenußersatzes. Das übermäßig betriebene gleichgeschlechtliche Abirren muß fortzeugend immer Böses gebären, vielleicht weil das menschliche Naturempfinden bei diesen Personen sich genau so zum Richter über Fehltritte auswirkt wie bei anderen. Hieraus quollen beim König weiterhin die stete Furcht vor Mordanschlägen, Verfolgungswahngebilde, die ebenfalls stets aus den regelwidrigen Geschlechtstriebregungen als verneinende Form des gleichgeschlechtlichen Genusses derartige Menschen belästigen (ebd., S. 80–81).

Liertz' Fallanalyse Ludwigs II. ist ein moralisierendes sexualpädagogisches Lehrstück, dem offenbar nicht das psychiatrische Bild des Homosexuellen aus der Weimarer Zeit zugrunde liegt. Vielmehr erinnert die Charakterisierung an den Libertin – einen »homosexuellen« de Sade – aus dem 18. und 19. Jahrhundert, den hedonistischen, sinnenlustigen und verschwenderischen Freigeist, der sich bewusst über die sittlichen Normen hinwegsetzt. Schließlich hatten schon Moll und Forel Bezüge zu de Sade – in Gestalt des Sadismus – hergestellt. Vielleicht ist es kein Zufall, dass die von Liertz skizzierte Kasuistik auch eher Züge der von Tissot im späten 18. Jahrhundert eingeleiteten Onaniedebatte trägt. Selbst wenn Ludwig einzelne Charakteristika eines Libertins eigen gewesen sein mögen – für eine Überprüfung fehlt hier der Raum –, kann er insgesamt keineswegs als solcher bezeichnet werden. Dazu blieb er viel zu sehr in der prüden, stickigen Moral des Katholizismus gefangen. Selbstbewusst hat er seine Sexualität gerade nicht gelebt, und genießen konnte er sie, wie sein Tagebuch verrät, ebenfalls nicht – in dieser Hinsicht war er wohl eher ein Anti-Libertin.

Auch nach der Veröffentlichung dieser, im Hinblick auf die Homosexualität Ludwigs deutlichen Arbeiten von Liertz, Grein und Strohmayer wurde das Männerbegehren in den Biografien nur angedeutet oder umschrieben. 1926 erschien beispielsweise die auf ein breites Publikum zielende Biografie von Fritz Linde: *Der Untergang Ludwigs des Zweiten*. In Kenntnis der vorliegenden Veröffentlichungen schreibt Linde:

> Was aber von Ludwigs Trieb unübersteiglich auf der Erde bleibt und nicht in das ›Ideale‹ umgesetzt werden kann, entlädt sich, bald nachweisbar, in verkehrter Lust am gleichen Geschlecht. Es zeugt nicht gerade von seelischem Spürsinn, wenn man Ludwigs zwittrigen, umgesetzten Trieb mit sehr eindeutigen, abgebrauchten Begriffen [gemeint ist Homosexualität] zu fassen sucht (Linde 1926, S. 135).

3. Die Ludwig-Rezeption in der Homosexuellenbewegung

Im Kontext der entstehenden sozialen Bewegungen in der zweiten Hälfte des 19. Jahrhunderts – so der Frauenbewegung(en) und der zionistischen Bewegung – sind auch die Anfänge der Homosexuellenbewegung zu datieren. Alle drei verfolgten ähnliche Strategien im Kampf um ihre Anerkennung: Neben der Selbstorganisation waren Aufklärung, Agitation und Petitionen die Mittel der Wahl, aber auch der Verweis auf gesellschaftlich hoch angesehene Exponenten und Exponentinnen aus Kunst, Wissenschaft, Adel und Politik.[9]

Die Homosexuellenbewegung entstand zunächst als »Ein-Mann-Bewegung«. Karl-Heinrich Ulrichs entwickelte im Alleingang eine Theorie der Erklärung des gleichgeschlechtlichen Begehrens, die er mit Bezug auf den Gott Uranus »Uranismus« nannte: »Urninge«, männerbegehrende Männer, trügen eine weibliche Seele im männlichen Körper, »Urninden«, frauenbegehrende Frauen, eine männliche Seele im weiblichen. Gegenüber den Behauptungen von Kirche, Justiz und Medizin proklamierte Ulrichs, »Uranismus« sei eine naturgegebene, angeborene Eigenschaft, und forderte die gesellschaftliche Anerkennung der Urninge. Sein wichtigstes Ziel war es zunächst, die mit der Reichsgründung 1871 bevorstehende landesweite Einführung des preußischen Strafrechtsparagrafen, der homosexuelle Handlungen zwischen erwachsenen Männern unter Strafe stellte, zu verhindern.

Ludwig II. hatte dem Beitritt Bayerns zum deutschen Kaiserreich zugestimmt und Wilhelm die Kaiserwürde angetragen. Gerade in Bayern waren aber seit 1813 – erstmals in einem deutschen Staat – in Anlehnung an den französischen Code Napoléon homosexuelle Handlungen straffrei (vgl. Herzer 1990).

Es ist eine zufällige Koinzidenz der Ereignisse: Kurz bevor Ulrichs auf dem Deutschen Juristentag am 29. August 1867 in München die Rücknahme der Strafandrohung für »Urninge« im zukünftigen Deutschen Reich forderte, verlieh »der Präsident dem Wunsche Ausdruck, [...] der König von Bayern – es war Ludwig II. – möge recht bald des Glückes der Ehe teilhaftig werden, da sie das höchste Glück des Mannes sei« (Hirschfeld 1898, S. 10–11; Hirschfeld 1914, S. 958).[10] Ulrichs' Rede ging im allgemeinen Tumult unter. Auch sein Versuch der Gründung eines »Urningsbundes«, einer ersten Homosexuellenorganisation, scheiterte, nicht aber die Veröffentlichung seiner zwölf Schriften der *Forschungen über das Räthsel der mannmännlichen Liebe*. In der siebten Schrift, »Memnon«, die 1868 erschien, ist bereits eine erste Liste mit historischen »Urningen« aus dem europäischen Hochadel sowie von kirchlichen Würdenträgern, Schriftstellern und Wissenschaftlern enthalten. Ludwig II. wird zu diesem Zeitpunkt von Ulrichs – ähnlich wie bei den Sexualpathologen – (noch) nicht erwähnt. »Andre Namen, namentlich neuerer Zeit, ziehe ich vor, erst gleichzeitig mit den beizubringenden Belegen zu nennen« (Ulrichs 1994, S. 131). Zweifellos hätte er sich eine Anklage wegen Verleumdung oder Majestätsbeleidigung eingehandelt, hätte er den Namen Ludwigs II. genannt.

Ins freiwillige Exil gegangen, schrieb Ulrichs 1887, ein Jahr nach dem Tod von Ludwig II., den lateinisch abgefassten Gedichtband *Cypressenzweige auf König Ludwigs Grab* (vgl. Setz 1998, S. 145–147), wovon er ein Exemplar als Geschenk an die »Königlich öffentliche Bibliothek« in München mit dem Vermerk »zunächst fürs Lesezimmer« schickte.

3.1 Ein Berühmter von uns

Ulrichs' medizinisch-naturwissenschaftlich begründete Urningstheorie wurde gerade wegen ihrer emanzipatorischen Zielsetzung bereits vor dessen Tod 1895 von anderen weitergeführt. Ab 1893 nahm der Leipziger Verleger Max Spohr die *Bücher für das »dritte Geschlecht«* in sein Verlagsprogramm auf.[11] Den Auftakt bildet die fulminante Aufklärungsschrift des Klagenfurters Otto de Joux *Die Enterbten des Liebesglücks*, die den Beginn der sich in den Folgejahren formierenden Homosexuellenbewegung in Deutschland markiert (vgl. Joux 1893).[12] Dessen Anliegen war es, ein Gegenkonzept zu dem sich gerade entwickelnden sexualpathologischen Blick auf homosexuelle Frauen und Männer vorzulegen. Das Buch beruht auf eigenen jahrelangen Forschungen und enthält historische Exkurse, biografische Skizzen, sozialpsychologische Mitteilungen und Beobachtungen sowie theoretische Erklärungs- und Deutungsansätze. Ludwig II. wird mehrfach erwähnt. Schon im einleitenden Kapitel beschreibt de Joux den »unglücklichen König Ludwig II.« als einzigen und somit exemplarischen Repräsentanten der Gattung derer, die eine »zwitterhafte oder ganzweibliche Seele« haben. Als weibliches Gegenstück, als Frau mit männlichem Intellekt, »die sich ungeachtet ihres Geschlechts immer nur als Mann fühlt«,[13] nennt er »die berühmte Tochter Gustav Adolphs, die Schwedenkönigin Christine« (Joux 1893, S. 143). In einem eigenen Kapitel (XIII) geht de Joux auf die Werke urnischer Zeitgenossen – Kleist, Grillparzer, Lenau, Platen, Wilbrandt, Mosenthal etc. – ein und widmet auch Ludwig II. einige Seiten (vgl. ebd., S. 138–141). Am Briefwechsel mit Richard Wagner sei abzulesen, zu »welch' heiliger, himmlischer Liebe Urninge fähig sind« (ebd., S. 140). Die hervorstechendsten Eigenschaften Ludwigs sind in de Joux' Beschreibung dessen Menschenscheu und Zurückgezogenheit, der hochgebildete Geist und die Künstlernatur, allesamt Charakteristika Homosexueller. »Unter den edelsten dieser Sonderlinge nimmt unstreitig der unglückliche Bayernkönig Ludwig II. eine erste Stelle ein« (ebd., S. 138). Der habe sein Leben lang versucht, sein »übergoldetes Urningelend« zu bezwingen. »Erst als ihn die Nacht des Wahnsinns zu überschatten anfing, loderte das Feuer sinnlicher Leidenschaft hoch auf« (ebd., S. 141).

Dass Ludwig in dieser Zeit bereits als Identifikationsfigur für so genannte Urninge diente, geht aus einer Zuschrift hervor, die de Joux wiedergibt. Während die »Dutzendmenschen« – wie er die heterosexuelle Mehrheit bezeichnet – von Ludwigs Männerbegehren angeblich nichts wussten, hätten ihn »nur die armen Seelenzwitter begriffen [...]; sie litten mit ihm, aber schwiegen« (ebd., S. 139–140). Einer davon, dessen Zuschrift de Joux wörtlich zitiert, hängte sich zwei Abbildungen übers Bett:

> Das eine stellt den Menschensohn im letzten Todeskampfe dar, darunter die Worte ›Es ist vollbracht‹, das andere den unglücklichen Bayernkönig, für den wohl das selbe gelten darf [...] Hier gibt es nichts Zweifelhaftes mehr, hier schwindet mein Elend, wie ein Gewölk vor der sieghaft durchbrechenden Frühlingssonne (ebd., S. 140).

Jesus und Ludwig II. waren für den Briefschreiber zwei Schmerzensmänner, sie fielen in eins. Die offenbar wichtigsten Voraussetzungen für Ludwigs identifikatorische Funktion waren neben dem Männerbegehren seine vermutlichen Leiden, mehr aber noch sein tragischer Tod. Ludwigs Schicksal, so hoffte de Joux, »wird von allen fühlenden Menschen in Ehren gehalten werden; seine Geschichte wird die edelsten Augen mit Thränen füllen und seine Leiden werden nicht nur Urningsherzen rühren« (ebd., S. 141).

Drei Jahre später erschienen in diesem Kontext zwei weitere Arbeiten, in denen Ludwig II. namentlich genannt wird. Der junge Arzt Magnus Hirschfeld veröffentlichte 1896 die kleine Kampfschrift *Sappho und Sokrates* unter dem Pseudonym »Th. Ramien« ebenfalls im Leipziger Max Spohr Verlag. Auch er nutzt den »jüngst veröffentlichten« »Liebesbriefwechsel« Wagners »mit dem unglücklichen homosexuellen Romantiker Ludwig II.« (Ramien 1896, S. 25) im Kontext der Homosexuellenbewegung.

Weit ausführlicher beschäftigt sich Ludwig Frey in der zeitgleich im selben Verlag erschienenen umfassenden Arbeit *Der Eros und die Kunst. Ethische Studien* mit der »homosexuellen« Biografie Ludwigs II., der er ein eigenes 15-seitiges Kapitel widmet.[14] Ludwig Frey ist zwar nicht der Erste, der den »Versuch einer emanzipativen Kulturgeschichte« (Keilson-Lauritz 1997, S. 279f.) unternimmt, reiht aber als Erster Ludwig II. in diesen Kanon ein.

Frey lehnt sich dabei an das Bild an, das Ulrichs vom Urning gezeichnet hatte, und beschreibt Ludwig mit weiblichen Attributen. Auch erwähnt er dessen »Wahnsinn« unumwunden, wenn auch mit dem Hinweis: »Nicht als ob das Urningtum in ihm daran schuld gewesen wäre« (Frey 1896, S. 327). Doch das ist nicht Freys wichtigstes Anliegen; ihm ging es vielmehr um einen toleranteren Umgang mit Homosexuellen. Er argumentiert ähnlich wie de Joux, dass Ludwigs Männerbegehren zunächst unbekannt gewesen sei.

Niemand außer jener Menschenklasse, den Urningen, hatte eine Ahnung davon, dass er, den man als Seladon[15] in den Netzen der Sängerin schmachtend wähnte, mit den Söhnen seines Volkes, des Volkes aus den unteren Schichten, die Wonnen seines königlichen Daseins teilte. Ein Ritt durch den Wald, begleitet von einem Burschen in strammsitzender weißer Lederhose, die Jockeymütze über dem straffen Haar, ein blühendes, energisches Gesicht der Morgenluft darbietend, in naiv heiterm Gespräch des Gebieters Herz erfrischend, wie dies bloß das Naturkind, eben der Sohn des Volkes vermag – das war es, was den Höhepunkt der königlichen Wonnen bildete (ebd., S. 321).

Aber auch als die schwärmerische Beziehung zu Richard Wagner und die späteren, über das Maß gewöhnlicher Freundschaften hinausgehenden Verhältnisse mit verschiedenen Männern aus unteren sozialen Schichten das Gerücht zur Gewissheit werden ließen, sei dies kein Grund gewesen, ihn zu verachten.

> Ja, sogar seinen nicht immer platonischen Verkehr mit Dienern, Stallknechten und Soldaten, der immer ausgedehnter und im Lande mehr und mehr bekannt wurde, sah man mit unerhörter Geduld mit an. Nicht nur die Naturgenossen [Homosexuellen], das ganze Volk innerhalb und außerhalb Bayerns wusste, dass dieser König ein Urning war: niemand schalt ihn darob, niemand hielt ihn für ›unsittlich‹, niemand für ›unnatürlich‹ (ebd., S. 326).

Dieser Form des Umgangs, der liebevollen Anerkennung des »urnischen« Königs Ludwig, dürfte in der Realität wohl ein breiteres und nicht nur positives Spektrum an Emotionen und Einstellungen der Bayern entsprochen haben. Und obwohl Ludwigs Männerbegehren, wie mehrfach gezeigt wurde, keineswegs unbekannt blieb, war es nie – wie hier behauptet – Gegenstand einer öffentlichen Diskussion; die sollte ja gerade vermieden werden. Dass er dennoch aufgrund seiner Vorliebe für Männer Zielscheibe von Spott und Hohn war, belegen die verschiedenen Zitate aus privaten, höfischen, politischen und nicht zuletzt wissenschaftlich-medizinischen Kontexten zur Genüge. Frey ging es wohl vielmehr darum aufzuzeigen, dass die soziale Ächtung und juristische Ahndung des Männerbegehrens an die gesellschaftliche Stellung geknüpft war. Seine Forderung nach entsprechender Gleichbehandlung aller inspirierte ihn dann auch zu dieser erfrischend freimütigen biografischen Skizze Ludwigs:

> Die Beurteilung, welche jener königliche Urning erfuhr und noch erfährt beim nämlichen Volk, das sich in Verwünschungen und Schmähungen ergeht, so oft ein gewöhnlicher Sterblicher als Urning ›entlarvt‹ wird, war nicht nur eine nachsichtige, sondern eine liebevolle. Möge sie in Zukunft gegen alle Urninge wenigstens eine gerechte sein (ebd., S. 328–329).

In der sich anschließenden Ludwig-Rezeption in der Homosexuellenbewegung, die in ihren verschiedenen Strömungen sehr unterschiedlich ausfällt, wurde immer wieder auf einzelne Elemente von Freys Darstellung zurückgegriffen.

3.2 Ludwig als »Anderer«

Ein Jahr nach den Veröffentlichungen Hirschfelds und Freys wurde 1897 das Wissenschaftlich-humanitäre Komitee (WhK) als erste Homosexuellenorganisation gegründet. 1898 verfasste das WhK eine Petition an die gesetzgebenden Körperschaften des Deutschen Reiches zur Streichung des §175 Reichsstrafgesetzbuch (RStGB), die an viele Künstler, Politiker und Wissenschaftler mit der Bitte um Unterzeichnung verschickt wurde. In der von Magnus Hirschfeld entworfenen handschriftlichen Fassung wurde – wie bei Ulrichs – Bezug auf die »berühmten« Homosexuellen genommen. Die Liste der Namen von »Männern und Frauen von höchster geistiger Bedeutung, [die] zweifellos in diesem Sinne empfunden haben« (Schwules Museum 1997, S. 34), sollte Unterzeichner zur Unterschrift bewegen und Gesetzgeber beeindrucken. Freilich lässt sich die Thematisierung der Homosexualität der »berühmten« Homosexuellen weder im WhK noch in der Gemeinschaft der Eigenen, die ich noch vorstellen werde, auf diesen Zweck reduzieren. Sie diente – wie bereits angedeutet – gleichzeitig der Schaffung positiver Identifikationsfiguren, der Hebung des Selbstwertgefühls und im eugenischen Diskurs als Beleg für den »Wert« der Homosexuellen für die Gesellschaft. Zunächst nannte Hirschfeld in der handschriftlichen Fassung der Petition

> Sophokles, Euripides, Alex. der Große, Sokrates, Julius César, Michelangelo, Vergil, Shakespeare, Byron, Molière, J. J. Winckelmann, Graf Platen, Wilbrand, König Ludwig II, Friedrich der II der Große von Preußen, Prinz Eugen v. Savoyen, Karl der XII von Schweden und viele andere, [die] auf der Homosexuellenliste stehen (Hirschfeld 1930, S. 656; Schwules Museum 1997, S. 34).

Interessant ist jedoch, dass der Name »Ludwig II« im handschriftlichen Manuskript durchgestrichen ist. Möglicherweise war das psychische Leiden Ludwigs Grund dafür; vielleicht fand es Hirschfeld auch einfach zu heikel, ihn außerhalb der sexualwissenschaftlichen Diskussion als Homosexuellen zu nennen. In der ersten veröffentlichten Druckfassung (vgl. Wissenschaftlich-humanitäres Komitee 1899, S. 239–241) wurden jedenfalls keinerlei Namen »historischer Homosexueller« genannt.

3.3 Beispielhafte Weiblichkeit

Hirschfeld hatte sich bereits 1897 in einem Aufsatz mit dem Schicksal von Ludwig II. beschäftigt. Dessen ehemalige Verlobte, Sophie Charlotte in Bayern, heiratete drei Jahre nach Ludwigs Entlobung den Sohn des Exkönigs von Frankreich, Louis Philipp Herzog von Alençon. Sie kam bei einem Basarbrand in Paris 1897 ums Leben. Das nahm Magnus Hirschfeld zum Anlass, einen längeren Artikel über seine Interpretation der gescheiterten Verbindung zu veröffentlichen. Er beschreibt darin die Entlobung als »That eines Ehrenmannes« (Hirschfeld 1897, S. 417). Es ist der einzige längere Text Hirschfelds über Ludwig II.:

> Was Ludwig für sie fühlte, war niemals Liebe gewesen [...]. Die Natur hat es ihm versagt, ein Weib so zu lieben, wie es ein Mann lieben muss, denn seine Seele war so wenig männlich, wie seine zarte Schönheit männlich war [...]. Schon als Kind schüchtern und still, fand er an Leibesübungen wenig Gefallen, sein ganzes Wesen war erfüllt von einem Sehnen nach dem Schönen, der Sinn für das Militärische war in ihm nicht entwickelt, Hofgesellschaften mied er, man sah ihn nicht an der Spitze der Truppen, und dem Zuruf der Menge wich er fast ängstlich aus [...]. Was hätte er wohl darum gegeben, wenn er Sophie Charlotte so hätte lieben können, wie er Richard Wagner liebte [...]. Fassen wir alles zusammen, so tritt uns in Ludwig dem Zweiten von Bayern das Urbild eines ›Uranide superior‹ entgegen (Hirschfeld 1897, S. 417–418).

Die Biografie von Ludwig II. wurde in dieser Beschreibung zur prototypischen Biografie Homosexueller, bei denen sich immer Zeichen von Weiblichkeit nachweisen ließen. Dazu übernahm Hirschfeld die gesamte »weibliche« Attribution Ludwigs bis hin zur Wortwahl der biografischen Skizze von Frey (1896, S. 326). Ludwig bekam dementsprechend eine typisch »urnische« Kindheit, etwa die Mädchen zugeschriebenen Eigenschaften »still« und »schüchtern«, im Unterschied zu wild und draufgängerisch, die als jungentypisch galten. Darüber hinaus seien sein Hang zum Schönen und seine Abneigung gegen so genannte männliche Beschäftigungen, besonders der fehlende »Sinn für das Militärische«, Eigenschaften Homosexueller. Die vermeintliche Weiblichkeit Ludwigs und somit der Homosexuellen erfährt bei Hirschfeld keine Abwertung, wie etwa in der Anthropologie, der Psychiatrie oder dem virilen Flügel der Homosexuellenbewegung, sondern wird, wie noch zu zeigen ist, in Anlehnung an Ulrichs durchaus positiv bewertet. Und anders als in der sexualwissenschaftlich-psychiatrischen Deutungsweise, in der die Homosexualität Ludwigs (zumeist) an die psychische Erkrankung gekoppelt wurde, bleibt diese – wie bereits erwähnt – im Kontext der Homosexuellenbewegung nicht zufällig ausgespart.

Die explizite Leugnung jeglichen Konnexes zwischen Homosexualität und Geisteskrankheit(en) findet sich noch in der 1931 erschienenen Studie des Kommunisten und Sekretärs des Wissenschaftlich-humanitären Komitees Richard Linsert mit dem Titel *Kabale und Liebe*. Dabei handelt es sich um einen geschichtlich übergreifenden Versuch, »das Geschlechtliche [als] das ewig Imponderabile im politischen Leben« (Linsert 1931, S. 4) darzustellen. Ludwig II. wird von Linsert als Repräsentant der verkommenen herrschenden Klasse des deutschen Hochadels anhand von überlieferten Fakten und kolportierten Meinungen horrifiziert. Der Abschnitt beginnt mit folgenden Sätzen:

> Eines der grauenhaftesten Beispiele von Geisteskrankheit, die mit einer Triebabweichung vergesellschaftet war, bietet die Lebensgeschichte Ludwigs II von Bayern. Man muss auf sie etwas ausführlicher eingehen, weil es tatsächlich Menschen gegeben hat, die seine Homosexualität entweder als Ursache oder als Folge der Paranoia betrachtet haben. In Wirklichkeit hat beides miteinander gar nichts zu tun (ebd., S. 277).

Doch zurück zu Hirschfelds Lesart, der Ludwig einen »Uranide superieur«, einen herausragenden Homosexuellen, nennt. Das ist ein für ihn ungewöhnlicher Begriff, mit dem er wohl die Nobilität der königlichen Geburt wie die des homosexuellen »Ehrenmannes« (wegen der Auflösung der Verlobung mit Sophie Charlotte) betonen möchte. Ludwig II. wird deshalb in späteren Arbeiten Hirschfelds häufig als Beispiel eines vorbildlich handelnden Homosexuellen erwähnt (vgl. Hirschfeld 1901b, S. 48; Hirschfeld 1914, S. 407).

3.4 Bildsprache

Vom Wissenschaftlich-humanitären Komitee wurde seit 1899 eine erste wissenschaftliche Zeitschrift über Homosexualität und verwandte Erscheinungen herausgegeben: das *Jahrbuch für sexuelle Zwischenstufen*. Bereits im ersten Jahrgang findet sich ein Aufsatz von Hirschfeld mit dem Titel »Die objektive Diagnose der Homosexualität«. Darin stellt er ein diagnostisches Instrument vor, einen Fragebogen, der 85 Fragen zur Abstammung, zur Kindheit, zum gegenwärtigen Zustand und Geschlechtstrieb umfasst, eben jenen für Homosexuelle vermeintlich typischen biografischen Eigenschaften, die Hirschfeld für Ludwig bereits beschrieben hatte. Frage 42 im Fragenkomplex zum gegenwärtigen Zustand lautet:

> Wie ist der Gesichtstypus? Lehnt er sich mehr an das andere Geschlecht an? (es ist schwer, einen Typus in Worten zu beschreiben; am augenfälligsten tritt der frauenhafte Gesichtsausdruck der Urninge und der männliche der Urninden auf Bildern und im Schlaf hervor. Einsendung einer Photographie wäre sehr erwünscht, sonst empfiehlt sich Hinweis auf allgemein bekannte Typen z.B. Typus ›Clara Ziegler‹, Typus ›Ludwig der II. von Bayern‹ etc.) (Hirschfeld 1899, S. 30).

Wie bereits dargestellt, verkörperte Ludwig II. für Hirschfeld den Prototyp des femininen homosexuellen Mannes. Seinem starken Interesse an physiognomischen Visualisierungen kam dabei die große Verbreitung und Bekanntheit von Fotografien Ludwigs, insbesondere der Jugendbildnisse, zugute. Ludwig scheint also – trotz der berichteten Eigentümlichkeiten – eine so starke identifikatorische Wirkung für Homosexuelle besessen zu haben, dass er als Kodename fungieren konnte, vielleicht sogar stilbildend wirkte. Clara Ziegler war übrigens eine stattliche Schauspielerin, die in einer Privatvorstellung für Ludwig die Iphigenie spielte und als lesbisch galt.[16]

Im *Jahrbuch für sexuelle Zwischenstufen* wurden nicht nur wissenschaftliche Beiträge publiziert, sondern auch relevante Zeitungsmeldungen, Briefe und Buchbesprechungen. Hier finden sich Nachdrucke des Briefwechsels zwischen dem Bayernkönig und Richard Wagner, auch die bereits zitierten Zeitungsberichte aus der *Vossischen Zeitung* von 1886 sowie Besprechungen neu erschienener Bücher, Aufsätze und Berichte über Ludwig II. Allein für 1901 gibt es im Jahrbuch 16 Erwähnungen seines Namens (vgl. Dobler 2004) – ein weiterer Beleg für seine Instrumentalisierung als »einer von uns«.

Magnus Hirschfeld entwickelte, ausgehend von Ulrichs, die so genannte Zwischenstufentheorie, nach der jeder Mensch Eigenschaften beider Geschlechter in unterschiedlicher Zahl und verschieden starkem Ausmaß in sich vereine. Homosexuelle, Transvestiten, Androgyne und Hermaphroditen seien lediglich prominente Beispiele dieser Geschlechtermischungen. Zur Visualisierung dieser Theorie, mit der Hirschfeld versuchte, geschlechtlich und/oder sexuell »Abweichende« in die Geschlechternormalität zu reintegrieren, veröffentlichte er 1905 den Band *Geschlechtsübergänge*, mit dem er die Fotografie in die Sexualwissenschaft einführte. Darin finden sich zahlreiche Bildbeispiele so genannter physischer und psychischer Geschlechtermischungen. Im Kapitel »Übergänge in der Motilität«, das heißt der Bewegungsabläufe und der Gestik, schreibt Hirschfeld:

Schon im Altertum moquierte man sich über die drehenden, trippelnden, graziös schwebenden Bewegungen weiblicher Männer und das gravitätische Einherschreiten männlicher Frauen. In der Tat verrät oft nichts so deutlich das feminine oder virile Empfindungsleben, wie [...] Bewegungen und Gesten, die unwillkürliche Haltung des Kopfes und der Hände, die Art, die Hände zu geben und die Füße zu setzen. Als Beispiel gebe ich zuvörderst 4 Bildnisse des unglücklichen Bayernkönigs Ludwig II. aus der Zeit seiner Thronbesteigung, in denen unverkennbar die feminine Natur des Königs zum Ausdruck kommt (Hirschfeld 1904, S. 83f.; Hirschfeld 1905, Tafel XX, XXI, XXII).

Hatte sich Hirschfeld im Fragebogen auf die allgemein bekannten Fotos Ludwigs bezogen, verwendete er sie nun als Emblem für eine Form der Mischgeschlechtlichkeit. Die soeben zitierten »weiblichen« Bewegungen und Gesten des Bayernkönigs wurden im psychiatrischen Gutachten Guddens und seiner Kollegen hingegen als Zeichen einer fortschreitenden Paranoia gedeutet. Über diese ungewöhnlichen Bewegungen existieren nur vom Dienstpersonal kolportiere Berichte – Ludwig II. wurde von seinen Gutachtern nicht untersucht oder persönlich beobachtet:

> Über die *motorischen* Erregungen seiner Majestät liegen folgende Äußerungen vor. Seine Majestät seien nicht selten aufgeregt, machten sonderbare tanzende und hüpfende Bewegungen, führen stoßend und ziehend mit den Händen in die Kopf- und Barthaare, stellten Allerhöchst-Sich nicht selten vor den Spiegel, mit verschränkten Armen und das Gesicht verziehend [...]. Stundenlang dauernde Wutausbrüche, die sich im Herumtoben im Zimmer, in einer tanzenden, wiegenden Bewegung, Schütteln der Hände in den Handgelenken äußerten, traten ein, auch ruhig sinnend auf einem Fleck stehend, konnten seine Majestät stundenlang mit einer Haarlocke spielen oder das Haar mit dem Kamm in Unordnung bringen [...]. Der Eindruck des Krankhaften derselben war für den mitunterzeichnenden Obermedizinalrath v. Gudden ein sofort durchschlagender (Gudden 1925, S. 144).

Nicht unerwähnt bleiben soll die von Hirschfeld getroffene Auswahl der Fotos. Während zwei davon ursprünglich, das heißt vom Hoffotografen Josef Albert, rechteckig publiziert worden waren, präsentierte sie Hirschfeld im ecken- und kantenlosen Oval, offensichtlich um die feminine Weichheit des Abgebildeten zu betonen. In der *Geschlechtskunde* von 1930 findet sich die Zusammenstellung derselben Bilder, nun sogar durchgehend im Ovalformat:

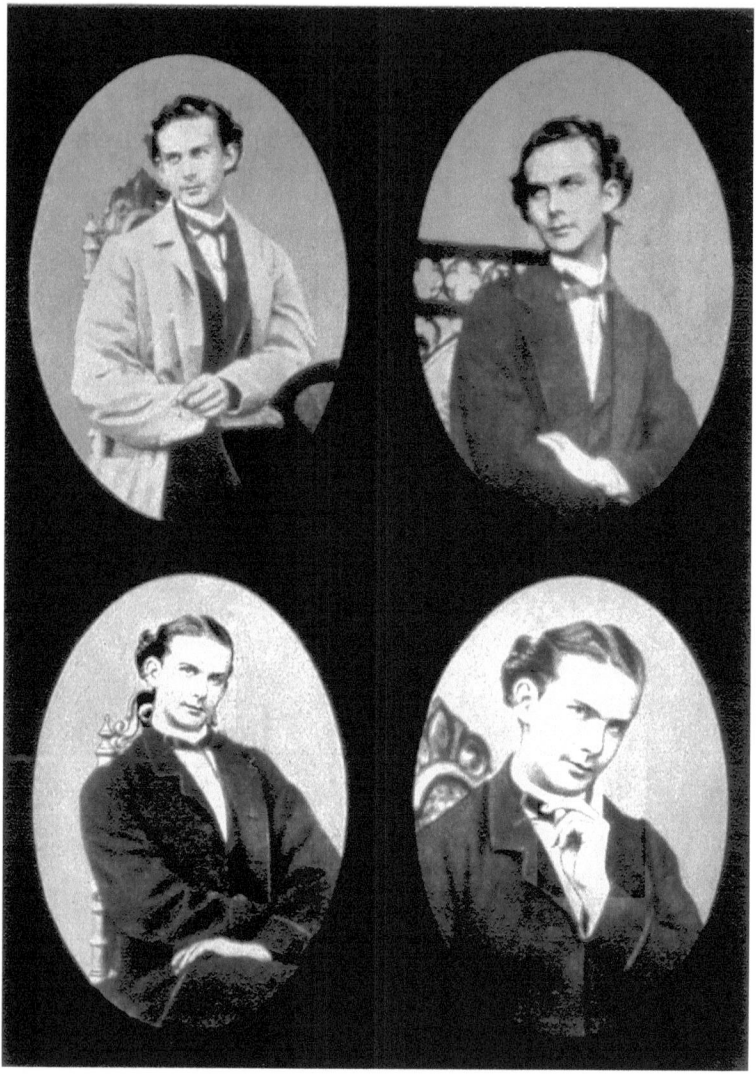

Abb. 2: Bildunterschrift im Original »Weibliche Gestik und Mimik beim Manne (König Ludwig II. von Bayern, 1845–1886)« – Magnus Hirschfelds feminisierende Zurichtung und Interpretation der Ludwigfotos in seiner »Geschlechtskunde« (1926)

Und weil zu Hirschfelds Vorstellungen vom homosexuellen Mann der fehlende »Sinn für das Militärische« gehört, wählte er ausschließlich Fotos, auf denen Ludwig, der sich gern in seinen verschiedenen Uniformen präsentierte, Zivil trug.

Eine erste Kurzbiografie, in der Ludwig mit einigen der ihm von Hirschfeld zugeschriebenen Attributen als effeminierter, schwärmerisch-schöngeistiger Homosexueller porträtiert wurde, erschien 1903 (vgl. Eppendorfer 1992, S. 130–183).[17] Der Autor, Hanns Fuchs, nennt den König einen »Homosexuellen« (ebd., S. 140) mit einer »durchaus femininen Gefühlslage« (ebd., S. 182). »Es ist bekannt, dass viele Homosexuelle – meistens solche, die sehr effeminiert sind – die Vorliebe des Königs für Soldaten, Reitknechte usw. teilen« (ebd., S. 183). Obwohl das skizzierte Bild von Ludwig II. einige Attribute des Hirschfeldschen Homosexuellen aufweist, gehört Hanns Fuchs eher ins Umfeld der Autoren der Homosexuellenzeitschrift *Der Eigene* (vgl. Keilson-Lauritz 1997, S. 66).

Interessant sind weiterhin zwei Illustrationen in Fuchs' Band, wobei nicht zu eruieren war, ob die Abbildungen im Textteil der ersten Auflage von 1903 bereits vorhanden waren oder erst nachträglich in die Fassung von 1992 aufgenommen wurden. Sie zeigen auf einer Doppelseite in der bereits beschriebenen Geschlechterkonnotation links ein Jugendbildnis von Ludwig II. in Zivil im Ovalformat und ein Altersbildnis Richard Wagners rechts im Rechteckformat (vgl. ebd., S. 152–153). Hanns Fuchs' biografische Skizze ist neben denen von Otto de Joux und Ludwig Frey die einzige frühe Arbeit im Kontext der Homosexuellenbewegung, in der, wenn auch nur beiläufig, erwähnt wurde, »dass der Geist des kunstsinnigen Königs in den letzten Lebensjahren von Wahnsinn umnachtet war« (Eppendorfer 1992, S. 182).

1919 drehte Richard Oswald den ersten Aufklärungsfilm über Homosexualität; Magnus Hirschfeld wirkte als Berater mit und spielt die tragende Rolle des Sexualwissenschaftlers (vgl. Steakley 1996). In diesem Film gab es eine im überlieferten Fragment leider nicht enthaltene Szene, in der ein Zug »berühmter Homosexueller« symbolisch unter dem Damoklesschwert des §175 hindurchdefilierte. Auch Ludwig II. befindet sich darunter. Besonders diese Stelle war noch 1920 Anlass dafür, dass der Film unter die Zensur fiel, was belegt, dass es auch in der Weimarer Zeit nicht ohne Brisanz war, historische Persönlichkeiten in der Öffentlichkeit als homosexuell zu bezeichnen, und sei es mit emanzipatorischen Absichten. In der Begründung der Oberprüfstelle, *Anders als die Andern* mit der Zensur zu belegen, heißt es etwas umständlich:

> Die romanähnliche Handlung ist ferner mit Bildfolgen durchsetzt, in denen historisch gewordene Persönlichkeiten aus dem Mittelalter bis auf die Jetztzeit – deutlich erkennbar ist nur die Gestalt des Königs Ludwig von Bayern – in langem Zuge vorüberwandern; aus dem Zusammenhange ergibt sich, daß nach Ansicht des Verfassers diese Persönlichkeiten gleichgeschlechtliche Neigungen empfanden, und nach dem Willen des Verfassers soll dieser Zug einen Leidenszug solcher gleichgeschlechtlich veranlagter Menschen darstellen, die durch die Strafbestimmung der deutschen Gesetze verfolgt und gepeinigt wurden (Bulcke 1920, S. 116).

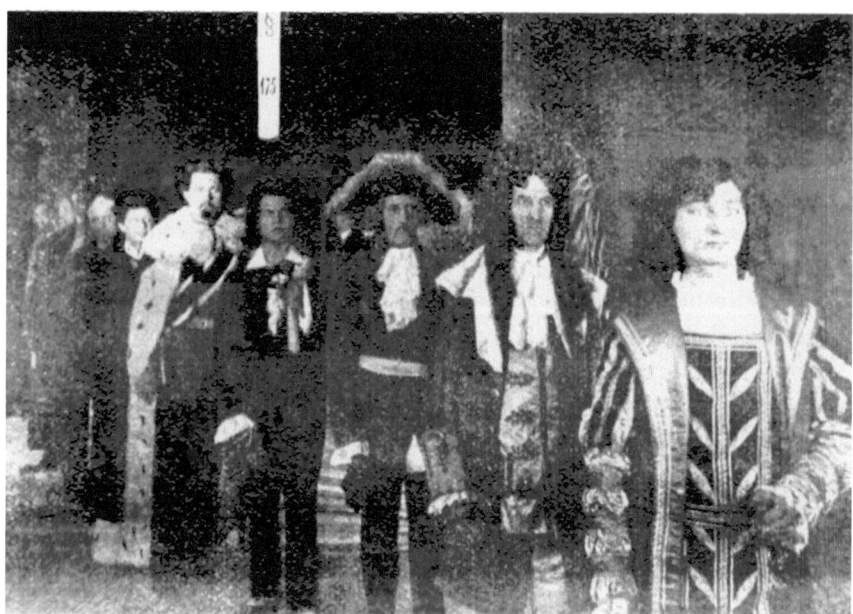

Abb. 3: Nur als Filmstill überlieferte Szene aus dem Aufklärungsfilm »Anders als die Andern«, Richard Oswald 1919 (Ludwig II. ist der Fünfte von rechts)

In den verschiedenen neu erscheinenden Homosexuellenzeitschriften der 20er Jahre wurde Ludwig II. zwar nur selten erwähnt (vgl. M. H. D. 1921; Radszuweit 1929). Dass es aber selbst dann noch heikel werden konnte, belegt folgendes Beispiel: 1928 findet sich in einer Homosexuellenzeitschrift, dem Publikationsorgan des »Bundes für Menschenrecht« ein Beitrag vom Herausgeber Friedrich Radszuweit. Er moniert, dass sich die sozialdemokratische Berliner Stadträtin für Jugend, K. Weyl, berufen fühlte,

> nicht nur das Königtum, sondern die Könige selbst in Schutz zu nehmen. Die Stadträtin Weyl rümpft die Nase über die *Blätter für Menschenrecht*, sowie das *Freundschaftsblatt*, weil sich diese erdreisten, über die sexuelle Veranlagung zweier Könige, und zwar des Königs Ludwig II. von Bayern und König Friedrich II. von Preußen wissenschaftlich aufklärende Artikel zu veröffentlichen (Radszuweit 1928, Titelseite).

Radszuweit, der besonders dadurch brüskiert ist, dass sich gerade eine Sozialdemokratin zur Hüterin des »Ansehens« der Monarchen aufschwingt, mutmaßt, dass damit versucht würde, die Homosexuellenzeitschriften auf die »Liste für Schund und Schmutz« zu bringen, d. h. sie verbieten zu lassen. Und tatsächlich wurden in der Folge einige Nummern staatsanwaltlich beanstandet.

Im Übrigen ging auch Magnus Hirschfeld – wie Wilhelm Strohmayer – vom Angeborensein der Homosexualität aus. Er konstruierte daraus jedoch keine Szenarien eines kulturellen Verfalls oder einer genealogischen Schuldzuweisung, sondern begriff sie als »natürliche« Anlage, deren Träger zu Unrecht bestraft würden. Seiner Entpathologisierungs- und Entkriminalisierungsstrategie der Homosexualität unterliegt jenes Natürlichkeitsverständnis. In seinem sexualwissenschaftlichen Opus magnum, der *Geschlechtskunde*, findet sich im »Bildteil«, bezeichnenderweise im Kapitel »XIX. Vererbungsgesetze«, eine aufschlussreiche Bilderkomposition. Auf einer Seite zeigt sie oben Friedrich von Preußen mit seinem jüngeren Bruder Heinrich und direkt darunter in der Bildmitte Marie von Preußen mit ihren Söhnen Ludwig und Otto links und rechts, beide in »preußisch« aufrechter Haltung und in sparsamstem Interieur. In der Vertikalen sind die jeweils älteren Brüder, der Bayernkönig Ludwig und der Preußenkönig Friedrich, sowie die jüngeren Prinzen Otto und Heinrich einander direkt zugeordnet. Es steht außer Frage: Dieser Zusammenstellung unterliegt der Vererbungsgedanke der Homosexualität – sie entspricht den ansonsten abstrakt dargestellten Vererbungsschemata –, auch wenn Hirschfeld die Komposition nicht weiter erklärt.

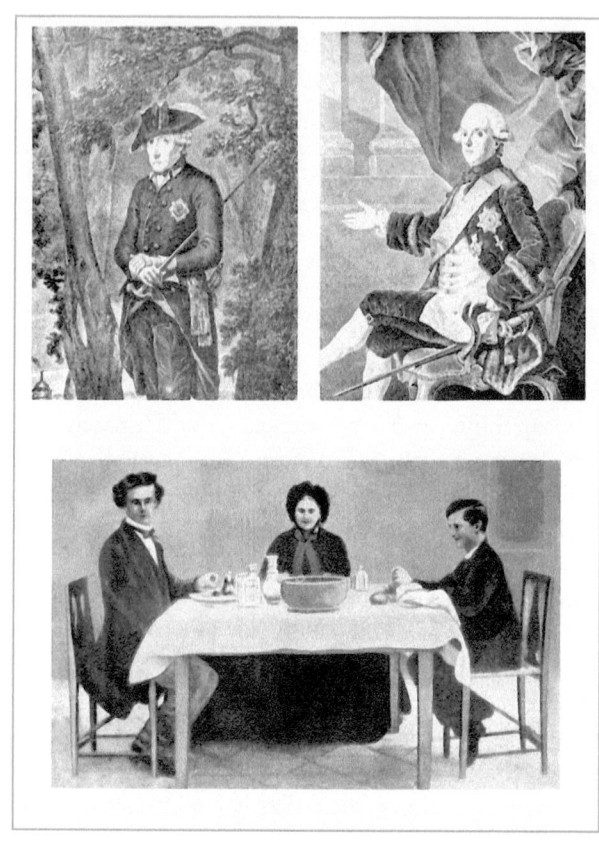

Abb. 4: Bildunterschriften zu den obigen Abbildungen im Original »Die intersexuellen Brüder Fritz und Heinrich von Hohenzollern«; und der unteren Abbildung »Die abnormal veranlagten Brüder Ludwig und Otto von Wittelsbach mit ihrer Mutter« – Magnus Hirschfelds Bildkomposition aus der »Geschlechtskunde«, der die Annahme der Erblichkeit der Homosexualität unterliegt

Insgesamt trägt Magnus Hirschfelds Beschäftigung mit Ludwig II. deutlich affirmative Züge. Zunächst reiht er ihn in den Kanon berühmter Homosexueller ein und erklärt ihn aufgrund seiner Entlobung zu einem vorbildlichen Homosexuellen. Im Kontext seiner Theoriebildung passte er Ludwig als Prototyp in sein medizinisch-anthropologisches Konzept der Homosexualität ein – nach dem homosexuelle Männer einen körperlichen und/oder psychischen Habitus aufweisen, der mehr oder wenig weiblich ist – und verwendete dessen Fotografien sogar emblematisch. Die positive Einverleibung in den Homosexualitätsdiskurs geht einher mit Umdeutungen und Ausblendungen, von denen die der psychischen Auffälligkeiten wohl die wichtigste ist; aber auch alle als männlich geltenden Eigenschaften Ludwigs bleiben in diesem Instrumentalisierungszusammenhang unerwähnt.

3.5 Ludwig als »Eigener«

Wenige Jahre nach der Gründung des Wissenschaftlich-humanitären Komitees 1897 formierte sich 1903 die »Gemeinschaft der Eigenen« aus dem Abonnentenkreis der von Adolf Brand herausgegebenen Zeitschrift *Der Eigene*. Damit entstand eine sich inhaltlich vom WhK unterscheidende Gruppierung der Homosexuellenbewegung. Die »Gemeinschaft der Eigenen« orientierte sich an der Tradition »männlicher Kultur« und setzte sich vor allem vom Bild des homosexuellen Mannes ab, wie es von Hirschfeld und dem Wissenschaftlich-humanitären Komitee vertreten wurde. Dennoch verfolgten beide Organisationen auch ein gleiches Ziel: die Abschaffung der Bestrafung gleichgeschlechtlicher sexueller Handlungen zwischen Männern. Adolf Brand, der Initiator dieses Kreises, gab seit 1896 die Zeitschrift *Der Eigene* heraus, die ab 1903 den programmatischen Untertitel »Ein Blatt für männliche Kultur, Kunst und Literatur« führte. Während das Männerbegehren in Hirschfelds Jahrbuch mit »Uranismus«, »Homosexuelle«, »Zwischenstufen« oder »Drittes Geschlecht« bezeichnet wurde, sprachen die Autoren von *Der Eigene* von »Lieblingminne«, »Freundesliebe«, »physiologische Freundschaft«, »pädagogischer Eros« oder »männliche Kultur« (Keilson-Lauritz 1997, S. 143–144); während die Aufsätze in Hirschfelds Jahrbüchern dem wissenschaftlichen Genre zuzuordnen sind, wurden in

Der Eigene fiktionale, ästhetische, politisch-polemische Texte, viele Gedichte und einige Lieder veröffentlicht (vgl. ebd., S. 146–147).

Aus dem weiteren Umfeld des *Eigenen* haben sich zwei Autoren mit König Ludwig II. von Bayern beschäftigt: Der Maler und Dichter Elisar von Kupffer und Hans Asbeck.[18] Kupffers poetische Annäherungen erschienen 1900 in dessen Band *Lieblingminne und Freundesliebe in der Weltliteratur* sowie im Gedichtband *Auferstehung* von 1901. Asbeck legte 1905 eine erste literarische »homosexuelle« Biografie Ludwigs vor.

3.6 Auferstehung der Männlichkeit

Elisar von Kupffers Anthologie *Lieblingminne und Freundesliebe*, die für die Ausrichtung der »Eigenen« grundsätzlich wurde (vgl. Keilson-Lauritz 1997, S. 84), ist eine der ersten Arbeiten überhaupt, die sich mit dem Schaffen »berühmter Homosexueller« auseinandersetzt. Von Kupffer verfolgte jedoch eine andere Absicht als Hirschfeld. Während es diesem beim Bezug auf »berühmte Homosexuelle« mehr um eine Bestätigung seines diagnostisch-medizinischen Konzepts der Mischgeschlechtlichkeit ging und um den Nachweis, dass sich auch unter hervorragenden Persönlichkeiten Homosexuelle befinden, propagierte Kupffer zunächst das Gegenteil, nämlich die Loslösung der mann-männlichen Liebe vom medizinisch geprägten Blick, aber auch – mit verhalten misogynem Unterton – die Revitalisierung der Männlichkeit und die Würdigung der Kulturleistungen männerbegehrender Männer. In der »politisch-ethischen Einleitung« zu *Lieblingminne und Freundesliebe* heißt es:

> Aber es ist auch Zeit, dass sich der Mann auf sich selbst besinnt, und so komisch es klingt: im Angesichte der Emanzipation, der Selbstwerdung des Weibes, bedürfen wir einer Emanzipation des Mannes zur Wiederbelebung einer männlichen Kultur; und die ist es, für die ich hier eintrete (Kupffer 1900, S. 1–2).

Und geradezu als Kritik am Hirschfeldschen Konzept vom Homosexuellen als Mann mit weiblichen Eigenschaften fährt Kupffer fort:

> Es ist nun mal in human-wissenschaftlichen [...] Kreisen Mode geworden, von einem ›dritten‹ Geschlecht zu reden, dessen Seele und Leib nicht zusammen-

stimmen sollen [...]. Wir haben einen ganzen Wust von krankhaften und albernen Geschichten, die unsrer Kultur nicht fruchten. Und was das Verdrießlichste dabei war, die Spitzen unsrer ganzen Menschheitsgeschichte wurden dabei verzerrt, so dass man diese reichen Geister und Helden in ihren urnischen Unterröckchen kaum wiedererkennen mochte (ebd., S. 3).

Kupffers Ideal des Homosexuellen verkörperte dennoch eher die Androgynität (vgl. Keilson-Lauritz 1995, S. VII) als die von Gustav Jäger, Adolf Brand und Benedict Friedlaender favorisierte Supervirilität oder das später von Hans Blüher beschriebene Männerheldentum (vgl. Bruns 2001). Seine Schrift zielte jedoch in erster Linie auf die Darstellung künstlerischer, geistig-schöpferischer und politisch-militärischer Verdienste männerbegehrender Männer, auf die Anerkennung ihres Beitrags zum nationalen kulturellen Reichtum und, nicht zuletzt, auf die Schaffung positiver Identifikationsfiguren. Zu Ludwig II. heißt es voller Bewunderung:

Ludwig II, König von Bayern [...]. Geistvoller Monarch, dessen Bauten von schöpferischem Geiste zeugen; durch seinen hochherzigen Entschluss, Preussen die Hegemonie zu überlassen, ward die Gründung des Deutschen Reiches ermöglicht. Seine Persönlichkeit hat noch wenig gerechte und offne Würdigung erfahren. Die weitsehende Erkenntnis des jungen Königs in bezug auf Richard Wagner, den Freund seines Herzens, hat sich glänzend bewahrheitet, und alle Schmähungen seiner Feinde sind über Erwarten zu Schanden geworden. Das deutsche Volk sollte sein Gedächtnis ehren, indem es nicht mehr taktlos die persönlichen Empfindungen dieses deutschen Königs brandmarkt (Kupffer 1900, S. 160).

Als Belege für die »Freundesliebe« von Ludwig II. nutzt auch Kupffer Stellen aus dessen Briefwechsel mit Richard Wagner. In seiner Beschreibung wird die Ludwig zugeschriebene Geisteskrankheit geradezu in ihr Gegenteil, den Geistesreichtum gewendet, sodass sich unwillkürlich der Konnex zwischen »Genie und Wahnsinn« herstellt. In einer Periode nationalstaatlicher Selbstherrlichkeit zeichnet Kupffer Ludwig als Lichtgestalt des Deutschtums. Sein Hauptthema ist jedoch die Ungerechtigkeit, die dem König aus Verkennung seiner überragenden Eigenschaften in der Öffentlichkeit widerfuhr. Kupffers Plädoyer für Ludwig liest sich – verallgemeinert für alle Homosexuellen – wie eine Forderung nach gesellschaftlicher

Achtung dieser zu Unrecht Verkannten. Hatte de Joux Ludwigs Beispiel zunächst angeführt, um Nachsicht und Milde in der Beurteilung Homosexueller einzuklagen, fordert Kupffer selbstbewusst Hochachtung und sogar Bewunderung.

Ein Jahr nach der Veröffentlichung von *Lieblingminne und Freundesliebe* erscheint Kupffers Gedichtband *Auferstehung*. Darin ist ein Gedicht Ludwig II. gewidmet.

»Der einsame König«
(Ein Lied des Hofnarren)

Es war mal ein einsamer König,
der König war jung und schön,
doch freute das Glück ihn wenig
auf seinen einsamen Höhn.

Er freite um eine Prinzessin,
darob war Freude im Land,
bis er die holde Prinzessin
einem andern zu willen fand.

Da ließ sich der König bauen
ein Schloss an einsamem Ort
und zog vor den Blicken der Frauen
In seine Wildnisse fort.

Die Herren vom Hofe harrten
verdrießlich oft vor dem Thor;
der König ließ sie warten
und ließ sie verdrießlich vor.

Sie sprachen vom Nutzen des Landes,
von Dero erhabenem Haus,
sie sprachen von Pflichten
des Standes…
Der König lachte sie aus.

Da spähten nach einer Buhle
die Priester im Lande umher,
damit sie in ihrer Schule
ihn lenkten nach frommer Begehr.

Der König heilte die Wunden
in stiller Freundschaft und Lust;
Er hatte die Liebe gefunden
in treuer männlicher Brust.

Da drohten die frommen Herren.
Er hörte sich kränken und schmähn,
sein Bild vor dem Volke verzerren
ob solcher arger Vergehn.

Sie haben den Liebsten vertrieben
hinaus in die fremde Welt,
sie haben vergiftet sein Lieben
und falsche Freunde bestellt.

Sie haben den König verraten,
sie haben den König gehetzt,
sie haben zu Meuchelthaten
die Dolche frömmelnd gewetzt.

– – –

Es war mal ein einsamer König,
der König war reich an Weh,
ihn freute sein Leben wenig
bis in den Tod – in der See.
(Kupffer 1901, S. 62–64).

Es würde hier zu weit führen, Kupffers Gedicht ausführlich zu besprechen. Nur so viel sei angemerkt: Nach dieser Version wäre die Entlobung nicht von Ludwig ausgegangen, Sophie Charlotte wäre »einem andern zu willen« gewesen und somit Ursache der sich entwickelnden Kette von Schicksalsschlägen. Die Enttäuschung durch Sophie Charlotte wird hier zum Anlass für Ludwigs Isolation, für seine Bauprojekte und das Ende seines Interesses an Frauen. Die »Wunden« dieser Enttäuschung habe Ludwig erst an der »treuen männlichen Brust« Wagners heilen können. Doch die »Freundesliebe«, um bei Kupffers Begrifflichkeit zu bleiben, währte nur kurz. Das »arge Vergehn« der Homosexualität sei der Grund für die Denunziationen und Schmähungen gewesen und nicht die Summen, die Ludwig für Wagner und das gemeinsam geplante Festspielhaus in München auszugeben vorhatte, dann aber für seine Schlossbauten verwendete. Das Resultat, die »Vertreibung« des »Liebsten«, habe ihm schließlich das Leben »vergiftet«. Es folgte der »Verrat« am König und schlussendlich die symbolische »Meucheltat«, was nahelegt, dass Ludwig wegen dieser Liebe in den Tod getrieben wurde. Als einsamer Schmerzensmann wird er zum Opfer der Frauen, der Kirche, der gesamten Gesellschaft. Dieser Opfermythos sollte in der weiteren Rezeption Ludwigs im »eigenen« Kontext zentral werden.

3.7 Der Traumkönig

Als Beispiel für die Prominenz des Opfermythos ist auf die Ludwig-Biografie von Hans Asbeck von 1905 zu verweisen, die wohl eine vorläufige Zäsur in der Beschäftigung mit Ludwig II. im Kontext der Homosexuellenbewegung markiert. Darin findet sich das von Elisar von Kupffer entworfene Bild des Königs, jedoch ohne Nennung seines Namens. Die Biografie ist – für den heutigen Geschmack – sehr pathetisch formuliert. Zur Anschauung soll hier das Inhaltsverzeichnis genügen:

> Ein Königstraum
>
> Inhalts-Verzeichnis
>
> I. Der königliche Sonnenjüngling.
> II. Der echte deutsche Fürst.
> III. Der schwärmerische Schönheitsidealist und freigebige Kunstmäcen.
> IV. Der Freund idealer Freundschaft.
> V. Der einsame Weltflüchtling.
> VI. Der gestürzte Titane der Schönheit.
> VII. Der betrauerte Liebling des Volkes.

Wie stark Asbecks Ludwig-Bild den Idealen der »Gemeinschaft der Eigenen« entsprach, bringt eine Rezension zum Ausdruck:

> Eine Biographie des Königs im eigentlichen Sinne gibt Asbeck nicht. Das überhebt mich erfreulicherweise der Notwendigkeit, die geschichtliche Zuverlässigkeit der Darstellung im Einzelnen nachzuprüfen [...]. Die unwesentlichen Einzelheiten seines Lebens treten zurück, und nur die großen Ereignisse, wie die Freundesliebe des Königs zu Wagner und Kainz, seine Beteiligung am Aufbau des deutschen Reiches und seine schmähliche Entthronung ziehen ernst und gewaltig an uns vorüber [...]. Sein glühender Schönheitsdurst, seine ideale Begeisterungsfähigkeit, sein starker Einsamkeitsdrang – alle diese Eigenarten scheinen in tief innerlichem Zusammenhange mit der Richtung seines sexuellen Empfindens zu stehen, einer Richtung, die gerade, weil sie Zwang und Regel verschmäht und nicht in die beruhigte Gleichförmigkeit des Familienlebens überzugehen vermag, die Möglichkeiten einer transcendenten Verklärung der geschlechtlichen Psyche in höchstem Maße darbietet (Stegemann 1905, o. S.).

Der Rezensent bekennt freimütig, dass sein Interesse und das seiner Leser nicht so stark in einer möglichst genauen, quellennahen biografischen Rekonstruktion liegt, sondern vielmehr in der Schaffung eines Ideals, das »Möglichkeiten einer transcendenten Verklärung« bietet.

Weit weniger euphorisch äußert sich der Hirschfeld nahestehende Numa Prätorius in seiner Rezension für das *Jahrbuch für sexuelle Zwischenstufen.* Er kritisiert sogar die »etwas idealisierte Färbung«, hebt aber sogleich positiv den Unterschied zu anderen Ludwig-Veröffentlichungen hervor. Der besteht in der expliziten Benennung seiner Homosexualität »als eine seelische Eigenschaft«, »die die Wertschätzung des edlen Fürsten nicht vermindern und das schöne Bild seiner Persönlichkeit nicht zu trüben vermag« (Prätorius 1906b, S. 707). Darüber hinaus fragt Prätorius nach den Konsequenzen, die die Gesellschaft aus dem Stigma Homosexualität zieht:

> Über den weniger platonischen Verkehr, den Ludwig namentlich in den letzten Zeiten vor seiner Entthronung pflegte, schweigt Verfasser, obgleich die Untersuchung nicht uninteressant gewesen wäre, ob und inwieweit etwa die homosexuelle Betätigung Ludwigs und die Empörung hierüber in gewissen Kreisen zu seiner Absetzung beigetragen haben mag. In die ideale Atmosphäre, in der das Buch gehalten ist, passte allerdings eine Erörterung dieser Punkte nicht (Prätorius 1906b, S. 707–708).

Während es Stegemann also um die Neuerschaffung Ludwigs als Leitfigur jenseits schnöder Faktizität ging, rekurriert Prätorius gerade auf die historisch präzise Überprüfung der Gründe für die Absetzung, und zwar speziell auf die Rolle, die Ludwigs Homosexualität dabei spielte. Tatsächlich wurde Prätorius' Gedanke bis heute nicht am überlieferten Material überprüft. Dennoch dürfte als sicher gelten, dass es keinen monokausalen Konnex zwischen Ludwigs Männerbegehren und seiner Entmachtung gibt.

Auch Asbecks Biografie ist illustriert, obgleich sehr sparsam. Sie enthält neben Abbildungen der Schlösser zwei Porträts.

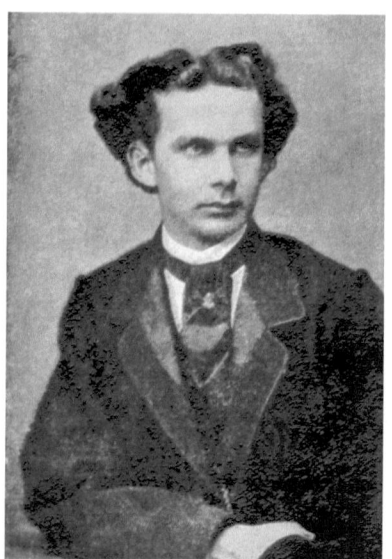 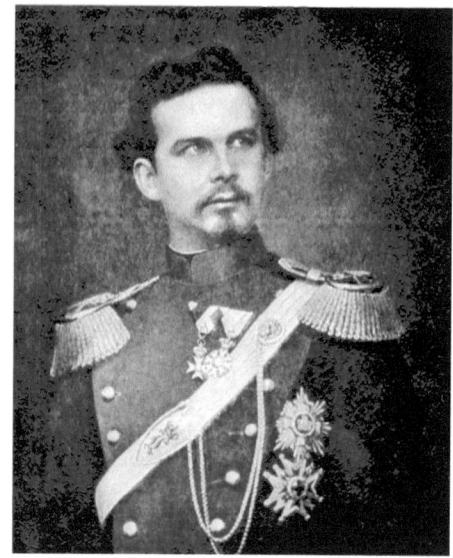

Abb. 5 und 6: Bildunterschriften im Original »Kronprinz Ludwig« (links) und »König Ludwig II. von Bayern« (rechts) – Hans Asbecks maskulinisierende Bildinszenierung Ludwigs

Asbeck hat jene Fotografien ausgewählt, auf denen der Porträtierte gerade nicht wie bei Hirschfeld Assoziationen von Weiblichkeit evoziert: Eins zeigt ihn in Zivil als junger Mann, ein anderes in Uniform. Das Jugendfoto des Hoffotografen Josef Albert wird entgegen der Praxis Hirschfelds nicht im Oval, sondern im Rechteckformat abgedruckt.

Die Beschreibungen und Indienstnahmen Ludwigs im virilen Flügel der frühen Homosexuellenbewegungen unterscheiden sich deutlich von denen Hirschfelds. Hier werden vor dem Hintergrund der Freundesliebe insbesondere die künstlerisch-schöpferischen und architektonischen Leistungen sowie die politischen Verdienste als typisch »männliche Eigenschaften« in den Vordergrund gestellt. Und gemäß der ideologischen Ausrichtung der an der Virilität orientierten »Gemeinschaft der Eigenen« spielt – in Missinterpretation der historischen Fakten – seine Stilisierung zum enthusiastischen Reichsstifter im deutsch-nationalen Kontext eine überragende Rolle. Außerdem werden Ludwigs zunehmende Vereinsamung und sein Tod als Resultat der gesellschaftlichen Ächtung seines Männerbegehrens, als Opfermythos, gedeutet.

4. Ent-Stigmatisierungen im Resümee

In diesem Beitrag geht es um die Herleitung, Beschreibung und den Gebrauch einiger impliziter und expliziter Stigmatisierungen Homosexueller zu Beginn des 20. Jahrhunderts am Beispiel Ludwigs II. sowie um deren Widerlegung in Gestalt entsprechender Entstigmatisierungsstrategien.

Klatsch und Kolportage vom bayerischen Hof und den Bediensteten, persönliche und journalistische Berichte aus dem Umfeld, Briefe, Tagebuchaufzeichnungen und Gutachten sind der Fundus, aus dem für jene Partikularinteressen Material zur Vereinnahmung erborgt und bedürfnisgerecht ausgelegt wurde. Ludwigs prominente gesellschaftliche Position, die Bekanntheit seines ungemein exzentrischen Verhaltens sowie seines Männerbegehrens, seine vielfältigen (Schloss-)Bautätigkeiten, seine Rolle bei der deutschen Reichsgründung, nicht zu vergessen die spektakuläre Entthronung und sein tragischer Tod, boten reichen Stoff für ganz unterschiedliche Lesarten einer Vita, die für diverse – auch diametral entgegengesetzte – Zwecke nutzbar war. Alle hier vorgestellten Rezeptionen Ludwigs sind demnach interessengeleitete Konstruktionen und Instrumentalisierungen, die mit fragmentarischen Wahrnehmungen, Ausblendungen und Zurichtungen der Biografie einhergingen.

Die sehr unterschiedlichen Rezeptionsweisen der Ludwig-Figur in der psychiatrisch-sexualwissenschaftlichen Diskussion und in der Homosexuellenbewegung spielten sich im Spannungsfeld der Krankheits- und Geschlechterdebatten sowie zwischen Fremd- und Selbstkonstruktion ab.

4.1 In der Sexualpathologie/-wissenschaft

Ludwigs Männerbegehren war bereits zu seinen Lebzeiten in verschiedenen gesellschaftlichen Kreisen ein offenes Geheimnis, über das man sich in der Öffentlichkeit mit Hilfe von Tricks, Synonymen und Andeutungen verständigte, weil es in offiziellen Verlautbarungen, Dokumenten und Zeitschriftenbeiträgen aus Angst vor dem »Skandal« nicht benannt werden durfte und Zuwiderhandlungen strafrechtliche Konsequenzen befürchten ließen.

Mit der Etablierung eines sexualpathologischen Diskurses im ausgehenden 19. Jahrhundert, in dem das Männerbegehren zunächst in die Figur des krankhaften Konträrsexuellen, später des Homosexuellen einging, gesellte sich zu den bisherigen Stigmata des Sünders und Verbrechers das des Kranken. Denn der sexualpathologischen Debatte ist die Stigmatisierung des mann-männlichen Begehrens als krankhaftes Phänomen immanent. Damit war ein moderner medizinischer Diskussionsraum geschaffen, in dem Ludwigs Neigung mit wissenschaftlich-seriösem Anspruch verhandelt werden konnte. Im Kontext der aufkommenden sexualpathologischen Disziplin diente seine Pathografie zunächst als Fallgeschichte für das psychiatrische Krankheitsbild »des Homosexuellen« wie zur Exemplifizierung eines (a-)historischen sexualwissenschaftlichen Deutungsanspruches. Insbesondere die Ludwig zugeschriebenen weiteren Geisteskrankheiten (Paranoia etc.) und seine über die sexuelle Vorliebe hinausgehenden, als »weiblich« interpretierten Eigenschaften ließen ihn zum hervorragenden Repräsentanten der (Geschlechter-)Degeneration und zum Paradefall genealogischer Untersuchungen werden.

Nachdem Ludwigs Homosexualität zu Beginn des 20. Jahrhunderts Eingang in seine Psychopathografie gefunden hatte, erfuhr sie – wirkungsvoll in Szene gesetzt – auch politische Instrumentalisierungen:
- So wurde sie nach dem Verursacherprinzip dem »Erb-Feind« Preußen angedichtet;
- außerdem diente sie nachträglich zur Rechtfertigung der Entmündigung/Entthronung;
- und schließlich gab sie ein pädagogisches Lehrstück sexualitätsfeindlicher Gesinnung ab.

Während man in »offiziellen« zeitgenössischen Biografien die Homosexualitätsdiskussion um Ludwig fast durchgängig ausblendete und die relevanten Quellen bis heute soweit als möglich unter Verschluss hält, fand dort nur die Annahme der erbpathologischen Fremdverursachung des Männerbegehrens andeutungsreich Beachtung – freilich ohne »es« mit dem zeitgenössischen Vokabular zu bezeichnen.

Wie gezeigt werden konnte, erweist sich Homosexualität wegen der vielschichtigen diskursiven Verflechtungen sexualpathologischer Wertungen als äußerst flexibel einsetzbares wie effizientes Stigmatisierungsinstrument.

4.2 In der Homosexuellenbewegung

Von den Akteuren der Homosexuellenbewegung wurden mit wenigen Ausnahmen immer dieselben Versatzstücke aus Ludwigs Biografie als Argumentationshilfe genutzt – allerdings mit je unterschiedlichen Intentionen und Interpretationen.

In der frühen Homosexuellenbewegung wurde Ludwigs Männerbegehren erst posthum, nach seiner »Einverleibung« in die Sexualpathologie, zum Thema. Damit verfolgten ihre Wortführer drei Ziele:
- über die so genannten »berühmten Homosexuellen« die Stigmata der Minderwertigkeit, gesellschaftlichen Nutzlosigkeit und moralischen Verworfenheit zu entkräften;
- einen toleranteren Umgang mit Homosexuellen – unabhängig von ihrer gesellschaftlichen Stellung – einzufordern;
- positive Identifikationsfiguren für Homosexuelle zu schaffen.

Nach einer Konsolidierungsphase der Homosexuellenbewegung um die Jahrhundertwende etablierten sich (mindestens) zwei Strömungen: eine eher medizinisch-naturwissenschaftlich argumentierende Gruppierung (WhK) mit einem mischgeschlechtlichen Bild vom homosexuellen Mann und eine ästhetisch-künstlerisch argumentierende (»Gemeinschaft der Eigenen«) mit einem ausgesprochen virilen Bild.

Übereinstimmung herrscht zwischen diesen Strömungen zunächst hinsichtlich der Ablehnung und Ausblendung der Ludwig zugeschriebenen Psychopathien, und zwar sowohl hinsichtlich der sexualpathologischen Bewertung des Männerbegehrens als Krankheit wie auch der psychiatrischen Auffälligkeiten. Den Autoren ging es – ungeachtet ihrer Einbindung in die verschiedenen Lager – generell um die Annullierung des medikalisierenden Stigmas Krankheit sowie der unterstellten Nähe zu anderen Geisteskrankheiten. Dazu erfuhren all jene Eigenschaften Ludwigs, die im sexualpathologischen Kontext als Krankheitssymptome gedeutet wurden, in der Homosexuellenbewegung positive Neuinterpretationen.

Aber auch zwischen den Lesarten Ludwigs innerhalb der Homosexuellenbewegung gibt es gravierende Unterschiede. Augenfälligstes Beispiel ist wohl die vermeintliche Weiblichkeit. Hirschfeld beschreibt Ludwig gerade über seine vielfältigen als feminin geltenden Attribute als herausragenden

Repräsentanten seiner mischgeschlechtlichen Konstruktion vom Homosexuellen, die er jedoch weder als pathologisch abwertet noch als »unmännlich« denunziert. Insofern stellen Ludwigs weibliche Attributionen hier kein Stigma dar; vielmehr entwirft Hirschfeld in ihm einen monarchischen »Anti-Typus« zum vorherrschenden Männlichkeitsbild (vgl. Mosse 1996).

In der »Eigenen«-Rezeption wurde Ludwig diametral entgegengesetzt gedeutet. Unter strikter Vermeidung jeglichen Anflugs von Weiblichkeit wird er im Sinne des hegemonialen Männlichkeitsideals zum überlegenen, wenn auch verkannten Monarchen stilisiert.

Angesichts dieser substanziellen Divergenzen in den verschiedenen Traditionen der frühen Homosexuellenbewegung fallen die Bilder Ludwigs II. höchst unterschiedlich aus: auf der einen Seite ein effeminiert-scheuer, weicher, aber sich dennoch korrekt verhaltender Mann; auf der anderen ein zu Unrecht verachteter Heroe, ein musikalischer und architektonischer Schönheitsschöpfer, ein nationaler Einheitsstifter, ein Freundesliebhaber und nicht zuletzt ein Opfer gesellschaftlicher Verkennung.

Das Interesse an den »berühmten Homosexuellen« und ihren schillerndsten Vertretern lässt sich bis in die Gegenwart verfolgen und wird wohl nie ganz verschwinden. Die eingangs zitierten neueren Arbeiten von Holzschuh und Reichold gehören in diesen Kontext wie auch die zahlreichen Anthologien und Geschichtsbücher, von denen hier nur das von Dominique Fernandez als Beispiel angeführt werden soll. Dessen eher unterhaltsam geschriebenes Kapitel über Ludwig II. (Fernandez 1992, S. 48–69) endet mit einem Satz, der stellvertretend für viele damalige wie heutige Deutungen steht: »Gerechtigkeit für Ludwig II., den machtlosen Propheten, den Narr und Märtyrer der Homosexualität!«

Danksagung

Dieser Aufsatz geht auf einen Vortrag anlässlich einer Tagung der Evangelischen Akademie in Tutzing mit dem Titel »Ein Bild von einem Mann – Ludwig II. von Bayern. Konstruktion und Rezeption eines Mythos« im Frühjahr 2002 zurück, die Katharina Sykora konzipiert und organisiert hat. Im daraus hervorgegangenen gleichnamigen Sammelband (Sykora 2004) erfolgte auch der Erstabdruck dieses Textes, der allerdings für diesen Band wesentlich modifiziert wurde.

Zu dessen Erstellung hat mir Marita Keilson-Lauritz freundlicherweise einige seltene Arbeiten zugänglich gemacht und außerdem die Manuskriptfassung geprüft. Ihrem kritischen Blick war auch nicht entgangen, dass ich eine zentrale Arbeit – von Ludwig Frey – übersehen hatte. Klaus Reichold gab einige ergänzende Hinweise. Die Mitarbeiter der Magnus-Hirschfeld-Gesellschaft Jens Dobler, Ralf Dose, Andreas Pretzel, David Prickett, Harald Rimmele und Andreas Seeck machten Vorschläge für die Vortrags- und Druckfassung. Christine Noll Brinckmann hat die für diesen Band überarbeitete Fassung durchgesehen.

Anmerkungen

1 Klaus Reichold argumentiert in einer neueren Arbeit, es sei trotz aller Nachweise des Männerbegehrens durchaus nicht belegbar, dass Ludwigs sexuelle Handlungen über »Umarmen«, »Küssen« und Onanie hinausgingen. Dagegen sprächen vor allem die aus seinem Katholizismus resultierenden, selbst auferlegten Verhaltensregeln (vgl. Reichold 2002, S. 60–61 und 73).

2 Diese Bemerkung bekommt angesichts des Homosexuellenskandals um den späteren Vertrauten Kaiser Wilhelms II., Philipp Fürst zu Eulenburg-Hertefeld, einen bezeichnenden Doppelsinn. Er führte zu einer Reihe von Gerichtsprozessen, die 1907 begannen, mehrere Jahre andauerten und das Ausmaß der Stigmafunktion der Homosexualität schlaglichtartig beleuchten. Möglicherweise war dieser Skandal seiner Frau bewusst, als sie jene Briefe – auch den oben zitierten – in die von ihr nach dem Tode ihres Mannes herausgegebene Fassung nicht aufnahm. Der Herausgeber des hier verwendeten Briefwechsels, Klaus von See, hat diese Briefe Röhl 1976–83 entnommen. Zu den Prozessen um Eulenburg vgl. Steakley 1989, S. 233–263; das Nachwort von See 2001, S. 152ff. und S. 175ff.

3 So leitet Richard von Krafft-Ebing, Wortführer der Sexualpathologie, Albert Molls erste wissenschaftliche Monografie zur Homosexualität mit den folgenden Sätzen ein: »Nachdem die Wissenschaft endlich sich der lächerlichen Prüderie, mit welcher sie früher psychosexualen Forschungen aus dem Wege gegangen war, entschlagen hatte, eröffnete sich ihr auf dem klinisch, social und forensisch doch so wichtigen Gebiete eine erdrückende Fülle von Thatsachen, geeignet Jahrhunderte bestandene Irrthümer zu berichten, Phänomene von größtem wissenschaftlichem, actuellem wie auch historischem Interesse zu erkennen und sogar theilweise zu erklären« (Krafft-Ebing 1891, S. III).

4 Dieses Zitat findet sich mit einer unwesentlichen Veränderung – statt »Psychopathie« steht dort »Psychose« – bereits in der ersten Auflage von 1905.

5 Jägers grundsätzliche Anschauungen über sexuelle Anziehung aufgrund von Gerüchen, die er auch auf Homosexuelle anwendet, finden sich in Jäger 1884, S. 268–270.

6 Der Bezug auf ein Treffen mit Sacher-Masoch soll die Vermutung der sadistischen Neigung von Ludwig II. bestärken, so als hätten der »Masochist« und der »Sadist« eine geheime »perverse« Verbindung unterhalten (vgl. Strohmayer 1912, S. 15).

7 Dabei bezieht sich Strohmayer interessanterweise auf Römer (1906), der im niederländischen wissenschaftlich-humanitären Komitee aktiv war und als Autor zahlreiche Beiträge im *Jahrbuch für sexuelle Zwischenstufen* veröffentlichte. Insofern diente hier die Historiografie Homosexueller als Beglaubigung der Pathografie Ludwigs.

8 Gemeint ist Luise von Kobell, die neben anderen Arbeiten über Ludwig eine der ersten literarischen Biografien vorlegte (vgl. Kobell 1898).

9 Über die Nennung so genannter »berühmter« Homosexueller als politische wie als identifikatorische Strategie entstand bereits in der Konstituierungsphase der Homosexuellenbewegung zu Beginn des 20. Jahrhunderts eine facettenreich geführte Diskussion. Die entsprechenden Primärquellen finden sich in chronologischer Reihenfolge in der Erstveröffentlichung dieses Aufsatzes: Herrn 2004, S. 84–85. Für Angaben zur historischen Einordnung dieser Debatte vgl. Micheler/Michelsen 2002.

10 Die Verlobung Ludwigs II. mit Sophie Charlotte in Bayern, der Schwester der österreichischen Kaiserin Elisabeth, wurde bereits Ende Januar 1867 bekannt gegeben.

11 Zur Rolle des Verlegers Max Spohr für die Formierung der Homosexuellenbewegung vgl. Lehmstedt 2002.

12 Zur Biografie des Autors, zur Bedeutung des Buches für die Homosexuellenbewegung und zu dessen Inhalt vgl. Lehmstedt 2002, S. 44–53.

13 De Joux bildet hier eine Ausnahme in seiner ausgewogenen Darstellung homosexueller Frauen und Männer.

14 Auch bei Ludwig Frey, der zu den Autoren des *Jahrbuches für sexuelle Zwischenstufen* zählt, handelt es sich wahrscheinlich um ein Pseudonym (vgl. Keilson-Lauritz 1997, S. 27f.; Lehmstedt 2002, S. 64f.).

15 Der schmachtende Liebhaber, benannt nach dem Helden von Honoré d'Ufrés' Schäferroman *Astreés* von 1610.

16 Asbeck paraphrasiert hier Possarts *Die Separatvorstellungen König Ludwigs II*.

17 Für diesen Text wurde die gekürzte, faksimilierte Fassung von Eppendorfer 1992 verwendet. Eine Rezension zu Fuchs findet sich im *Jahrbuch für sexuelle Zwischenstufen 1905* (Prätorius, 1905).

18 Asbeck gehört zwar nicht zu den Autoren von *Der Eigene*, dennoch entspricht das von ihm entworfene Bild Ludwigs in vielen Bezügen deren Idealen.

Literatur

Asbeck, Hans (1905): Ludwig II. Ein Königstraum. Brandenburg (Kommissionsverlag: Buch- und Kunsthandlung Martin Evenius).
Böhm, Gottfried von (1922): Ludwig II. König von Bayern. Berlin (Hans Robert Engelmann).
Bulcke, [o. V.] (1920): Aus der Bewegung. Jahrbuch für sexuelle Zwischenstufen 20 (3/4), 116.
Bruns, Claudia (2001): (Homo-)Sexualität als virile Sozialität. Sexualwissenschaftliche, antifeministische und antisemitische Strategien hegemonialer Männlichkeit im Diskurs der Maskulinisten 1880–1920. In: Heidel, Ulf; Micheler, Stefan & Tuider, Elisabeth (Hg.): Jenseits der Geschlechtergrenzen – Sexualitäten, Identitäten und Körper in Perspektiven von Queer Studies. Hamburg (MännerschwarmSkript), S. 87–108.
Casper, Johann Ludwig (1852): Ueber Nothzucht und Päderastie und deren Ermittlung Seitens des Gerichtsarztes. Nach eigenen Beobachtungen. Vierteljahresschrift für gerichtliche Medicin. Berlin (August Hirschwald).

Connell, Robert W. (1999): Der gemachte Mann – Konstruktion und Krise von Männlichkeiten. Opladen (Leske + Budrich).
Dobler, Jens (Hg.) (2004): Prolegomena zu Magnus Hirschfelds Jahrbuch für sexuelle Zwischenstufen (1899–1923). Hamburg (von Bockel).
Eppendorfer, Hans (Hg.) (1992): Hanns Fuchs, Richard Wagner und die Homosexualität. 2., überarbeitete und gekürzte Auflage. Berlin (Janssen).
Eulenburg-Hertefeld, Augusta Fürstin zu (Hg.) (1934): Philipp Fürst zu Eulenburg-Hertefeld: das Ende König Ludwigs II. und andere Erlebnisse. Bd. 1. Leipzig (Grunow).
Fernandez, Dominique (1992): Der Raub des Ganymed. Eine Kulturgeschichte der Homosexualität. Freiburg im Breisgau (Beck & Glückler); Übersetzung aus dem Französischen von Verena Vannahme: Le Rapt de Ganymède. Paris 1989 (Édition Grasset & Fasquelle).
Forel, August (1920): Die sexuelle Frage. 13. Auflage. München (Ernst Reinhardt).
Frey, Ludwig (1896): Der Eros und die Kunst. Ethische Studien. Leipzig (Max Spohr), S. 327.
Friedrich Radszuweit (1928): Sozialdemokratie – Königtum – Homosexualität. Das Freundschaftsblatt 6 (17), Titelseite.
Fuchs, Hanns (1903): Richard Wagner und die Homosexualität. Mit besonderer Berücksichtigung der sexuellen Anomalien seiner Gestalten. Berlin (H. Barsdorf).
Grein, Edir (Hg.) (1925): Tagebuch-Aufzeichnungen von Ludwig II. König von Bayern. Schaan/Liechtenstein (Rupert Quaderer).
Gudden, Bernhard von (1925): Ärztliches Gutachten über den Geisteszustand des Königs Ludwig II. von Bayern vom 8. Juni 1886. In: Grein, Edir (Hg.): Tagebuch-Aufzeichnungen von Ludwig II. König von Bayern. Schaan/Liechtenstein (Rupert Quaderer).
Herrn, Rainer (2004): Ein historischer Urning. Ludwig II. von Bayern im psychiatrisch-sexualwissenschaftlichen Diskurs und in der Homosexuellenbewegung des frühen 20. Jahrhunderts. In: Sykora, Katharina (Hg.): »Ein Bild von einem Mann« – Ludwig II. von Bayern. Konstruktion und Rezeption eines Mythos. Frankfurt/Main (Campus), S. 48–87.
Herzer, Manfred (1990): Deutsches Schwulenstrafrecht vor der Gründung des zweiten Kaiserreiches (1795–1870). In: Freunde eines Schwulen Museums in Berlin (Hg.): Die Geschichte des § 175. Berlin (rosa Winkel), S. 30–41.
Hirschfeld, Magnus (1897): Das Rätsel der Herzogin Sophie von Alençon. Der Hausdoktor, Beilage zu Nr. 392 vom 18. Juli 1897, 417–418.
Hirschfeld, Magnus (Hg.) (1898): Vorwort zur 2. Auflage von Karl Heinrich Ulrichs: »Vindex«. Social-juristische Studien über mannmännliche Geschlechtsliebe. Leipzig (Max Spohr).
Hirschfeld, Magnus (1899): Die objektive Diagnose der Homosexualität. Jahrbuch für sexuelle Zwischenstufen 1, 4–35.
Hirschfeld, Magnus (1901): Sind Homosexuelle zur Ehe geeignet? Jahrbuch für sexuelle Zwischenstufen 3, 37–71.
Hirschfeld, Magnus (1902): Der hessische Ehekonflikt. Eine psychologische Studie. In: Berliner Morgenpost, 24. November 1901. Zit. nach: Numa Prätorius (Pseudonym des Juristen Eugen Daniel Wilhelm): Die Bibliographie der Homosexualität für das Jahr 1901 mit Ausschluss der Belletristik. II. Teil. Jahrbuch für sexuelle Zwischenstufen 4, 801–802.
Hirschfeld, Magnus (1904): Ursachen und Wesen des Uranismus. Jahrbuch für sexuelle Zwischenstufen 5 (1), 1–193.
Hirschfeld, Magnus (1905): Geschlechtsübergänge. Mischungen männlicher und weiblicher Geschlechtscharaktere. Leipzig (Verlag der Monatsschrift für Harnkrankheiten und sexuelle Hygiene, W. Malende).

Hirschfeld, Magnus (1914): Die Homosexualität des Mannes und des Weibes. Berlin (Louis Marcus).
Hirschfeld, Magnus (1930): Geschlechtskunde. Bilderteil. Bd. 4. Stuttgart (Julius Püttmann).
Holzschuh, Robert (2001): Das verlorene Paradies Ludwigs II. Die persönliche Tragödie des Märchenkönigs. Mit 27 unveröffentlichten Briefen des Königs. Frankfurt/Main (Eichborn).
Jäger, Gustav (1884): Entdeckung der Seele. Bd. 1, 3. Auflage. Leipzig (Günther).
Jäger, Gustav (1900): Ein bisher ungedrucktes Kapitel über Homosexualität aus der Entdeckung der Seele. Jahrbuch für sexuelle Zwischenstufen 2, 53–125.
Joux, Otto de (Pseudonym von Otto Rudolf Podjukl) (1893): Die Enterbten des Liebesglücks. Leipzig (Max Spohr).
Keilson-Lauritz, Marita (1995): Vorwort. In: Kupffer, Elisarion von: Lieblingminne und Freundesliebe in der Weltliteratur. Eine Sammlung mit einer ethisch-politischen Einleitung von Elisarion von Kupffer. Nachdruck der Ausgabe von 1900. Berlin (rosa Winkel).
Keilson-Lauritz, Marita (1997): Die Geschichte der eigenen Geschichte – Literatur und Literaturkritik in den Anfängen der Schwulenbewegung. Berlin (rosa Winkel).
Kobell, Luise von (1898): König Ludwig II. und die Kunst. München (J. Albert).
Krafft-Ebing, Rainer (2003): Prof. Richard von Krafft-Ebing (1840–1902). In: Weibel, Peter (Hg.): Phantom der Lust. Visionen des Masochismus. München (belleville), S. 53–54.
Krafft-Ebing, Richard von (1891): Vorwort. In: Moll, Albert: Die conträre Sexualempfindung. Berlin (Fischer's Medizinische Buchhandlung H. Kornfeld).
Kupffer, Elisar von (1900): Lieblingminne und Freundesliebe in der Weltliteratur. Eine Sammlung mit einer ethisch-politischen Einleitung von Elisarion von Kupffer. Berlin-Neurahnsdorf (A. Brand).
Kupffer, Elisar von (1901): Auferstehung. Irdische Gedichte. Eberswalde-Berlin (Jung-Deutschland).
Lehmstedt, Mark (2002): Bücher für das »dritte Geschlecht«. Der Max Spohr Verlag in Leipzig. Verlagsgeschichte und Bibliographie (1881-1941). Leipzig (Harrassowitz).
Liertz, Rhaban (1925): Ludwig II. von Bayern. Eine seelenkundliche Besprechung. Habelschwerdt i. Schles. (Frankes Buchhandlung).
Linde, Fritz (1926): Der Untergang Ludwigs des Zweiten. Leipzig (Georg Kummer).
Linsert, Richard (1931): Kabale und Liebe. Über Politik und Geschlechtsleben. Berlin (MAN).
M. H. D. (1921): Reinhold Gerling u. die Homosexualität. Die Freundschaft 21, 3.
Memminger, Anton (1919): Der Bayernkönig, Ludwig II. Würzburg (Memminger).
Merta, Franz (1991): Die Tagebücher König Ludwigs II. von Bayern. Zeitschrift für bayerische Geschichte 53 (2), 319–396.
Micheler, Stefan & Michelsen, Jakob (2001): Von der »schwulen Ahnengalerie« zur Queer Theory – Geschichtsforschung und Identitätsstiftung. In: Heidel, Ulf; Micheler, Stefan & Tuider, Elisabeth (Hg.): Jenseits der Geschlechtergrenzen – Sexualitäten, Identitäten und Körper in Perspektiven von Queer Studies. Hamburg (MännerschwarmSkript), S. 127–143.
Moll, Albert (1891): Die conträre Sexualempfindung. Berlin (Fischer's Medizinische Buchhandlung H. Kornfeld).
Moll, Albert (1910): Berühmte Homosexuelle. Grenzfragen des Nerven- und Seelenlebens. Bd. 75. Wiesbaden (Bergmann).
Mosse, George (1996): Das Bild des Mannes – Zur Konstruktion der modernen Männlichkeit. Frankfurt/Main (S. Fischer); Übersetzung aus dem Amerikanischen von Tatjana Kruse (The Image of Man. New York 1996).

Possart, Ernst von (1901): Die Separatvorstellungen König Ludwigs II. München (C.H. Beck).
Prätorius, Numa (Pseudonym für Eugen Wilhelm) (1905): Rezension. Jahrbuch für sexuelle Zwischenstufen, 6, 469–473.
Prätorius, Numa (Pseudonym für Eugen Wilhelm) (1906a): Rezension. Jahrbuch für sexuelle Zwischenstufen 7 (1), 700.
Prätorius, Numa (Pseudonym für Eugen Wilhelm) (1906b): Rezension. Jahrbuch für sexuelle Zwischenstufen 7 (1), 707–708.
Radszuweit, Friedrich (1928): Sozialdemokratie – Königtum – Homosexualität. Das Freundschaftsblatt 6 (17), Titelseite.
Ramien, Th. (Pseudonym für Magnus Hirschfeld) (1896): Sappho und Sokrates oder Wie erklärt sich die Liebe der Männer und Frauen zu Personen des eigenen Geschlechts? Leipzig (Max Spohr).
Reichold, Klaus (2003): Keinen Kuss mehr! Reinheit! Königtum! Ludwig II. von Bayern (1845–1886) und die Homosexualität. Splitter 9. Materialien zur Geschichte der Homosexuellen in München und Bayern. München (forum homosexualität und geschichte münchen).
Röhl, John C.G. (Hg.) (1976-1983): Philipp Eulenburgs politische Korrespondenz. 3 Bde. Boppard/Rhein (Boldt).
Römer, Lucien Sophie Albert Marie von (1906): Die uranische Familie. Beiträge zur Kenntnis des Uranismus. Leipzig/Amsterdam (Maas & von Suchtelen).
Schwules Museum und Akademie der Künste (Hg.) (1997): 100 Jahre Schwulenbewegung. Berlin (rosa Winkel).
See, Klaus von (Hg.) (2001): Das Ende König Ludwigs II. Von Philipp Fürst zu Eulenburg-Hertefeld. Frankfurt/Main (Insel).
Setz, Wolfram (Hg.) (1989): Karl Heinrich Ulrichs. Matrosengeschichten und Gedichte. Berlin (rosa Winkel).
Steakley, James (1989): Iconography of a Scandal: Political Cartoons and the Eulenburg Affair in Wilhelminian Germany. In: Duberman, Martin; Vicinus, Martha & Chauncey, George (Hg.): Hidden from the History. New York (Meridian Book), S. 233–264.
Steakley, James (1996): Film und Zensur in der Weimarer Republik. Der Fall »Anders als die Andern«. Capri, Zeitschrift für schwule Geschichte 21, 2–33.
Stegemann, Herbert (1905): Die Gemeinschaft der Eigenen. Philosophische Gesellschaft für Sittenverbesserung und Lebenskunst. Korrespondenzblatt 2 (5), o. S.
Strohmayer, Wilhelm (1912): Psychiatrisch-genealogische Untersuchung der Abstammung König Ludwigs II. und Ottos I. von Bayern. Grenzfragen des Nerven- und Seelenlebens, Bd. 83. Wiesbaden (J. F. Bergmann).
Sykora, Katharina (Hg.) (2004): »Ein Bild von einem Mann« – Ludwig II. von Bayern. Konstruktion und Rezeption eines Mythos. Frankfurt/Main (Campus).
Ulrichs, Karl Heinrich (1994): Forschungen über das Räthsel der mannmännlichen Liebe. Memnon. Abtheilung VII. Reprint. Berlin (rosa Winkel).
Vossische Zeitung (1901). Zit. nach: Jahrbuch für sexuelle Zwischenstufen 3, 588–590.
Wedekind, Kadidja (1995): Freundschaft. In: Wedekind, Kadidja: König Ludwig und sein Hexenmeister. Tatsachenroman (1954/55). München (Kirchheim), S. 31–40.
Wissenschaftlich-humanitäres Komitee (1899): Petition an die gesetzgebenden Körperschaften des deutschen Reiches behufs Abänderung des § 175 R.-St.-G.-B und die sich daran anschließenden Reichstagsverhandlungen. Jahrbuch für sexuelle Zwischenstufen 1, 239–280.

Abbildungsnachweise

1. Strohmayer, Wilhelm: Psychiatrisch-genealogische Untersuchung der Abstammung König Ludwigs II. und Ottos I. von Bayern. Grenzfragen des Nerven- und Seelenlebens, Bd. 83. Wiesbaden 1912, S. 17.
2. Hirschfeld, Magnus: Geschlechtskunde. Bilderteil, Bd. 4. Stuttgart 1930, S. 524.
3. Foto aus der Magnus-Hirschfeld-Gesellschaft, Berlin.
4. Hirschfeld, Magnus: Geschlechtskunde. Bilderteil, Bd. 4, Stuttgart 1930, S. 319 (Text) u. 328 (Bild).
5./6. Asbeck, Hans: Ludwig II. Ein Königstraum. Brandenburg 1905, S. 7 u. 13.

Über ein Missverständnis der Psychoanalyse. Sigmund Freud und die Homosexualität*

Florian Steger

[D]er populären Theorie des Geschlechtstriebes entspricht am schönsten die poetische Fabel von der Teilung des Menschen in zwei Hälften – Mann und Weib –, die sich in der Liebe wieder zu vereinigen streben. Es wirkt darum wie eine große Überraschung zu hören, daß es Männer gibt, für die nicht das Weib, sondern der Mann, Weiber, für die nicht der Mann, sondern das Weib das Sexualobjekt darstellt. Man heißt solche Personen Konträrsexuelle oder besser Invertierte, die Tatsache die der *Inversion*. Die Zahl solcher Personen ist sehr erheblich, wiewohl deren sichere Ermittlung Schwierigkeiten unterliegt (Freud 1905, S. 38).

Sigmund Freud beginnt so den ersten Teil (»Die sexuellen Abirrungen«) seiner »Drei Abhandlungen zur Sexualtheorie« aus dem Jahr 1905. Nun sind mehr als 100 Jahre verstrichen und noch immer kann keine Rede davon sein, dass Homosexualität heute gleichberechtigt und vorurteilsfrei neben Heterosexualität steht (vgl. Rauchfleisch 2001). Darüber können auch positive Anzeichen der Annäherung, wie zum Beispiel in Deutschland das Gesetz über die Eingetragene Lebenspartnerschaft, nicht hinwegtäuschen (vgl. Stakelbeck/Frank 2003). Erinnern wir uns: »Until the beginning of the 1990s, gay men were subject to criminal prosecution and female homosexuality did not even exist in the eyes of the law« (Stakelbeck/Frank 2003, S. 24). Und noch immer prägen Vorurteile weite Teile der gesellschaftlichen Perspektive. So titelt der Spiegel in der Ausgabe vom 12. Dezember 2006: »Ein Outing wäre mein Tod.« Berichtet wird über schwule Fußballer, die sich »vor dem Trainer, der Mannschaft, dem eigenen Umfeld verleugnen müssen«.

Insofern ist nur beizupflichten, wenn davon gesprochen wird, Homosexualität sei primär ein gesellschaftliches, ein soziales Phänomen (vgl. Wiesendanger 2004). Entsprechend formuliert dies der Schweizer Psychotherapeut Kurt Wiesendanger (2005, S. 44):

> Homophobie ist also auch heute, in einer Gesellschaft, die sich aufgeklärt, modern und tolerant präsentiert, ein ernst zu nehmendes Problem, welches in seiner Tiefendimension und seinen (selbst-)destruktiven Auswirkungen auf unsere Lebenswelt nach wie vor weitgehend unerkannt bleibt. Dies zu beschwichtigen oder zu leugnen, ist meiner Meinung nach Ausdruck einer Kollektivignoranz, die, einem psychologischen Grundmechanismus folgend, ihre Schatten mitten in unsere Gesellschaft zurückwirft.

Homophobe Konfrontation begegnet einem Homosexuellen immer wieder auf dem langen Weg des Coming-outs (vgl. Wiesendanger 2001, S. 61–101; Wiesendanger 2005), und es stellt unter diesen Bedingungen für Homosexuelle eine große Herausforderung dar, ihre homosexuelle Identität zu behaupten (vgl. Isay 1989/90). Davon allerdings eine psychopathologische Entwicklung respektive Beeinträchtigung abzuleiten (vgl. Plöderl 2005, S. 20, 22–44 u. 62–98), halte ich für falsch. Umso erstaunlicher ist die Tatsache, dass Homosexualität als Thema in der medizinischen und psychotherapeutischen Ausbildung kaum eine Rolle spielt (vgl. Voss 2005). Überhaupt kommt man in der universitären Medizin nur selten auf Sexualität zu sprechen und hat zu großen Teilen bis heute nicht die Bedeutung einer eigenständigen Sexualwissenschaft innerhalb der Medizin erkannt (vgl. Fiedler 2004; Sigusch 2005). Die Herausgeber der Zeitschrift *Verhaltenstherapie & psychosoziale Praxis* haben diesen Missstand aufgegriffen und ein eigenes Themenheft *Gesundheit von Lesben, Schwulen und Bisexuellen – Forschung und therapeutische Praxis* vorgelegt. Sie verbinden mit diesem Schwerpunktheft eine Hoffnung: »Wir hoffen, dass durch dieses Themenheft auch im deutschen Sprachraum Psychologen und Ärzte dazu angeregt werden, die Gesundheit und therapeutische Versorgung von Lesben, Schwulen und Bisexuellen in der Forschung, der Lehre und der therapeutischen Praxis verstärkt zu berücksichtigen« (Wagner/Rossel 2006, S. 533).

In der Geschichte der Medizin und Psychotherapie sprach man dagegen viel über Sexualität, gerade gegen Ende des 19. Jahrhunderts, um Worte von Franz Eder (2001, S. 155) aufzugreifen, »avancierte die ›Sexuelle Frage‹ zu einem neuen Dauerthema der wissenschaftlichen und medialen Diskussion«. Viel wurde über die so genannte konträre Sexualempfindung nachgedacht. Plötzlich bekamen neue Fragen Bedeutung: Ist die konträre Sexualempfindung angeboren oder erworben? Handelt es sich hierbei um eine Degeneration respektive Krankheit? Oder liegt eine sexuelle Variante vor? Mit solchen Überlegungen wandelte sich zugleich das Aufgabengebiet der Mediziner von rein rechtsmedizinischen Fragen, meist zur Klärung der Frage der anatomischen Überschreitung (Penetration), hin zu Fragen des Erklären- und Verstehenwollens von Homosexualität.

Ein kurzer schlaglichtartiger Rückblick: Carl von Westphal verfasste 1869 seinen wichtigen Artikel mit dem Titel »Die conträre Sexualempfindung«. Hier formulierte Westphal seine Auffassung von der gleichgeschlechtlichen Sexualität als einer anlagebedingten, neuropathologischen Störung, die bei beiden Geschlechtern als Gehirn- und Nervenkrankheit auftreten könne. Westphals Überlegungen basierten auf so genannten autobiografischen Emanzipations- und Bekennerschriften (berühmtestes Beispiel: Karl Heinrich Ulrichs Selbstbeobachtungen; vgl. Sigusch 2000).

Einen Schritt weiter konnte dann Richard von Krafft-Ebing gehen, der sich auf konkrete Fallgeschichten berufen und seine Argumentation damit in den Ruf von Wissenschaftlichkeit stellen konnte. Von Krafft-Ebing (1877, 1882) fasste die konträre Sexualempfindung als angeboren, als neuropathologischen Zustand auf, der sich durch krankhafte Abweichung im Gehirn und damit in Tradition eines Morel als Degeneration manifestierte. Gefasst hat er seine Vorstellungen in den vielen Auflagen seiner *Psychopathia sexualis* (Krafft-Ebing 1903). Homosexuelle wurden also spätestens mit von Krafft-Ebing als eigen, als degeneriert angesehen, und als solche, die ihre Identität in der Homosexualität selbst hätten.

Man fühlt sich hier vielleicht an Michel Foucaults *Geschichte der Sexualität* erinnert, in dessen erstem Band Foucault eben auf jenen Unterschied von »Sodomie« und »Homosexualität« eingeht und pointiert schreibt: »Der Sodomit war ein Gestrauchelter, der Homosexuelle ist eine Spezies« (Foucault 1976, S. 58). Entsprechend wurde homosexuelles Handeln innerhalb von gleich gesinnten Erwachsenen auch nicht mehr als zu bestrafen angesehen. Dies hatte zur Folge, dass Ende des 19. Jahrhunderts Homosexualität entkriminalisiert wurde. Man erinnere sich an Magnus Hirschfeld und das von ihm 1897 in Berlin gegründete Wissenschaftlich-humanitäre Komitee (Stakelbeck/Frank 2003, S. 25). Als erste politische Organisation forderte dieses Komitee die gleichen Bürgerrechte für Homosexuelle, und es war um die Streichung des diskriminierenden §175 bemüht. §175 blieb allerdings weiterhin bestehen, erfuhr durch die nationalsozialistische Ideologie sogar eine Verschärfung und hatte auch im Nachkriegsdeutschland Gültigkeit. Erst 1994 wurde §175 gestrichen. Kurzum: Hirschfeld war es gelungen, durch den Gedanken von einem »dritten Geschlecht« Homosexualität zu emanzipieren. Sigmund Freud schrieb 1928 (S. 7) für Magnus Hirschfeld:

> I have always championed the view that Dr. Magnus Hirschfeld's lifelong struggle against the cruel and unjustified interference if legislation in human sexual life deserved universal recognition and support.

Eine gesetzlich legitimierte Liberalisierung der Homosexualität musste an verschiedenen Orten hart erkämpft werden. So ist es Sigmund Freud, der einen Appell an den Strafrechtsausschuß des österreichischen Nationalrates unterzeichnete, »in dem gefordert wurde, den Teil des Strafgesetzes aufzuheben, der seit 1871 homosexuelle Beziehungen kriminalisierte« (Rauchfleisch 1993, S. 159). Der Text »Appell an den Strafrechtsausschuß des österreichischen Nationalrates« (In: Arbeiter-Zeitung. Zentralorgan der Sozialdemokratie Deutschösterreichs (Nr. 134/43, 16.05.1930) 2; eine englische Übersetzung erschien später in: Spiers, Herb & Lynch, Michael (1977): The Gay Rights Freud. The Body Politic 33, S. 9) lautete:

> Ein Appell an den Strafrechtsausschuß. Wegen der Aufhebung des Homosexuellenparagraphen. Eine Reihe von Gelehrten, Künstlern und Persönlichkeiten des öffentlichen Lebens veröffentlicht einen Aufruf, in dem es heißt:
> Eine der erfreulichsten Erscheinungen auf kulturellem Gebiet ist die Angleichung des reformierten Strafgesetzes in Oesterreich und im Deutschen Reiche. Um so mehr muß es bedauert werden, daß diese Angleichung nicht restlos durchgeführt werden kann, weil in mehreren Punkten keine Einheitlichkeit erzielt wurde. Am tiefsten zu beklagen ist die Meinungsverschiedenheit hinsichtlich der Strafbarkeit der homosexuellen Beziehungen zwischen erwachsenen Männern bei gegenseitigem Einverständnis. Im reichsdeutschen Strafrechtsausschuß hat man sich für die Aufhebung ausgesprochen, im österreichischen dagegen. Eine Probeabstimmung aus Anlaß der letzten Strafrechtskonferenz hat das Stimmenverhältnis von 25 zu 23 ergeben, woraus zu ersehen ist, wie groß die Neigung zur Aufhebung ist. Es handelt sich dabei auch in keinem Sinne um eine Parteisache, so dass im deutschen Ausschuß die Abstimmung freigegeben wurde. Die Unterzeichneten richten an die Mitglieder dieses Ausschusses

und an den Nationalrat den dringenden Appell, sich aus Gründen der Menschlichkeit, der Gerechtigkeit und der Vernunft der reichsdeutschen Auffassung anzuschließen.

Zu allen Zeiten und bei allen Völkern kommt die Homosexualität vor. Nach gewissenhaften statistischen Erhebungen dürften in Oesterreich zehntausend homosexuelle Männer leben. Diesen ist die homosexuelle Einstellung ebenso immanent wie den heterosexuellen die ihrige. Es liegt im Interesse des Staates, gar keinen Versuch zu machen, den Homosexuellen zum heterosexuellen Verkehr oder zur Ehe zu veranlassen, denn es müßte die Partnerin bestimmt unglücklich werden und es käme höchstwahrscheinlich die Homosexualität in einer der folgenden Generationen wieder zum Vorschein. Die homosexuelle Betätigung ist denn auch in den meisten romanischen Ländern (Frankreich, Italien, Belgien, Spanien, Portugal, Rumänien, französische und italienische Schweiz, Brasilien usw.) ebenso wie in Japan, in der Türkei und in Rußland straffrei.

Der Strafparagraph stellt eine äußerste Verletzung der Menschenrechte dar, weil er den Homosexuellen verwehrt, über ihre Sexualität zu verfügen, trotzdem keinerlei Rechtsgut verletzt wird. Die furchtbarste Folge ist das Erpressertum, mit dem auch die Polizei offiziell rechnet und das viele Homosexuelle sogar zur Selbsttötung treibt. Durch die Strafbestimmung wird also dem Verbrechen der Erpressung unmittelbarer Vorschub geleistet. Ein weiterer überaus schwerer Nachteil besteht darin, daß der oft sozial wertvolle Homosexuelle antisozial gemacht wird, weil der Staat ihn zum Verbrecher stempelt, obwohl er das Bewusstsein völliger Schuldlosigkeit hat. Die schlauen, gewitzigten Homosexuellen wissen sich der Strafe zu entziehen, die ehrlichen und anständigen hingegen werden ihr ganzes Lebens hindurch zwischen den furchtbaren Klippen der staatlichen Strafsanktion, des Erpressertums, der Neurose oder Psychose und der Verzweiflung hin- und hergeworfen. Das Leben des Homosexuellen ist ohne irgendwelche persönliche Schuld in einem Meer von Lügen ertränkt. Die homosexuellen Männer haben wie alle andern die staatsbürgerlichen Pflichten zu erfüllen. Im Namen der Gerechtigkeit ist zu fordern, daß ihnen die Gesetzgeber durch die Aufhebung des betreffenden Paragraphen die gleichen staatsbürgerlichen Rechte gewähren. Wenn man den Homosexuellen ein menschenwürdiges Dasein verbürgt, so werden sie auch in ihrem Leben Verantwortlichkeit und Menschenwürde zum Ausdruck bringen. Unterzeichnet ist der Aufruf unter andern von: Professor Gustav Alexander, Dr. Raoul Auernheimer, Rechtsanwalt Dr. Adolf Bachrach, Dr. Julius Bittner, Botschafter a.D. Dr. Konstantin Dumba, Dr. Hermann Eckel (Präsident der Rechtsanwaltskammer), Nationalrat Dr. Wilhelm Ellenbogen, Professor Sigmund Freud, Dozent Josef R. Friedjung, Franz Karl Einzleh, Professor Max Graf, Professor Dr. Josef Halban, Professor Martin Haudek, Professor Guido Holzknecht, Professor Josef Hupka, Professor Heinrich Joseph, Luigi Kasimir,

Professor Anton Lampa, Hofrat Ernst Lothar, Professor Josef Marx, Rosa Manreder, Rechtsanwalt Dr. Richard Preßburger, Professor Emil Raimann, Professor Moritz Schlick, Professor Franz Schmidt (Rektor der Hochschule für Musik und darstellende Kunst), Arthur Schnitzler, Leo Slezak, Professor Hermann Swoboda, Hugo Thimig, Professor Dr. Hans Thirring, Professor Dr. Hans Tietze, Otto Treßler, Dr. Adolf Vetter, Erika Wagner, Jakob Wassermann, Franz Werfel, Stephan Zweig. – Der Aufruf erhält noch eine Reihe bekannter Namen und wir sind sicher, daß viele ihm zustimmen, die keine Gelegenheit fanden, ihn zu unterzeichnen.

Mit der Entkriminalisierung kam dann die Medikalisierung, und damit war schließlich die Pathologisierung von Homosexualität verbunden. Umgehend wurde ein medizinischer Blick auf Homosexualität geworfen: Sie wurde als »Perversion«, »Deviation«, »sexuelle Abweichung« klassifiziert. Homosexualität wurde zunehmend zum Gegenstand diagnostischer und therapeutischer Betrachtung, bis Ende des 20. Jahrhunderts im Zuge allgemeiner Bestrebungen der Entpathologisierung Homosexualität aus den operationalisierten diagnostischen Klassifikationssystemen (DSM-III-R, 1987, und ICD-10, 1992) herausgenommen wurde. Die Bundesarbeitsgemeinschaft Schwule im Gesundheitswesen hatte 1985 (S. 556) festgehalten – und im Grunde gilt dies auch heute noch:

> Die Homosexuellen können heute dank Liberalisierung und Strafrechtsreform in der Bundesrepublik ein weitgehend unbehelligtes Leben führen. Illusionär allerdings wäre es zu glauben, mit der Entkriminalisierung hätten auch diejenigen, denen es um die Beseitigung der Homosexualität und damit letztendlich um die Ausschaltung der Homosexuellen geht, ihre Aktivitäten aufgegeben.

Doch zurück zu Freud mit einem Zitat von Paul Robinson aus Stanford:

> The kernel of truth that links Freud to what can legitimately be considered as homophobic discourse is his famous developmental conception of identity formation, according to which heterosexual object-choice is seen as the ideal, or at least the ›normal‹, outcome of the child's psychic evolution. [...] Although Freud's treatment of homosexuality was ›normalizing‹, it was not ›pathologizing‹. [...] The distinction is important, because later on American psychoanalysis would argue, unambiguously, that homosexuality was a sickness. But Freud insisted that it was not a sickness (Robinson 2001, S. 92).

Homosexuelle wurden gerade von der Psychoanalyse lange Zeit ausgegrenzt (vgl. Rauchfleisch 1994; Dannecker 2001), und dies obwohl sich der Nestor der Psychoanalyse immer wieder für Homosexuelle eingesetzt hatte: So kann man bei Freud in einer späten hinzugefügten Ergänzung zu seinen »Drei Abhandlungen zur Sexualtheorie« von 1905 lesen:

> Die Psychoanalyse widersetzt sich mit aller Entschiedenheit dem Versuche, die Homosexuellen als eine besonders geartete Gruppe von den anderen Menschen abzutrennen. Indem sie auch andere als die manifest kundgegebenen Sexualerregungen studiert, erfährt sie, dass alle Menschen der gleichgeschlechtlichen Objektwahl fähig sind und dieselbe auch im Unbewussten vollzogen haben (Freud 1905, S. 44, Anmerkung 1).

Aber auch in Freuds (1935/1951, S. 786–787) bekannten Brief an eine amerikanische Mutter kommt seine liberale Haltung gegenüber der Homosexualität deutlich zum Ausdruck:

> Wien IX, Berggasse 19, April 9th, 1935
> Dear Mrs. ...
> I gather from your letter that your son is a homosexual. I am most impressed by the fact that you do not mention this term yourself in your information about him. May I question you why you avoid it? Homosexuality is assuredly no advantage, but it is nothing to be ashamed of, no vice, no degradation, it cannot be classified as an illness; we consider it to be a variation of the sexual function, produced by a certain arrest of sexual development. Many highly respectable individuals of ancient and modern times have been homosexuals, several of the greatest men among them (Plato, Michelangelo, Leonardo da Vinci, etc.). It is a great injustice to persecute homosexuality as a crime – and a cruelty, too. If you do not believe me, read the books of Havelock Ellis.
> By asking me if I can help you mean, I suppose, if I can abolish homosexuality and make normal heterosexuality takes its place. The answer is, in a general way we cannot promise to achieve it. In a certain number of cases we succeed in developing the blighted germs of heterosexual tendencies, which are present in every homosexual, in the majority of cases it is no more possible. It is a question of the quality and the age of the individual. The result of treatment cannot be predicted.
> What analysis can do for your son runs in a different line. If he is unhappy, neurotic, torn by conflicts, inhibited in his social life, analysis may bring him harmony, peace of mind, full efficiency, whether he remains a homosexual or gets changed. If you make up your mind he should have analysis with me – I don't

expect you will – he had to come over to Vienna. I have no intention of leaving here. However, don't neglect to give me your answer.
Sincerely yours with kind wishes
Freud
PS: I did not find it difficult to read your handwriting. Hope you will not find my writing and my English a harder task.

Deutsche Übersetzung bei Jones (1962, S. 232–234):

Wien IX, Berggasse 19, 9. April 1935
Sehr geehrte Frau …
Ich entnehme Ihrem Brief, daß Ihr Sohn ein Homosexueller ist. Den stärksten Eindruck machte mir die Tatsache, daß Sie dieses Wort in Ihrem Bericht über ihn nicht selber gebrauchen. Darf ich Sie fragen, warum Sie es vermeiden? Homosexualität ist gewiß kein Vorzug, aber auch nicht etwas, dessen man sich schämen muß, kein Laster, keine Erniedrigung und kann nicht als Krankheit bezeichnet werden; wir betrachten sie als eine Abweichung der sexuellen Funktionen, hervorgerufen durch eine gewisse Stockung der sexuellen Entwicklung. Viele hochachtbare Personen in alten und neuen Zeiten sind Homosexuelle gewesen, unter ihnen viele der größten Männer (Plato, Michelangelo, Leonardo da Vinci, et cetera). Es ist eine große Ungerechtigkeit, Homosexualität als ein Verbrechen zu verfolgen und auch eine Grausamkeit. Wenn Sie mir nicht glauben, lesen Sie die Bücher von Havelock Ellis.
Mit Ihrer Frage, ob ich helfen kann, meinen Sie wohl, ob ich Homosexualität abschaffen kann und normale Heterosexualität an ihre Stelle setzen. Die Antwort ist, allgemein gesagt, daß wir dies nicht versprechen können. In einer gewissen Anzahl von Fällen gelingt es uns, die verkümmerten Keime der heterosexuellen Tendenzen, die ja in allen Homosexuellen vorhanden sind, zu entwickeln; in der Mehrzahl der Fälle ist dies nicht mehr möglich. Es ist eine Frage der Charakterbeschaffenheit und des Alters der betreffenden Person. Der Erfolg der Behandlung kann nicht vorausgesagt werden.
Was eine Analyse für Ihren Sohn erreichen kann, ist eine andere Frage. Wenn er unglücklich ist, neurotisch, von Zweifeln zerrissen, gehemmt in seinen persönlichen Beziehungen, dann mag eine Analyse ihm Harmonie, Seelenfrieden und volle Leistungsfähigkeit bringen, unabhängig davon, ob er homosexuell bleibt oder sich ändert. Falls Sie sich dazu entschließen, dass er von mir analysiert werden soll – und ich erwarte dies nicht –, müsste er nach Wien kommen. Ich habe nicht die Absicht, von hier wegzugehen. Immerhin, unterlassen Sie es nicht, mir zu antworten.
Mit besten Wünschen
Ihr ergebener Freud
PS: Es fiel mir nicht schwer, Ihre Handschrift zu lesen. Hoffentlich fällt Ihnen meine Schrift und mein Englisch nicht schwerer.

Keinesfalls ging es Freud also um eine Pathologisierung von Homosexualität; er war vielmehr um eine psychologische Erklärung bemüht. Zugleich kritisierte er die starre Binarität von Mann und Frau und erinnerte an die archaische Bisexualität. Die psychoanalytischen Erklärungsansätze, in der früheren Begegnung mit Mutter und Vater (starke Fixierung auf die Mutter wegen eines Wegfalls des Vaters) die Ursächlichkeit der Homosexualität zu sehen, sind aus heutiger Perspektive sicherlich kritisch zu sehen. Freud aber zu unterstellen, er habe Homosexualität pathologisch verstanden, wird ihm nicht gerecht und findet seine Erklärung vermutlich in einem Missverständnis des Freudschen Normierungsgedankens (vgl. Robinson 2001). Freud sieht in der Tat die Heterosexualität als »normal« an, spricht aber nicht von der Homosexualität als einer Krankheit, nur weil diese von der Norm abweicht. Jeder Mensch kann aufgrund der in uns angelegten ursprünglichen Bisexualität auch das gleiche Geschlecht begehren. Dies ist zurückzuführen auf eine grundsätzliche Konstitution, die durch lebensgeschichtliche Faktoren eine bestimmte Orientierung bekommt. Um es mit den Worten des Psychoanalytikers Udo Rauchfleisch (2002, S. 20) zu sagen:

> In der Diskussion darüber, ob Homosexualität angeboren oder erworben sei, nahm Freud eine eher vermittelnde Stellung ein. So betonte er in den ›Drei Abhandlungen‹, dass die lebensgeschichtlichen Einflüsse als alleinige Erklärung der Homosexualität nicht ausreichten, dass vielmehr auch andere (konstitutionelle) Faktoren mitwirkten. Freud ging damit als einer der ersten von einer parallel laufenden Ätiologie aus, indem er die Homosexualität als sowohl konstitutionell bedingt als auch erworben betrachtete.

In eben diesem Sinn hat sich Freud dafür eingesetzt, dass homosexuelle Kandidaten zur psychoanalytischen Ausbildung zugelassen werden (zur Zulassungspraxis heute vgl. Steger 2007). Dies ist der Antwort auf einen Brief von Ernest Jones vom 01.12.1921, in dem Freud gemeinsam mit Rank gegen die Ablehnung eines Homosexuellen durch Jones und Ferenczi angehen, deutlich zu entnehmen. (Die folgenden Zitate finden sich bei Spiers/Lynch 1977.) Am 01.12.1921 schreibt Ernest Jones aus London an Sigmund Freud:

> The Dutch asked me some time ago about the propriety of accepting as a member (in the Psychoanalytic Association) a doctor known to be manifestly

homosexual. I advised against it, and now hear from Van Emden that the man has been detected and committed to prison. Do you think this would be a safe general maxim to act on? On the one hand, they were very doubtful about accepting Varendonck and referred his election to me; I spoke of course in his favour.

Sigmund Freud und Otto Rank reagieren hierauf aus Wien in einem so genannten Zirkular-Brief vom 11.12.1921:

Your query dear Ernest concerning prospective membership of homosexuals has been considered by us and we disagree with you. In effect we cannot exclude such persons without other sufficient reasons, as we cannot agree with their legal prosecution. We feel that a decision in such cases should depend upon a thorough examination of the other qualities of the candidate.

Ein Zirkular-Brief von Abraham-Sachs-Eitington aus Berlin datiert vom 22.01.1922:

We have not yet decided about the question of admitting homosexual analysts to our Society, but we have had some thoughts on this matter. First of all we are against any insult or harshness against anyone. We have had the experience that homosexuals with an overt behaviour pattern can travel only part of the way with us. Since homosexuality appears in many forms as a part of a neurosis we believe that it should be analyzed. Our sad experiences here are Hirschfeld and Blüher. You cannot imagine what the last one has done towards a misunderstanding of psychoanalysis. Every possibility to re-analyze these persons stops at their homosexuality. We agree that we only should accept homosexuals into our membership when they have other qualities in their favour.

Am 22.01.1922 reagieren Freud und Rank hierauf:

We recognize the arguments against the analytic participation of homosexuals as somewhat of a guideline. But we have to warn against making it into a law considering the various types of homosexuality and the different mechanisms of their cause.

Man kann zwar durchaus den Standpunkt nachvollziehen, Sigmund Freud habe durch die Bereitstellung der Psychoanalyse als Methode einen Nährboden für Pathozentrik und Diskriminierung geschaffen (vgl. Rauchfleisch 1993, S. 160), tatsächlich ist es aber erst durch die Institutionalisierung von Psychoanalyse zu einer Einengung und Pathologisierung der Homosexualität gekommen (vgl. Rauchfleisch 1993, S. 165). Eine gewisse Einschränkung muss man vielleicht bei Freuds Ansicht gegenüber weiblicher Homosexualität machen, wenngleich sich in seiner Arbeit »Über die Psychogenese eines Falles von weiblicher Homosexualität« (1920) eine dezidiert verständnisvolle, weit von jeglicher Pathologisierung entfernte Position findet.

In der Hauptsache ist es aber den Nachfreudianern zuzuschreiben, dass Homosexuelle von der Psychoanalyse als schwer gestört, als labil und von psychischer Auffälligkeit gekennzeichnet wurden (vgl. Künzler 1992): Als eine Synthese der in den 1930er und 1940er Jahren entwickelten Homosexualitätstheorien kann Charles W. Socarides' Einstellung verstanden werden. Er ging davon aus, dass Homosexualität als Krankheit durch die Psychoanalyse geheilt werden könnte:

> From the beginning of my [sc. Socarides, F. St.] practice in New York, I have tried to use my science – my psychoanalytic skills – to help hundreds of homosexuals. I tell them, we are all products of how we were treated when we were very small. Whatever conflicts we have now took root in the soil we were planted in long ago. But, unlike plants, we are not stuck to these roots. We can move. We can change. Our often tortured pasts need to be our destiny. Our capacity of healing and repair is greater than we know. I have spent most of my professional life, some 40 years, helping homosexuals get on with that healing and, in many cases, find happiness in marriage and a family […] (Socarides 1995, S. 7).

Socarides schreckte nicht einmal davor zurück, seine Einstellung auf Freud zurückzubeziehen (vgl. Socarides 1968, S. 42–56), ihn also zu missbrauchen, obwohl seine Einstellung in klarem Gegensatz zu Freud stand.

Die deutschsprachige Psychoanalyse hat sich der englischsprachigen Theoriebildung weitgehend angeschlossen und damit ein pathologisches Bild von Homosexualität übernommen:

> Expanded models of homosexuality were not formulated in West Germany, but the works of British and American authors, including M. Klein (1932), E. Bergler and L. Eidelberg (1933), G. Bychowski (1961) and C. Socarides (1968) were translated and adopted (Stakelbeck/Frank 2003, S. 28).

Ich kann mich des Eindruck nicht erwehren, erklärtes Ziel der Psychoanalyse war und ist es zum Teil noch heute, der Pathologie von Homosexualität auf die Spur zu kommen und Heterosexualität als therapeutisches Ziel zu bestimmen. Heterosexualität wird als reifer Ausdruck der »normalen« Entwicklung verstanden. Die Psychoanalyse versucht dabei diagnostisch zu ergründen, was in der kindlichen und jugendlichen Entwicklung im Fall einer homosexuellen Entwicklung fehl gelaufen ist. Um es auf eine Formel zu bringen: Homosexualität wird im Freudschen Sinn als eine Entwicklungsstörung verstanden und – nota bene – im Nicht-Freudschen Sinn psychopathologisch gefasst.

Interessanterweise kam es nicht einmal im Nachkriegsdeutschland zu einem Neubeginn des Denkens, sodass hier eigene Theorien zur Homosexualität entstanden wären (vgl. Stakelbeck/Frank 2006). Gerade bei der im Nachkriegsdeutschland gegründeten Deutschen Psychoanalytischen Vereinigung hätte man solches erwarten können, da sich diese dezidiert von der Einflussnahme auf die psychoanalytische Theorie durch den Nationalsozialismus distanzierte und einen eigenen Neubeginn versuchte (vgl. Brecht et al. 1985; Kutter 2000). In klarem Bekenntnis zu Freudscher Psychoanalyse kam es immerhin zur Abspaltung und Anerkennung durch die International Psychoanalytic Association. Hier hätte man sich auch einen eigenen Standpunkt zur Homosexualität gewünscht, der sich auf Freud besinnt. Doch sah und sieht die Realität bedauerlicherweise anders aus:

> In the early 1980s, an openly gay candidate was initially admitted to a course in Gießen by the local course committee of a DPV institute. The case was then referred to the national, and possibly also to an international committee; the candidate was subsequently rejected (BASG 1984; Künzler 1992). We do not know whether the DPV institutes have changed their policy at this time (BASG 1985, S. 554–555; vgl. Künzler 1992; Stakelbeck/Frank 2003).

In der Tat gibt es seit einigen Jahren erfreulicherweise eine modernere Tendenz in der psychoanalytischen Literatur zur Homosexualität (vgl. Isay 1989/90; Stakelbeck/Frank 2003). Dies darf allerdings nicht darüber hinwegtäuschen, dass in einem größeren Teil der psychoanalytischen Praxis bis heute kein aufgeklärtes, wertschätzendes und einfühlendes Verständnis von Homosexualität aufgekommen ist. Insofern muss ich der Ansicht, Homosexualität werde heute von großen Teilen der Psychoanalyse nicht pathozentrisch und diskriminierend angesehen (vgl. Kreische 2005), deutlich widersprechen. Und noch einmal kann Socarides zitiert werden:

You don't believe that treating homosexuals is ›one of the most flagrant abuses of psychiatry in America?‹ Absolutely not. And we will go on treating homosexuals despite the very successful campaign that gay activists have mounted to normalize what was always considered deviant behavior. It's more than a campaign, really. It's more like a movement. There are now hundreds of gay organizations in this country, all of them promoting a spurious homosexual freedom. As a result, to them, and to an increasing number of straight Americans, homosexuality has become ›just another lifestyle‹. *Well, an official body of our own profession, the American Psychiatric Association, declared in 1973 that homosexuality was not a disorder.* Yes, that was a turning point. But it was a fraud. It never should have happened. Our scientificc integrity had been eroded in the pursuit of a false freedom (Socarides 1995, S. 154–156).

Es tritt hier ein Menschenbild vor Augen, das ethisch verletzend und menschenunwürdig ist. Es ist also kein überflüssiger Anachronismus, heute die Gleichberechtigung und Wertschätzung von Homosexuellen einzufordern, Homosexualität als eine natürliche, der Heterosexualität gleichwertige Variante sexueller Orientierung anzusehen (vgl. Wiesendanger 2001, S. 104), wie dies dem Nestor Freud entspreche. Vielmehr ist dies eine zentrale und ethisch wertvolle Aufgabe.

Anmerkungen

* Eine veränderte Fassung dieses Beitrags erscheint unter dem Titel »Therapie der ›schwulen Seele‹: Homosexualität und Sigmund Freud«. In: Chahour, Marcel & Watzka, Carlos (2008) (Hg.): VorFreud. Tagungsband der 7. Wiener Gespräche zur Sozialgeschichte der Medizin, 2006. Wien.

Literatur

Appell an Strafrechtsausschuß des österreichischen Nationalrates (1930). Arbeiter-Zeitung. Zentralorgan der Sozialdemokratie Deutschösterreichs (Nr. 134/43, 16.05.1930), 2.
Brecht, Karen; Friedrich, Volker; Hermanns, Ludger M.; Kaminer, ‚Isodor J. & Juelich, Dirk H. (Hg.) (1985): »Hier geht das Leben auf eine sehr merkwürdige Weise weiter ...«. Zur Geschichte der Psychoanalyse in Deutschland. Hamburg (Michael Kellner).
Bundesarbeitsgemeinschaft Schwule im Gesundheitswesen (BASG) (1985): Kritische Glosse: Psychoanalyse in Schwulitäten. Psyche 6, 553–560.
Dannecker, Martin (2001): Probleme der männlichen homosexuellen Entwicklung. In: Sigusch, Volkmar (Hg.): Sexuelle Störungen und ihre Behandlung. 3. Auflage. Stuttgart, New York (Georg Thieme), S. 102–123.

Eder, Franz X. (2001): Degeneration, Konstitution oder Erwerbung? Die Konstruktion der Homosexualität bei Richard von Krafft-Ebing und Sigmund Freud. In: Förster, Wolfgang; Natter, Tobias G. & Rieder, Ines (Hg.): Der andere Blick. Lesbischwules Leben in Österreich. Eine Kulturgeschichte. Wien (AG »Der andere Blick«), S. 155–162.

Fiedler, Peter (2004): Sexuelle Orientierung und sexuelle Abweichung. Heterosexualität – Homosexualität – Transgenderismus und Paraphilien – sexueller Missbrauch – sexuelle Gewalt. Weinheim, Basel (Beltz).

Foucault, Michel (1976/1983): Sexualität und Wahrheit I: Der Wille zum Wissen. Frankfurt/Main (Suhrkamp).

Freud, Ernst & Freud, Lucie (Hg.) (1980): Sigmund Freud. Briefe, 1873–1939. 3. Auflage. Frankfurt/Main (Fischer).

Freud, Sigmund (1905): Drei Abhandlungen zur Sexualtheorie. GW V, 27–145.

Freud, Sigmund (1920): Über die Psychogenese eines Falles von weiblicher Homosexualität. Internationale Zeitschrift für Psychoanalyse 6, 1–24 [auch in: GW XII, 269–302].

Freud, Sigmund (1928). In: Linsert, Richard & Hiller, Kurt (Hg.): Für Magnus Hirschfeld zu seinem 60. Geburtstage. Berlin, 7.

Freud, Sigmund (1935/1951): Letter to an American Mother, 9.4.1935. American Journal of Psychiatry 107, 786–787.

Isay, Richard (1989/1990): Schwul sein. Die psychologische Entwicklung des Homosexuellen. München, Zürich (Piper).

Jones, Ernest (1962): Das Leben und Werk von Sigmund Freud. Bd. 3. Bern (Huber).

Krafft-Ebing, Richard von (1877): Über gewisse Anomalien des Geschlechtstriebes und die klinisch-forensische Verwertung derselben als eines wahrscheinlich funktionellen Degenerationszeichens des zentralen Nervensystems. Archiv für Psychiatrie und Nervenkrankheiten 7, 291–312.

Krafft-Ebing, Richard von (1882): Zur »konträren Sexualempfindung« in klinisch-forensischer Hinsicht. Allgemeine Zeitschrift für Psychiatrie und psychisch-gerichtliche Medizin 38, 211–227.

Krafft-Ebing, Richard von (1903): Psychopathia sexualis mit besonderer Berücksichtigung der conträren Sexualempfindung. 12. Auflage. Stuttgart.

Kreische, Reinhard (2005): Homosexualität: Angst vor Fremdem. Deutsches Ärzteblatt PP 3, 120.

Künzler, Erhard (1992): Der homosexuelle Mann in der Psychoanalyse. Forum Psychoanalyse 8, 202–216.

Künzler, Erhard (1992): Kann ein Homosexueller Psychoanalytiker werden/sein? Psychoanalyse im Widerspruch 3, 21–38.

Kutter, Peter (2000): Moderne Psychoanalyse. Eine Einführung in die Psychologie unbewusster Prozesse. 3. Auflage. Stuttgart (Klett).

Plöderl, Martin (2005): Sexuelle Orientierung, Suizidalität und psychische Gesundheit. Weinheim, Basel (Beltz).

Rauchfleisch, Udo (1993): Psychoanalyse und Homosexualität. In: Puff, Helmut (Hg.): Lust, Angst und Provokation. Homosexualität in der Gesellschaft. Göttingen (Vandenhoeck & Ruprecht), S. 159–182.

Rauchfleisch, Udo (1994): Die Diskriminierung homosexueller Menschen durch die Psychoanalyse. Zeitschrift für Sexualforschung 7, 217–230.

Rauchfleisch, Udo (2001): Schwule, Lesben, Bisexuelle. Lebensweisen, Vorurteile, Einsichten. 3. Auflage. Göttingen (Vandenhoeck & Ruprecht).

Rauchfleisch, Udo (2002): Historischer Abriß. In: Rauchfleisch, Udo; Frossard, Jacqueline;

Waser, Gottfried; Wiesendanger, Kurt & Roth, Wolfgang: Gleich und doch anders. Psychotherapie und Beratung von Lesben, Schwulen, Bisexuellen und ihren Angehörigen. Stuttgart (Klett), S. 15–37.
Rauchfleisch, Udo; Frossard, Jacqueline; Waser, Gottfried; Wiesendanger, Kurt & Roth, Wolfgang (2002): Gleich und doch anders. Psychotherapie und Beratung von Lesben, Schwulen, Bisexuellen und ihren Angehörigen. Stuttgart (Klett).
Robinson, Paul (2001): Freud and Homosexuality. In: Dean, Tim & Lane, Christopher (Hg.): Homosexuality & Psychoanalysis. Chicago, London (Chicago UP), S. 91–97.
Sigusch, Volkmar (2000): Karl Heinrich Ulrichs. Der erste Schwule der Weltgeschichte. Berlin (MännerschwarmSkript).
Sigusch, Volkmar (2005): Praktische Sexualmedizin. Eine Einführung. Köln (Dt. Ärzteverlag).
Socarides, Charles W. (1971): Der offen Homosexuelle. Frankfurt/Main (Suhrkamp) [urspr. engl. 1968].
Socarides, Charles W. (1995): Homosexuality. A Freedom to Far. A Psychoanalysts Answers 1000 Questions About Causes and Cure and the Impact of the Gay Rights Movement on American Society. Phoenix (Adame Margrave Books).
Spiers, Herb & Lynch, Michael (1977): The Gay Rights Freud. The Body Politic 33, 8–10.
Stakelbeck, Falk & Frank, Udo (2003): From Perversion to Sexual Identity: Concepts of Homosexuality and Its Treatment in Germany. In: Lingiardi, Vittorio & Drescher, Jack (Hg.): The Mental Health Professions and Homosexuality: International Perspectives. New York, London, Oxford (Haworth Medical Press), S. 23–46.
Stakelbeck, Falk & Frank, Udo (2006): Kommen die neuen psychoanalytischen Theorien zur männlichen Homosexualität nur noch aus Amerika? In: Biechele, Ulrich; Hammelstein, Philipp & Heinrich, Thomas (Hg.): Anders ver-rückt? Lesben und Schwule in der Psychiatrie. Lengerich (Pabst Science Publishers), S. 121–137.
Steger, Florian (2007): Psychoanalyse und Homosexualität. Noch immer Pathozentrik und Diskriminierung. Zeitschrift für psychoanalytische Psychotherapie 2007 [im Druck].
Voss, Pia (2005): Homosexualität: Diskriminierung gibt es noch immer. Deutsches Ärzteblatt PP Heft 1, 27.
Wagner, Christof & Rossel, Erich (2006): Vorwort der Herausgeber zum Schwerpunkt »Gesundheit von Lesben, Schwulen und Bisexuellen – Forschung und therapeutische Praxis«. Verhaltenstherapie & psychosoziale Praxis 38, 533.
Westphal, Carl von (1869): Die conträre Sexualempfindung. Symptom eines neuropathischen (psychopathischen) Zustandes. Archiv für Psychiatrie und Nervenkrankheiten 2, 73–108.
Wiesendanger, Kurt (2001): Schwule und Lesben in Psychotherapie, Seelsorge und Beratung. Göttingen (Vandenhoeck & Ruprecht).
Wiesendanger, Kurt (2004): Beratung für Lesben und Schwule. In: Nestmann, Frank; Engel, Frank & Sickendiek, Ursel (Hg.): Das Handbuch der Beratung I: Disziplinen und Zugänge. Tübingen (dgvt Verlag), S. 245–254.
Wiesendanger, Kurt (2005): Vertieftes Coming-out. Schwules Selbstbewusstsein jenseits von Hedonismus und Depression. Göttingen (Vandenhoeck & Ruprecht).

The crooked straight – Reorientierungstherapien aus ethischer Sicht

Jürgen Brunner

Als Titel habe ich ein Zitat aus Händels Messias (in Anlehnung an Jesaja 40, 4) gewählt. Das englische Wort »crooked« bedeutet neben »krumm« und »schief« auch »unehrlich«. Diese pejorative Konnotation erscheint mir nicht unpassend für einen Aufsatz über Therapien, die zum Ziel haben, die homosexuelle Orientierung in Richtung Heterosexualität zu verändern. Die Proselyten eines solchen Ansatzes vertreten meist fundamentalistische religiöse Überzeugungen. Insbesondere halten sie Homosexualität für moralisch verwerflich und für eine Sünde.

An eine Einführung in Programmatik und Ideologie so genannter »reparativer« Ansätze schließt sich ein Überblick über Konversionstherapien in der Vergangenheit an, wobei ein Schwerpunkt auf Psychoanalyse und Verhaltenstherapie gelegt wird. Es folgen eine Übersicht über die wichtigsten heutigen Repräsentanten der so genannten Ex-Gay-Bewegung und eine Synopsis der empirischen Daten zu Therapeuten und ihren Klienten. Nach dieser sowohl historischen als auch aktuellen »Bestandsaufnahme« werden die ethischen Probleme dieser Außenseitermethode ausführlich behandelt. Insbesondere wird begründet, warum diese höchst umstrittenen und zweifelhaften Therapien Diskriminierung und Stigmatisierung fördern und aus ethischen Gründen abzulehnen sind.

1. Programmatik und Ideologie konversionstherapeutischer Ansätze

1.1 Fundamentalistisch-religiöser Hintergrund

David W. Lutz, der an der katholischen Universität in Nairobi/Kenia lehrt, veröffentlichte 2004 einen Aufsatz in der Zeitschrift *Christian Bioethics* (vgl. Lutz 2004). Homosexualität ist in seinen Augen ein Laster, eine Sünde. Er bedauert die Entscheidung der American Psychiatric Association (APA) von 1973, Homosexualität nicht länger als psychiatrische Erkrankung anzusehen und aus dem DSM zu streichen (vgl. ebd., S. 217). Er behauptet, diese Entscheidung der APA beruhe nicht auf wissenschaftlicher Evidenz, sie sei angeblich nur auf Druck von homosexuellen Aktivisten (»Organized Sodom«) erfolgt (vgl. ebd., S. 201). Lutz spricht ernsthaft von einem kriegerischen Angriff homosexueller »Aktivisten« auf die katholische Kirche, das amerikanische Militär und sogar pauschal auf die amerikanische Gesellschaft. Die Rede von einem kulturellen Krieg (»cultural guerilla warfare of homosexual-activist groups«) sei keineswegs hyperbolisch (vgl. ebd., S. 189–190). Gegen das Laster der Sodomie seien sexuelle Reorientierungs- oder Konversionstherapien ein probates Mittel (vgl. ebd., S. 222).

Carlton Clark sieht im Jahr 2004 die Sünde der Homosexualität als Folge des moralischen Verfalls des Menschen (»fall of man«). Die Sünde könne nicht wirksam und durchgreifend allein durch weltliche Therapeuten, sondern nur innerhalb des institutionellen Rahmens der christlichen Kirche überwunden werden (vgl. Carlton 2004, S. 138). In demselben Band der Zeitschrift *Christian Bioethics* spricht sich Howsepian dafür aus, Homosexualität trotz der Entscheidungen der APA (1973 und 1987) und der WHO (1992) weiterhin als Krankheit aufzufassen. Er weist auf die trickreiche Möglichkeit hin, Homosexualität auch im DSM-IV weiterhin als psychische Störung klassifizieren zu können – unter der Rubrik »nicht näher bezeichnete sexuelle Störung« (Howsepian 2004, S. 119). Im DSM-IV wird unter 302.9 in der Tat »andauerndes und ausgeprägtes Leiden an der sexuellen Orientierung« (DSM-IV, S. 228) sogar expressis verbis genannt, sodass tatsächlich die Möglichkeit besteht, die Homosexualität als Diagnose durch diese Hintertür in das psychiatrische Klassifikationssystem wieder hineinzumogeln, aus dem es vor mehr als 30 Jahren völlig zu Recht verbannt wurde. Howsepian reklamiert für christliche Therapeuten einen ideologischen Sonderstatus: Ein christlicher Psychotherapeut solle sich nur nicht beirren lassen durch allgemein akzeptierte akademische und professionspolitische Positionen. Durch seinen christlichen Hintergrund wisse er doch besser, was gut für sich selbst und seine Patienten ist – und zwar »regardless of what the prevailing views of the American professional mental health associations happen to be« und »regardless of what happens to be fashionable in the remainder of academia« (Howsepian 2004, S. 131). Gegen Homosexualität helfe die göttliche Macht der radikalen Transformation (»the radical transforming power of God«). Dieser göttliche Transformationsprozess werde entweder durch eine direkte spirituelle Intervention (»dramatically by direct divine transformative spiritual intervention«) oder – etwas irdischer – durch Psychotherapie (»by more indirect, mundane, and incremental means through psychotherapy with mental health professionals«) erreicht (ebd., S. 131). Wie der angestrebte göttliche Transformationsprozess nun konkret gegen die Sünde der Homosexualität eingesetzt und wirksam werden soll, das überlässt Howsepian dann aber der Allmacht Gottes bzw. der Fantasie des Lesers.

Aus medizinethischer Sicht ist an dieser Position vieles zu kritisieren: Howsepian vertritt eine fundamentalistische religiöse Position, die in einer modernen, pluralistischen Gesellschaft keine universale Geltung beanspruchen kann. Er ist nicht befugt, seinen Patienten im Rahmen einer Psychotherapie seine persönlichen Glaubensüberzeugungen gegen ihren Willen aufzunötigen. Dies stellt sogar einen Missbrauch der – zwangsläufig vorhandenen – Machtasymmetrie in einer therapeutischen Beziehung dar. Zudem vertritt er eine paternalistische Position: Nach seiner Überzeugung wisse der Therapeut aufgrund seines religiösen Wertesystems, was für ihn selbst und damit auch für den Patienten das Beste ist (vgl. ebd., S. 131). Durch dieses Prärogativ verletzt er das ethische Prinzip der Autonomie des Patienten. Es stellt einen unzulässigen Missbrauch der professionellen Rolle dar, einen Patienten ohne dessen ausdrückliche Einwilligung religiös zu indoktrinieren. Eine professionelle Psychotherapie muss sich in Diagnostik und Therapie an valider empirischer Evidenz und an rational begründeten wissenschaftlichen Theorien orientieren, nicht an persönlichen Glaubensbekenntnissen und religiösen Überzeugungen. Indem Howsepian nicht über die ungewissen – und allenfalls äußerst bescheidenen – Erfolgsaussichten einer von ihm angestrebten »Heterosexualisierung« informiert und zudem die potenziellen Risiken dieses heftig umstrittenen Ansatzes ganz außer Acht lässt, verstößt er gegen die Anforderungen an einen »informed consent« und auch gegen die ethischen Prinzipien der Benefizienz (beneficence) und des Nichtschadens (non-maleficence). Dringend geboten bzw. unabdingbar wäre eine Aufklärung über (a) den experimentellen Charakter eines solchen Ansatzes, (b) die religiöse – und keineswegs wissenschaftlich allgemein oder auch nur überwiegend akzeptierte – Fundierung des zugrunde liegenden theoretischen Rahmens, (c) zu erwartende Erfolgs- bzw. Misserfolgsaussichten und (d) potenzielle Risiken. In Übereinstimmung mit dieser Auffassung hält es auch Murphy für notwendig, über den experimentellen Charakter solcher Therapien aufzuklären: »[S]uch therapy should be identified as *experimental* in nature to any who seek advice about it; to suggest otherwise is to misinform« (Murphy 1991, S. 137).

Auch eine Information über sinnvolle Alternativen wie »gay affirmative therapy« wäre obligatorischer Bestandteil eines »informed consent«, zumal Howsepian eine Außenseitermethode propagiert, die von Standesorganisationen wie der APA ausdrücklich als unethisch abgelehnt wird.

1.2 Bizarre, paradoxe und inkompatible Ideologien der Ex-Gay-Bewegung

Die antischwule und antilesbische Ex-Gay-Bewegung basiert auf zwei ideologischen Rahmenkonzepten: (a) »homosexuality as choice« und (b) »homosexuality as condition«. Das Credo »homosexuality as choice« negiert grundsätzlich biologische (Teil-)Ursachen. Homosexualität ist nach dieser Auffassung nicht fest in der Persönlichkeit verankert, sondern das Ergebnis einer willkürlichen Wahlentscheidung. Diese Sichtweise steht in der traditionellen christlichen Konzeption von Homosexualität als Sünde. Das Konstrukt »homosexuality as condition« teilt mit der Auffassung »homosexuality as choice« die strikte Leugnung biologischer ätiologischer Faktoren. Homosexualität wird als psychopathologische Disposition verstanden, die in Anlehnung an antiquierte und obsolete psychoanalytische Theorien zu erklären versucht wird durch Traumata in der Kindheit (Verführung durch einen älteren Homosexuellen) oder dysfunktionale Familienstrukturen und -interaktionen (distanzierter Vater, dominante Mutter). Trotz konzeptioneller Inkongruenzen und Paradoxien koexistieren »homosexuality as choice« und »homosexuality as condition« in der Ex-Gay-Bewegung auf merkwürdige und befremdliche Weise nebeneinander. Normalerweise würde man annehmen, dass die Auffassung von Homosexualität als einer psycho(patho)logischen Prädisposition eine echte freie Wahl ausschließt oder zumindest einschränkt. Beide theoretische Rahmen werden aber zu einer Sichtweise synthetisiert, wonach der »homosexuelle Lebensstil« interpretiert wird als zwar nachvollziehbare, aber defizitäre und pathologische Entscheidung, also als eine Symptombildung, die aus den postulierten Kindheitstraumata resultiert. Vorwerfbar ist nach dieser schrägen Theorie den Lesben und Schwulen, dass sie den homosexuellen Impulsen nicht genügend Willenskraft und Widerstand entgegensetzen, sondern sie ausleben oder (in abzulehnender psychoanalytischer Terminologie) »ausagieren«. Nach Auffassung der so genannten Ex-Gay-Bewegung kann Homosexualität verstanden werden als bewusste sündhafte Entscheidung auf dem Boden einer gestörten psychosexuellen Entwicklung.

Im Kern zielt die Ex-Gay-Bewegung darauf ab, das Fundament der gesamten Schwulen- und Lesbenbewegung zu unterminieren. Es wird nämlich behauptet, dass es gar keine lesbische oder schwule Identität gebe, sondern lediglich sündhafte Verhaltensweisen, die aber nicht naturgegeben seien, sondern von denen man willentlich auch ablassen könne. Notwendig seien dazu Willensanstrengung, göttliche Unterstützung und flankierend die propagierten Konversionsbehandlungen. Die Einforderung von besonderen Rechten für Schwule und Lesben ist nach dieser Auffassung unbegründet und entbehrlich, da es letztlich gar keine schwulen und lesbischen Identitäten gibt. Wie sollen Rechte für Schwule und Lesben legitimiert werden, wenn eine Umkehr von der Sünde jederzeit möglich ist, wenn es also gar keine distinkte Gruppe von permanent schwulen oder lesbischen Menschen gibt? Durch die Existenz von vermeintlich effektiven »Umpolungsstrategien« wird die Kategorie »homosexuelle Identität« im Kern ausgehöhlt und erodiert. Die intendierte Repathologisierung birgt die nicht zu unterschätzende Gefahr eines Rückschritts für die Schwulen- und Lesbenbewegung: Falls es den antischwulen Aktivisten gelänge, Homosexualität als einen heilbaren, psychopathologischen Zustand darzustellen und die öffentliche

Mehrheitsmeinung in diese Richtung zu manipulieren, würde dies die Rechte von Lesben und Schwulen untergraben und sie erneut als sexuell Deviante stigmatisieren (vgl. Fetner 2005, S. 84).

1.3 Die christlich-konservative antihomosexuelle Werbekampagne »Truth in Love«

Wie die zitierten Beiträge in der Zeitschrift *Christian Bioethics* von 2004 belegen, sind religiös-fundamentalistische Positionen im Zusammenhang mit Therapieversuchen zur Änderung der homosexuellen Identität auch in jüngerer Zeit durchaus virulent. Im Sommer 1998 formierte sich eine Koalition aus christlich-konservativen, antischwulen Aktivisten, die eine Reihe von großformatigen Anzeigen in mehreren renommierten Zeitungen (z.B. New York Times) veröffentlichte (vgl. Fetner 2005). Darin wurde Propaganda gemacht für zweifelhafte Reorientierungs-, Konversions- oder »reparative« Therapien. Diese diskriminierende Werbekampagne stand unter dem euphemistischen Motto »Truth in Love«. Allein schon diese propagandistische Wortwahl suggeriert, die wahre Liebe sei nur in der Heterosexualität zu finden, und rückt Homosexualität in einen suspekten Dunstkreis von Unaufrichtigkeit, Verschlagenheit und Verlogenheit.

Eine detaillierte Analyse der verwendeten Symbole in dieser Werbe- bzw. Hetzkampagne ist aufschlussreich im Hinblick auf die evozierten Klischees und die sich dahinter verbergende Absicht/Ideologie (vgl. ebd.): Die christlich-konservative antischwule Bewegung beansprucht für sich einen exklusiven Verfügungsanspruch über die Bereiche Kirche, Gott, Familie und Amerika. Durch die Verwendung der symbolischen Repräsentationen für Gott und Christentum soll die diskriminierende schwulen- und lesbenfeindliche Haltung legitimiert und in Religion und Tradition verankert werden. Die christlichen Symbole suggerieren, dass alle oder die meisten Menschen christlichen Glaubens antischwule und antilesbische Einstellungen teilen würden. Außerdem reklamiert die Ex-Gay-Bewegung für sich die Werte Rede- und Meinungsfreiheit, Wahrheit und Liebe. Die antischwule Bewegung beansprucht für sich die ausschließliche moralische Definitionsbefugnis über die Familie gemäß dem überkommenen Konzept der Kernfamilie, bestehend aus zwei verheirateten, heterosexuellen Eltern und ihren biologischen oder adoptierten

Kindern. Abweichende Konstellationen wie außereheliche sexuelle Beziehungen, allein erziehende Elternteile, Scheidung sowie Homo- und Bisexualität – ganz zu schweigen von eingetragenen Lebenspartnerschaften oder gar einem Adoptionsrecht von Lesben und Schwulen – werden als unvereinbar mit dem traditionellen Modell der Kernfamilie zu diskreditieren versucht.

Eine antischwule Werbung mit dem rabulistischen Titel »In defence of free speech« unterstellt auf perfide Weise, schwul-lesbische Aktivisten würden homosexuellenkritische Meinungen zensieren und unterdrücken, indem sie solche als bigott und homophob deklarieren und disqualifizieren. Dadurch wird die antischwule Pro-Family-Agenda mit den typisch amerikanischen Idealen von Rede- und Meinungsfreiheit und Toleranz gegenüber abweichenden Meinungen auf unheilvolle propagandistische Weise amalgamiert. Toleranz und »diversity« sind natürlich programmatische Positionen, die gerade die Schwulen- und Lesbenbewegung als soziale Minorität für sich beansprucht und sich auf die Fahnen geschrieben hat. Die antihomosexuelle Werbekampagne stellt gerade dies infrage und auf den Kopf und intendiert eine Neu- bzw. Umdefinition von Toleranz und »diversity« als christlich, familienorientiert und vereinbar mit einer diskriminierenden Haltung gegenüber Schwulen und Lesben.

Lesben- und Schwulenbewegungen parierten die hetzerische Werbekampagne umgehend mit ganzseitigen Anzeigen, die stilistisch und symbolisch denen der Ex-Gay-Bewegung stark ähnelten. Die Repliken standen unter dem Motto »Toward Hope and Healing for America«. Darin wurde das korsettierende konservative Konzept von Religion, Christentum und Gott infrage gestellt und mit toleranteren, pluralistischen Vorstellungen kontrastiert. Als Bilanz der überflüssigen Werbekampagne, die von antischwulen nationalkonservativen und christlich-fundamentalistischen Kreisen initiiert worden war, ist festzuhalten, dass das Parieren der antihomosexuellen Propaganda für die Lesben- und Schwulenbewegungen einen zeit- und kostenaufwendigen Anachronismus darstellte, einen Rückschritt in längst vergangene Zeiten, der von wichtigeren und dringlicheren aktuellen Aufgaben und Anliegen abhielt:

> Lesbian and gay movement claims briefly shifted away from the issues of same-sex marriage, hate crimes bills, and anti-discrimination protections, to claims that reasserted that lesbians and gay men are neither sinful nor diseased, but rather are an oppressed minority under attack by the Christian Right (Fetner 2005, S. 85).

Die antischwule Kampagne der Christlich-Konservativen ist letztlich zum Glück ohne große Resonanz verpufft und ins Leere gelaufen. Die öffentliche Meinung wurde nicht grundlegend verändert:

> Since 1998, mainstream discourse about lesbian and gay identity has not adopted the homosexuality as choice or the homosexuality as condition frame, nor has the practice of ex-gay conversion therapy gained widespread acceptance as a legitimate or effective treatment (ebd., S. 86).

Weder die antischwule Werbekampagne noch die Replik der Lesben- und Schwulenbewegung haben die öffentliche Meinung nachhaltig beeinflusst (vgl. ebd., S. 86). Diese Schlussfolgerung wird gestützt durch eine repräsentative Umfrage in den USA: Die Frage »Meinen Sie, dass Homosexualität als ein akzeptabler, alternativer Lebensstil angesehen werden soll?« beantworteten im April 1997 43% zustimmend; im Februar 1999 waren es 50% und im Mai 2001 52% der Befragten (vgl. ebd., S. 87, Anmerkung 3).

2. Konversionstherapien in der Vergangenheit

2.1 Der lange Schatten der Psychoanalyse

2.1.1 DIE AFFIRMATIVE OUVERTURE: SIGMUND FREUDS ENGAGIERTER EINSATZ GEGEN DISKRIMINIERUNG UND STIGMATISIERUNG

Autoren, die in besonderem Maße zur Pathologisierung von Homosexualität beigetragen haben wie Irving Bieber und Charles W. Socarides (gestorben am 25.12.2005) berufen sich als Autorität völlig zu Unrecht auf Sigmund Freud. Wie Murphy (1992) herausgearbeitet hat, ist Freuds Sichtweise der Homosexualität differenziert und überwiegend affirmativ. Im Unterschied zu späteren Autoren wie Socarides betrachtete Freud Homosexualität weder als Krankheit sui generis noch als pathognomonisch für eine Charakterneurose oder eine schwere Störung der Persönlichkeit. Für Freud war Homosexualität nicht nur vereinbar mit einem erfüllten und glücklichen Leben, sondern auch mit herausragenden intellektuellen, künstlerischen und moralischen Befähigungen und Eigenschaften. Er verwies darauf, dass berühmte Männer wie Leonardo da Vinci homosexuell waren. Homosexualität sah Freud nicht per se als behandlungsbedürftig an (vgl. Murphy 1992, S. 28). In Freuds berühmtem Brief an eine amerikanische Mutter eines schwulen Sohnes stellt Freud klar, dass es sich nicht um eine Krankheit, sondern um eine Variante des sexuellen Erlebens und Verhaltens handelt:

> Homoeroticism is assuredly no advantage, but it is nothing to be ashamed of, no vice, no degradation. It cannot be classified as an illness. We consider it to be a variant of the sexual function produced by a certain arrest of sexual development (Freud 1935).

Das Hauptproblem sah Freud in der Stigmatisierung und Diskriminierung. Freud engagierte sich für Toleranz (vgl. Murphy 1992, S. 31–32) und gegen Kriminalisierung: »It is a great injustice to persecute homosexuality as a crime and a cruelty too« (Freud 1935). Freud setzte sich aktiv gegen die Diskriminierung von Homosexuellen ein. 1930 unterzeichnete er einen Appell an den Strafrechtsausschuss des österreichischen Nationalrats, in dem gefordert wurde, die Kriminalisierung von Homosexualität abzuschaffen (vgl. Appell 1930). In dieser Petition wurde darauf hingewiesen, dass die Bestrafung von Homosexualität eine extreme Verletzung der Menschenrechte bedeute, dass eine solche Kriminalisierung und Pönalisierung Erpressung ermögliche, einige zum Suizid getrieben habe, zur Stigmatisierung beitrage und homosexuellenfeindliche Einstellungen in der Gesellschaft konsolidiere (vgl. Murphy 1992, S. 32). Der Appell wurde außerdem auch von Arthur Schnitzler, Stefan Zweig, Franz Werfel und anderen unterzeichnet. Gegenüber einem Zeitungsreporter wird Freud mit den Worten zitiert: »Homosexuelle sind nicht krank. Und sie gehören auch nicht vor Gericht« (Isay 1989, S. 11). Murphy (1992, S. 32) fasst Freuds Einsatz gegen Diskriminierung und Stigmatisierung in folgendem Satz zusammen: »[H]e saw the burden to be lifted from homoeroticism primarily as a burden society itself placed there.«

Trotz seiner zweifellos vorhandenen Sympathie gegenüber Homosexuellen und seiner Ablehnung einer Pathologisierung und Kriminalisierung muss man jedoch auch festhalten, dass Freud Homosexualität durch einen Stillstand der psychosexuellen Entwicklung zu erklären versuchte. Dieses Entwicklungsmodell lässt die Interpretation zu, dass eine »normale« Entwicklung (»normal« hier verstanden als »vollständig«) bis zur Heterosexualität verläuft und bei einer homosexuellen Orientierung eben ein Stück auf dem Weg zur Normalität fehlt. Der Freudschen Konzeption von Homosexualität haftet insofern das Odium der Inferiorität an, als der Zugang zur reiferen Heterosexualität versperrt ist. Zu dieser Schlussfolgerung kommt auch Murphy: Er betont, dass eine fixierte, ausschließlich homosexuelle Orientierung bei Erwachsenen von Freud zumindest als Defizit in der psychosexuellen Entwicklung betrachtet wurde. Insofern sah Freud Homosexualität – zumindest aus entwicklungspsychologischer Sicht – nicht als vollkommen gleichwertig zur Heterosexualität an (»he never asserted complete parity between homoeroticism and heteroeroticism, he characterized heterosexual development as the correct path of sexual development«, Murphy 1992, S. 34). Diese Auffassung dürfte spätere Theorien begünstigt haben, die in Homosexualität eine unreife und unvollkommene Sexualität sahen (vgl. Lautmann 1977, S. 129).

Andererseits bezeichnete Freud diesen Stillstand in der Entwicklung als »Variante« des sexuellen Erlebens. Das Entwicklungsdefizit ist in Freuds Augen gewiss nicht als so bedeutsam zu veranschlagen, dass daraus per se ein schwerer Charakterdefekt resultiert. Hierfür spricht, dass er Homosexualität mit überragenden intellektuellen, künstlerischen und moralischen Kapazitäten für kompatibel hält. Auch setzte sich Freud dafür ein, dass homosexuelle Ausbildungskandidaten zugelassen werden sollen. Zusammen mit Otto Rank widersprach er Ernst Jones, der sich gegen die Aufnahme eines schwulen Ausbildungskandidaten ausgesprochen hatte (vgl. Murphy 1992, S. 33). Es wäre also falsch, Freud als Begründer einer pathozentrischen Sichtweise von Homosexualität in Anspruch nehmen zu wollen, wie dies Socarides tat. Genauso falsch wäre jedoch auch die Annahme, Freud habe eine Reorientierung durch Psychoanalyse grundsätzlich für unmöglich gehalten oder prinzipiell abgelehnt. Er führte sogar selbst einen Behandlungsversuch bei einer jungen lesbischen Frau durch (vgl. ebd., S. 26). Die Erfolgsaussichten konversionstherapeutischer Ansätze beurteilte Freud allerdings generell als gering. Allenfalls könne es gelingen, bestimmte Personen mehr in Richtung Bisexualität zu bringen, sodass sie ihre ursprüngliche bisexuelle Anlage stärker in die gegengeschlechtliche Richtung ausleben können, was vorher durch die homosexuelle Fixierung versperrt oder verschüttet gewesen sei. Damit würden sie ein Stück weiter auf ihrem Weg in Richtung normaler Heterosexualität gebracht. Für den Erfolg einer solchen Behandlung hielt er es für unabdingbar, dass rudimentäre heterosexuelle Impulse vorhanden sind. Die »Umpolung« eines Homosexuellen befand Freud für ebenso unrealistisch wie eine Konversion vice versa (vgl. ebd., S. 27). Auch gegenüber der amerikanischen Mutter sagte er nicht, dass der Versuch einer Reorientierung prinzipiell unmöglich oder nicht sinnvoll sei. Er dämpfte jedoch allzu optimistische Erwartungen und sagte, man könne den Erfolg nicht prognostizieren. In der Mehrzahl sei keine Änderung der sexuellen Orientierung zu erwarten; nur in Einzelfällen könnten unterentwickelte heterosexuelle Anlagen oder Tendenzen gefördert oder gestärkt werden.

2.1.2 »Kümmer- und Krüppelformen der Persönlichkeitsentwicklung«

Die starke Pathologisierung von Homosexualität in Psychoanalyse und Psychotherapie entwickelte sich erst nach Freud. Zu nennen ist in diesem Zusammenhang der Begründer des autogenen Trainings, Johannes Heinrich Schultz (vgl. Brunner/Steger 2006). Schultz war von 1936 bis 1945 stellvertretender Direktor des Göring-Instituts in Berlin. Schultz fand lobende Worte für Alfred Hoche und befürwortete ausdrücklich und öffentlich die »Vernichtung lebensunwerten Lebens« (Schultz 1940b, S. 113). Heute ist Wenigen bekannt, dass Schultz während des Nationalsozialismus menschenverachtende »Psychotherapie-Experimente« an Homosexuellen vornahm. Schultz hielt Homosexualität für erworben und heilbar. 1952 publizierte er eine »Kasuistik« über eine »erfolgreiche« Behandlung eines 21-jährigen Mannes, der während des nationalsozialistischen Terrorregimes wegen Homosexualität zum Tode verurteilt worden war (vgl. Schultz 1952). Ein Gestapo-Mitarbeiter habe den jungen Mann an das Göring-Institut vermittelt. Schultz berichtet von »Anfangsschwierigkeiten«:

> Zunächst war es nicht leicht, mit dem von seinem Schicksal völlig zermalmten und äußerst mißtrauischen jungen Mann in eine gute menschliche Beziehung zu kommen; er fürchtete, daß der ›Irrenarzt‹ ihn in eine Anstalt bringen, ihn der Kastration unterziehen oder zu irgendwelchen Experimenten verwenden wolle. [...] Tief erschüttert war er, als er in den Jahren zuvor erfuhr, daß die Mehrzahl der ihm nahestehenden Homosexuellen sich im Konzentrationslager befand, daß einige Selbstmord verübt hatten [...] (ebd., S. 231).

Nach 30 Sitzungen in einem Zeitraum von drei Monaten glaubte Schultz den jungen Mann von seiner Homosexualität »geheilt«: Seine vermeintlich geänderte sexuelle Orientierung musste der unfreiwillig Therapierte unter lebensbedrohlichen und menschenverachtenden Umständen unter Beweis stellen:

> Im Einverständnis mit der Haftbehörde konnte X. dann nach etwa $^1/_4$ Jahr ein zugängliches Mädchen aufsuchen, bei dem er – obwohl die Wache mit Gewehr vor der Tür stand und er von seiner äußerst lebensbedrohenden Situation genau Kenntnis hatte – mit 22 Jahren zum ersten Male in seinem Leben völlig und mit Genuß potent war, so daß er mehrfach mit ihr zusammensein konnte (ebd., S. 232).

Die Bezahlung der Prostituierten erfolgte laut Schultz aus der Gerichtskasse. Zum weiteren Schicksal seines »Patienten« berichtet Schultz (ebd., S. 232): »Das Todesurteil wurde rückgängig gemacht und X. zu einer Bewährungskompanie eingezogen, in deren Rahmen er aller Wahrscheinlichkeit nach den Soldatentod gefunden hat.«

Schultz hat wesentlich zur Pathologisierung von Homosexuellen beigetragen, indem er konstitutionelle und genetische Faktoren vehement ablehnte und eine reine Psychogenese postulierte (vgl. Schultz 1942; Schultz 1952, S. 192–193). Homosexualität wurde von Schultz als Ausdruck einer tief greifenden Störung der Gesamtpersönlichkeit gesehen. Er sprach von »Kümmer- und Krüppelformen der Persönlichkeitsentwicklung« (ebd., S. 250). Schultz hielt eine komplette »Umpolung« durch Psychotherapie für möglich. Für Misserfolge seien die Homosexuellen selbst verantwortlich:

> [I]st ein Kranker mit psychosexuellen Störungen weitgehend in der gesamten Persönlichkeit defekt, ist er urteilsschwach, verstockt, verlogen, ethisch minderwertig, willensschwach oder haltlos, so wird es häufig nicht gelingen, einen Fortschritt zu erreichen; nicht deswegen aber, weil etwa die psychosexuellen Anomalien an sich schwer zu behandeln oder ganz unheilbar wären, sondern weil es sich […] um von der Natur Zukurzgekommene, im ganzen Seelenleben Krüppelhafte handelt […] (ebd., S. 125–126).

1940 veröffentliche Schultz den Aufsatz »Erbbiologie und Rassenkunde« (Schultz 1940a). Darin evozierte er das dämonische Bild von Homosexuellen als »Clique«, als »Staat im Staat«. Der Homosexuelle sei ein »Lichtscheuer« und »Jugendverderber«, der »durch Zeugungsausfall gemeinschaftsschädlich« sei. »Bei dem oft geringen Behandlungswillen wird häufig Kastration statt Psychotherapie [...] anzusetzen sein [...].« Noch 1952 sprach Schultz davon, Homosexuelle seien »revolutionär disponiert« und betrieben eine »tendenziöse Propaganda«. Er forderte Schutzmaßnahmen der Bevölkerung vor homosexueller »Verführung«. Bis 1967 befürwortete Schultz den §175 StGB (vgl. Schultz 1955, 1967).

Schultz hat sich nie zu seiner nationalsozialistischen Vergangenheit bekannt. 1964 schrieb er in seinem *Lebensbilderbuch eines Nervenarztes. Jahrzehnte in Dankbarkeit*, dessen Lektüre eine wahre Zumutung für den Leser ist: »Durch Behauptungen über politische Belastungen meiner Person erfuhr ich zum ersten Mal, daß ich Nationalsozialist gewesen sei [...]« (Schultz 1964, S. 153–154). Schultz gehörte immerhin zu den meistgelesenen psychotherapeutischen Autoren nach dem Zweiten Weltkrieg (vgl. Lockot 2002, S. 166). Er war nach dem Krieg als niedergelassener Nervenarzt in Berlin tätig und wurde Ehrenpräsident der Berliner medizinischen Gesellschaft.

Neben Schultz haben Irving Bieber und Charles W. Socarides (vgl. Socarides 1971) in erheblichem Maße zur Pathologisierung der Homosexualität beigetragen (vgl. Wiesendanger 2001, S. 49–55). Auch Kernberg, immerhin ein einflussreicher Psychoanalytiker, hält Homosexualität und eine ausgeprägte Charakterstörung für unzertrennbar (vgl. ebd., S. 51). Die pathologisierende und stigmatisierende Haltung der Psychoanalyse wirkt sich bis in die heutige Zeit aus: Eine repräsentative Befragung von britischen Psychoanalytiker(inne)n und Psychotherapeut(inn)en ergab, dass sich lediglich einer von 218 Befragten (0,5%) selbst als homosexuell bezeichnete (vgl. Bartlett/King/Phillips 2001). Nur ein Drittel der Befragten sprach sich dafür aus, dass ein homosexueller Klient ein Recht auf eine lesbische Therapeutin/einen schwulen Therapeuten habe. Pathologisierende Auffassungen von Homosexualität waren weiterhin präsent. Als ein Beispiel zitieren Bartlett, King und Phillips die folgende Aussage: »I do not think it is helpful to view homosexuality as a pathological entity per se. I would regard it rather as a symptom of various forms of narcissistic or borderline disturbance« (ebd., S. 546).

In meinem Beitrag beschränke ich mich auf psychotherapeutische Verfahren zur vermeintlichen Änderung der sexuellen Orientierung. Zu biologischen Verfahren, Kastration und den frustranen Versuchen einer »hormonellen Umpolung« sei auf die Arbeiten von Grau (2004) und Mildenberger (2002) verwiesen. In Deutschland schreckte man – wohlgemerkt nach 1945 – nicht davor zurück, Homosexuelle psychochirurgisch zu behandeln und destruierende (verstümmelnde) Eingriffe am Gehirn vorzunehmen. In einem Forschungsbericht der Universität des Saarlandes (Fachrichtung Neurochirurgie) hieß es noch 1977, »daß [durch Psychochirurgie] homosexuelle Verhaltensweisen kontrolliert und den Forderungen der Gesellschaft angepaßt werden können« (Groß 1999, S. 3). Insbesondere Volkmar Sigusch trat gegen die Psychochirurgie ein (vgl. Sigusch 1977).

2.2 »Aversive Heterosexualisierung« – die Verhaltenstherapie in einer historischen Sackgasse

Neben psychoanalytischen und psychodynamischen Ansätzen zur Änderung der sexuellen Orientierung kamen in den 1960er und 1970er Jahren verhaltenstherapeutische Methoden zum Einsatz. Am häufigsten eingesetzt wurde die so genannte aversive Heterosexualisierung. Hier wurde versucht, das sozial unerwünschte Verhalten Homosexualität zu »eradizieren« und durch das erwünschte Verhalten Heterosexualität zu substituieren. Dieser Ansatz basiert also auf der Annahme, dass man homosexuelles Verhalten erst unterdrücken und danach heterosexuelles Verhalten aufbauen muss (shaping). Zum Abbau homosexuellen Verhaltens wurden operante Verfahren verwendet; es kamen aversive Stimuli zum Einsatz (C–, direkte Bestrafung). Beim Anblick erotischer Bilder von Männern zeigte ein Penisplethysmograf eine beginnende Erektion an; daraufhin wurde ein Elektroschock appliziert (vgl. Lautmann 1977, S. 152).

King, Smith und Bartlett (2004) befragten 30 Personen, die aversive Heterosexualisierungsbehandlungen in Großbritannien durchgeführt hatten: 16 Psychologen, zwölf Psychiater, eine Krankenschwester und einen Elektriker, der die Elektroschockgeräte hergestellt hatte. Neben der Stromapplikation kamen auch Methoden der verdeckten Sensibilisierung (covered sensitization; verdeckte Konditionierung in sensu nach Cautela) zum Einsatz. Patienten wurden instruiert, homosexuelle Fantasien gedanklich mit aversiven Vorstellungen zu verknüpfen, beispielsweise von der Polizei festgenommen zu werden oder von Familienangehörigen »in flagranti« ertappt zu werden. Außerdem wurde die Methode »orgasmic reconditioning« eingesetzt: Der Patient wurde instruiert, zuerst mit homoerotischen Fantasien zu onanieren, kurz vor dem Orgasmus dann aber zu heterosexuellen Fantasien überzugehen.

Smith, Bartlett und King (2004) befragten 29 Patienten, die sich zwischen 1960 und 1980 aversiven Heterosexualisierungstherapien unterzogen hatten. Am häufigsten wurden als aversive Stimuli Elektroschocks appliziert. Einigen Patienten wurden sogar tragbare Elektroschockgeräte mitgegeben, die zu Hause im Falle homoerotischer Fantasien zur Anwendung gebracht werden sollten. Außerdem wurde auch Übelkeit induziert durch die pharmakologische Wirkung des direkten Dopaminagonisten Apomorphin. Neben den aversiven Verfahren kamen auch andere Methoden zum Einsatz: Als weitere verhaltenstherapeutische Methode ist die Desensibilisierung zu nennen, die auf der irrigen Vorstellung basierte, dass die Homosexualität auf einer Phobie gegenüber dem anderen Geschlecht beruhe. Bei drei Privatpatienten und einem allgemein versicherten Patienten wurden Psychoanalysen durchgeführt. Weitere Verfahren waren Hypnose und Psychodrama, Erläuterungen der Nachteile von Homosexualität, seelsorgerische Betreuung und der Rat, das heterosexuelle Verhaltensrepertoire durch Aufsuchen einer Prostituierten oder einer Sexualpartnerin zu erhöhen. Die meisten Behandlungen wurden bei Männern durchgeführt. An biologischen Verfahren sind zu nennen: Östrogenbehandlung zur Reduktion der Libido und Elektrokonvulsionstherapie. Als Fazit der retrospektiven Befragung von Smith, Bartlett und King (2004) zeigte sich, dass kein Patient die Behandlung als erfolgreich einstufte. Der fehlende Erfolg kontrastiert mit erheblichen Risiken und unerwünschten Wirkungen: Ein Patient starb an den Nebenwirkungen von Apomorphin. (Hier wurden Angehörige befragt.) Nach erfolgloser Aversionstherapie kam es bei einem Patienten zu einem ernsthaften Suizidversuch. Weitere negative Auswirkungen sind ein vermindertes Selbstwertgefühl, Zunahme von Schamgefühlen und verstärkte soziale Isolation. Ethisch besonders problematisch ist die Tatsache, dass viele Behandlungen nicht freiwillig bzw. pseudo-freiwillig durchgeführt wurden, da als »Alternative« zur Behandlung die Inhaftierung drohte. Die Autoren kommen zu dem Ergebnis, dass das Grundproblem darin bestand, für eine Normvariante eine psychiatrische Krankheitsentität zu postulieren, obwohl die Normdefinition rein auf sozialer Diskriminierung beruhte. Der fundamentale Fehler ist also in der Medikalisierung und Pathologisierung von Homosexualität zu sehen. Die Art der Behandlungsmethode ist dabei sekundär.

3. Konversionstherapien heute

Auch heute noch werden Konversions- oder Reorientierungstherapien angeboten und durchgeführt. Zu nennen sind religiöse Ex-Gay-Gruppierungen (ex-gay ministry groups), die in Tabelle 1 aufgelistet sind. Die meisten »reparativen« Therapeuten treiben in den USA ihr Unwesen. Die meisten Gruppierungen vertreten fundamentalistisch-religiöse, oftmals evangelikale Positionen: »[T]hese programs operate under the formidable suspices of the Christian church, and outside the jurisdiction of any professional organizations that may impose ethical standards of practice and accountability on them« (Haldeman 1994, S. 224).

Entsprechend der geringeren Verbreitung und Akzeptanz evangelikaler Gruppierungen in Deutschland existieren hierzulande weit weniger derartige Organisationen als in den USA. In Deutschland spielen vor allem »Wüstenstrom« (http://www.wuestenstrom.de; Schweiz: http://www.wuestenstrom.ch) und die »Offensive Junger Christen« (OJC e. V. mit Sitz in Reichelsheim im Odenwald, http://www.ojc.de) mit ihrem »Arbeitsbereich Deutsches Institut für Jugend und Gesellschaft« (http://www.dijg.de) eine Rolle. Zu »Wüstenstrom« siehe den Artikel von Karin Kontny in der »Zeit« vom 18.01.2007 (Kontny 2007). Auf ihrer Homepage nennt die Organisation »Homosexuals Anonymous« neben zahlreichen Ortsgruppen in den USA eine Telefonnummer zur Kontaktaufnahme in München. Ausgewählte Publikationen der Ex-Gay-Bewegung sind in einem Kasten zusammengestellt. Als Ex-Ex-Gay-Bewegung organisieren sich Schwule und Lesben, die den Versuch der Änderung ihrer homosexuellen Orientierung beendet haben und zu ihrer wahren sexuellen Identität stehen. Zu nennen sind »Ex-Gay Watch« (http://www.exgaywatch.com) und »Zwischenraum« (http://www.zwischenraum.net).

Verlässliche Daten über die Zahl derjenigen, die Konversionstherapien aktuell anbieten, existieren nicht. Aufgrund des Verdikts der APA und der überwiegenden Missbilligung durch die »scientific community« ist von einer hohen Dunkelziffer auszugehen, zumal es sich um konzeptuell und methodologisch heterogene Verfahren handelt, die eklektizistisch antiquierte und empirisch nicht validierte psychoanalytische Theorien mit verhaltenstherapeutischen Interventionen wie Gedankenstop, Gegenkonditionierung und verdeckte Sensibilisierung (verdeckte Konditionierung in sensu)

Organisation	Web-Adresse	Besonderheiten
Courage	http://couragerc.net	katholisch
Deutsches Institut für Jugend und Gesellschaft	http://www.dijg.de	Arbeitsbereich der Offensive Junger Christen (OJC e. V.)
Evergreen International	http://www.evergreeninternational.org	The Church of Jesus Christ of Latter-day Saints (Mormonen)
Exodus International	http://www.exodus-international.org	christlich
Homosexuals Anonymous	http://www.ha-fs.org	christlich
International Healing Foundation	http://www.gaytostraight.org http://www.gaychildrenstraightparents.com	gegründet 1990 von Richard Cohen; Organisation bietet »Counselor Training Program« an zum »Certified Sexual Reorientation Coach«
Jews Offering New Alternatives to Homosexuality (JONAH)	http://www.jonahweb.org	jüdisch
Living Stones Ministries	http://www.livingstonesministry.org	christlich, 1996 von Carol Wagstaff gegründet

National Association for Research and Therapy of Homosexuality (NARTH)	http://www.narth.com	mitgegründet von Charles W. Socarides (gestorben 25.12.2005), Präsident: Joseph Nicolosi
Offensive Junger Christen (OJC e.V.)	http://www.ojc.de	christliche Gruppierung in Deutschland (Reichelsheim im Odenwald)
OneByOne	http://www.oneby1.org	Presbyterian Church
Parents and Friends of ExGays and Gays	http://www.pfox.org	gegründet 1998
People Can Change	http://www.peoplecanchange.com	gegründet 2000, nicht-religiös
Positive Alternatives to Homosexuality (P.A.T.H.)	http://www.pathinfo.org	Koalition von Organisationen, die »reparative« Therapien propagieren oder anbieten
Witness Freedom Ministries	http://www.witnessfortheworld.org	christlich, spezialisiert auf Farbige
Wüstenstrom	Deutschland: http://www.wuestenstrom.de Schweiz: http://www.wuestenstrom.ch	vgl. Kontny (2007)

Tabelle: Gruppierungen, die Reorientierungstherapien propagieren oder anbieten und unwissenschaftlichen bis obskuren spirituellen Elementen kombinieren. Dass Konversionstherapien insgeheim und im Dunkeln ihre zweifelhaften und nicht selten sogar verhängnisvollen Blüten treiben, wird auch von Repräsentanten dieser Verfahren wie Joseph Nicolosi, dem Präsidenten der von Socarides mit gegründeten »National Association for Research and Therapy of Homosexuality«, konstatiert:

> Because sexual conversion therapy is currently so controversial in the mental health professions, therapists who continue to provide it are often reluctant to disclose this to professional colleagues. Thus, many of them are part of a ›hidden population‹ who are difficult to identify and survey (Nicolosi/Byrd/Potts 2000a, S. 693).

Cohen, Richard (2000): Coming Out Straight. Understanding and Healing Homosexuality. Winchester (Oakhill Press). Deutsche Übersetzung: Ein anderes Coming Out. Homosexualität und Lebensgeschichte. 2. Auflage 2004. Gießen (Brunnen Verlag).
Nicolosi, Joseph (1991): Reparative Therapy of Male Homosexuality. A New Clinical Approach. Northvale (Aronson).
Nicolosi, Joseph (1993): Healing Homosexuality. Case Stories of Reparative Therapy. Northvale (Aronson).

3.1 »Reparative« Therapeuten – »a hidden population«

Es existieren nur äußerst spärliche Informationen über Konversionstherapeuten. Studien hierzu sind mit erheblichen methodischen Mängeln behaftet, sodass die erhobenen Daten nicht repräsentativ für das Gros der Therapeuten sind. Joseph Nicolosi schickte Fragebögen an ihm bekannte gleich gesinnte Kollegen und an »ex-gay ministry groups« (vgl. ebd.). 206 Fragebögen kamen zurück. Jedoch fehlen Angaben dazu, wie viele Therapeuten angeschrieben worden waren. Da es sich nicht um eine zufällige und repräsentative, sondern um eine selektive Auswahl handelt, muss die Frage der Generalisierbarkeit der Daten offen bleiben. Ein »selection-bias« ist nicht auszuschließen.

Die meisten Therapeuten (77%) sind Männer. Es handelt sich um heterogene Berufsgruppen; nur eine Minderheit (9%) sind Psychiater. Interessant ist, dass 39% der Konversionstherapeuten angaben, irgendwann einmal in ihrem Leben eine »Verwirrung der Gefühle« bezüglich der eigenen sexuellen Identität (»sexual-identity confusion«) durchgemacht zu haben (vgl. ebd., S. 694). Immerhin beschrieben 18% ihre eigene sexuelle Orientierung weiterhin als partiell homosexuell (»partly homosexual«), wobei diese aufschlussreiche Selbstetikettierung nicht näher spezifiziert wird (vgl. ebd., S. 694).

Welches sind die Grundannahmen dieser Therapeuten? Die Mehrzahl betrachtet Homosexualität als Störung der psychosexuellen Entwicklung und als Problem der Geschlechtsidentität (»gender-identity problem«), wobei sexueller Missbrauch in der Kindheit ätiologisch relevant sein könnte. Die Mehrheit nimmt in Anlehnung an Socarides an, dass die Entscheidung der APA von 1973, Homosexualität nicht mehr als psychische Störung zu klassifizieren, politisch motiviert und unwissenschaftlich sei:

> The decision to remove homosexuality from the DSM was made after leaders and members of the American Psychiatric Association had endured several years of intense political pressure and disruptive lobbying efforts by militant gay activist groups [...] Socarides and others have characterized the decision as politically motivated and argued that it conflicted with a large body of clinical and scientific evidence [...]. Most of the conversion therapists we surveyed continue to hold this view (ebd., S. 695 und 698).

Vorherrschend ist die Auffassung von Homosexualität als einer Störung der psychosexuellen Entwicklung, bei der im Falle von männlicher Homosexualität eine distanzierte Beziehung zum Vater, sexueller Missbrauch in der Kindheit durch einen älteren Mann sowie Persönlichkeitseigenschaften wie geringe Aggressivität eine Rolle spielen könnten. Die Mehrheit der Reorientierungstherapeuten lehnen konsistent replizierte, empirisch gesicherte Erkenntnisse über Homosexualität ab, vor allem die Bedeutung von anlagebedingten biologischen und insbesondere genetischen Faktoren (vgl. ebd., S. 700). Die meisten Konversionstherapeuten sehen Homosexualität nicht als Normvariante der sexuellen Orientierung an und sind – unkorrigierbar durch empirische Evidenz – davon überzeugt, dass sich die sexuelle Identität ändern lasse.

Über die therapeutischen Strategien und Interventionen ist fast nichts bekannt, außer dass 63% der »reparativen« Therapeuten der Meinung sind, Gebete hätten im therapeutischen Setting etwas verloren (vgl. ebd., S. 695).

Als Erfolgskriterium wird von der Mehrheit eine Reduktion homosexuellen Verhaltens angegeben, während eine komplette Elimination homosexueller Tendenzen als nicht realistisch eingestuft wird (vgl. ebd., S. 700). Bezeichnenderweise glauben lediglich 8/206 Therapeuten (4%) daran, dass die Therapie auch Schaden anrichten kann (vgl. ebd., S. 696, Tabelle 1).

3.2 »Ex-Gays«

Wie steht es um die Annahmen und Überzeugungen derjenigen, die sich einer solch zweifelhaften Therapie unterzogen haben? Auch hierzu gibt es keine verlässlichen repräsentativen Daten. Nicolosi berichtet über ein Sample von 882 unzufriedenen Homosexuellen (»dissatisfied homosexual people«), die sich einer Konversionsbehandlung unterzogen haben. Diese wurden über Gruppierungen und Therapeuten rekrutiert, die solche Therapien propagieren oder durchführen. Wie auf Seite der Therapeuten ist auch bezüglich der »Patienten« vieles nebulös. Eine Generalisierung ist aufgrund des schmalen Datenmaterials unmöglich:

> The sampling procedure did not permit the researchers to keep a count of the number of people who were invited to participate in the survey, and so it is not possible to estimate response rates (Nicolosi/Byrd/Potts 2000b, S. 1075).

Die Daten erlauben keine verlässliche Aussage darüber, bei wie vielen derjenigen, die eine solche Behandlung durchgemacht haben, es tatsächlich zu einer Änderung der sexuellen Präferenz gekommen ist. Eine beachtliche Zahl von immerhin n = 305 (35%) beschreibt sich selbst trotz Therapie als weiterhin homosexuell. Betrachtet man nur die Gruppe derjenigen, die sich als ausschließlich homosexuell (exclusively homosexual) bezeichneten (318/882, 37% der Gesamt-»Stichprobe«), liegt die Erfolgsrate noch wesentlich geringer: Von dieser homosexuellen Kerngruppe bezeichneten sich nach der Konversionstherapie nur n = 56 (18%) als ausschließlich heterosexuell. Die Rate der »Therapieversager« bei dieser Kerngruppe Homosexueller liegt also bei stolzen 82%. Es ist sogar davon auszugehen, dass die Beurteilung der Erfolgsrate in der Selbsteinschätzung noch viel zu optimistisch ausfällt, da es sich um eine selektive Auswahl von Personen handelt, für die konservative religiöse Werte von großer Bedeutung sind. So gaben 96% der Befragten an, dass Religion/Spiritualität für sie sehr wichtig sei. Eine Aussage über nichtreligiöse Gruppen ist anhand des Samples von Nicolosi, Byrd und Potts (2000b) nicht möglich. Mit einiger Wahrscheinlichkeit muss davon ausgegangen werden, dass die »Erfolgsrate« aufgrund der ausschließlichen Selbsteinschätzung deutlich überschätzt wird, wenn man berücksichtigt, dass die Mehrheit der Befragten Homosexualität als nicht angeboren, sündhaft und überwindbar einschätzt. Diese Grundannahmen dürften eine interne Attribuierung begünstigen: Therapeutische »Misserfolge« werden subjektiv als persönliches Scheitern und mangelnde Willensstärke interpretiert. Die »Misserfolgsrate« von immerhin 82% ist vor dem Hintergrund der sozialen Erwünschtheit bzw. der Tatsache, dass »Misserfolge« erheblich schambesetzt sind, als zu niedrig anzusehen. Insgesamt ist die Aussagekraft der Studie von Nicolosi, Byrd und Potts (2000b) erheblich eingeschränkt, sodass ihr wissenschaftlicher Wert als weitgehend bedeutungslos einzustufen ist.

Eine weitere neuere Studie von Spitzer (2003) weist ebenfalls erhebliche methodische Mängel auf, sodass daraus nur sehr eingeschränkt Schlussfolgerungen gezogen werden können. Spitzer befragte 200 Personen, die an einer Konversionstherapie teilgenommen haben. Es handelt sich auch hier nicht um eine repräsentative Stichprobe, sondern um eine selektive Auswahl. Zwei Drittel der Teilnehmer (66%) wurden über religiöse Gruppen, die Konversionstherapie propagieren und durchführen (ex-gay religious ministries), und von der »National Association for Research and Therapy of Homosexuality« (NARTH) rekrutiert. Die NARTH, deren Präsident Joseph Nicolosi ist, propagiert Reorientierungstherapien. Der Rest erfuhr von der Studie von ihren Konversionstherapeuten oder von anderen Studienteilnehmern. Ähnlich wie in der Studie von Nicolosi, Byrd und Potts (2000b) zeigte sich, dass für 93% der Teilnehmer Religion extrem oder sehr wichtig ist (vgl. Spitzer 2003, S. 406). Für 79% der Männer ergab sich ein Konflikt zwischen homoerotischen Gefühlen und ihrem religiösen Wertesystem. Die Veränderungsmotivation resultiert aus einem hohen Leidensdruck im Zusammenhang mit der homosexuellen Orientierung: 37% der Männer und 35% der Frauen gaben ernsthafte Suizidgedanken im Zusammenhang mit ihrer Homosexualität an (vgl. ebd., S. 406). 85% der Männer bewerteten ein Leben als Schwuler als emotional nicht befriedigend. 67% der Männer hatten den Wunsch zu heiraten bzw. verheiratet zu bleiben.

Wie auch bei Nicolosi, Byrd und Potts (2000a, 2000b) bleibt die Art der

Therapie(n) obskur. Zumindest lässt sich sagen, dass die Verfahren ausgesprochen heterogen sind. Die Mehrheit der Therapeuten waren Psychologen (48%) und Seelsorger (pastoral counselor, 25%), nur eine Minderheit von 5% Psychiater. Die Therapie konnte auch Bibliotherapie sein oder auch die – nicht näher spezifizierte – Veränderung der Beziehung zu Gott (»changing their relationship to God«, Spitzer 2003, S. 407). Der Inhalt der Therapie bestand in einem Amalgam aus antiquierten psychodynamischen Setzungen (dysfunktionale Familienbeziehungen und traumatische Kindheitserfahrungen) und verhaltenstherapeutischen Techniken wie Gedankenstop und Stimuluskontrolle (avoiding tempting situations):

> [P]articipants often developed a narrative linking childhood or family experiences to current problems, received support from a group or individual, used thought stopping, and avoided situations that triggered homosexual feelings (Spitzer 2003, S. 413).

Da keine Kontrollgruppe existiert, ist selbstverständlich keine kausale Attribuierung einer Verhaltens- oder Einstellungsänderung auf die therapeutische Intervention möglich. Nach der Therapie gaben nur noch 1% der Männer und 0% der Frauen homosexuelles Verhalten (overt homosexual behavior) an (vgl. ebd., S. 409, Fig. 3). Derart hohe Erfolgsraten sollten alle diejenigen skeptisch stimmen, die nicht an Wunder glauben. Die Änderung bestand offensichtlich lediglich in einer Unterdrückung homoerotischer Impulse auf Verhaltensebene bei persistierenden homoerotischen Fantasien. So gaben 24% der Männer zu, nach der Therapie schwule Pornografie zu konsumieren (vgl. ebd., S. 412).

Führte die Unterdrückung homoerotischer Impulse auch zu der angestrebten Heterosexualisierung? Hier ist selbst Spitzer skeptisch:

> It probably is the case that reparative therapy rarely, if ever, results in heterosexual arousal that is as intense as [sic] a person who never had same sex attractions (ebd., S. 414).

Schadete die Behandlung einigen Teilnehmern? Hierzu heißt es nur lapidar: »For the participants in our study, there was no evidence of harm« (ebd., S. 414). Insgesamt also 99–100% Erfolgsrate bei 0% nachteiligen Effekten – eine Wunderkur.

Ein erheblicher methodischer Mangel der Studie ist die zweifelhafte Validität der Selbsteinschätzung. Objektive Erfolgskriterien existieren nicht. Spitzer selbst konzediert die hohe Motivation der Teilnehmer, Antworten zu geben, die Konversionstherapien wertvoll und in einem günstigen Licht erscheinen lassen: »Are the participants' self-reports of change, by-and-large, credible or are they biased because of self-deception, exaggeration, or even lying?« (ebd., S. 412). Spitzer diskutiert die Möglichkeit, dass eine unbekannte Zahl von Teilnehmern einer Selbsttäuschung erlegen sein könnte:

> Another possibility is that all of the individuals constructed elaborate self-deceptive narratives (or even lied) when they claimed to have changed, at least to some extent, their sexual orientation (ebd., S. 413).

Ohne schlagende nachvollziehbare Argumentation verwirft der Autor jedoch diese durchaus plausible Option. Nicht auszuschließen ist ein Interviewer-Bias im Sinne einer »self-fulfilling prophecy«: Der Autor, der die Befragungen selbst durchführte, war von der Möglichkeit einer Konversion der sexuellen Orientierung – wie er expressis verbis eingesteht – überzeugt (»the author became convinced of the possibility of change in some gay men and lesbians«, ebd., S. 412). Anzumerken ist, dass es sich um eine retrospektive Studie handelt, sodass Erinnerungsverfälschungen nicht auszuschließen sind, zumal nach vergangenen Ereignissen in dem Jahr vor Therapiebeginn gefragt wurde, die im Durchschnitt zwölf Jahre (!) vor dem Interview lagen (vgl. ebd., S. 412). Insgesamt weist die Studie von Spitzer (2003) erhebliche methodische Mängel auf, die ihren wissenschaftlichen Wert und die Aussagekraft mehr als zweifelhaft erscheinen lassen.

4. Das ethische Verdikt der American Psychiatric Association

1973 entfernte die APA die Diagnose Homosexualität aus dem DSM. 1987 wurde die Diagnose »ego-dystone Homosexualität« nicht in das DSM-III-R aufgenommen. Allerdings besteht weiterhin die Möglichkeit, im DSM-IV Homosexualität unter 302.9 zu verschlüsseln. Als Beispiel für diese Rubrik wird »andauerndes und ausgeprägtes Leiden an der sexuellen Orientierung«

(DSM-IV, S. 228) ausdrücklich genannt. 1992 wurde Homosexualität aus der ICD gestrichen. Im Dezember 1998 veröffentlichte die APA ein Positionspapier (APA 1999). Darin sprach sich die APA gegen »reparative« Therapien zur Konversion der sexuellen Identität aus:

> The potential risks of ›reparative therapy‹ are great and include depression, anxiety, and self-destructive behavior, since therapist alignment with social prejudices against homosexuality may reinforce self-hatred already experienced by the patient. Many patients who have undergone ›reparative therapy‹ relate that they were inaccurately told that homosexuals are lonely, unhappy individuals who never achieve acceptance or satisfaction. The possibility that the person might achieve happiness and satisfying interpersonal relationship as a gay man or lesbian are not presented, nor are alternative approaches to dealing with the effects of societal stigmatization discussed. [...] The American Psychiatric Association has taken clear standards against discrimination, prejudice, and unethical treatment on a variety of issues, including discrimination on the basis of sexual orientation. Therefore, APA opposes any psychiatric treatment, such as ›reparative‹ or ›conversion‹ therapy, that is based on the assumption that homosexuality per se is a mental disorder or is based on the a priori assumption that the patient should change his or her homosexual orientation (APA 1999).

Im Jahr 2000 wiederholte die APA ihre Position noch einmal unmissverständlich:

> In the current social climate, claiming homosexuality is a mental disorder stems from efforts to discredit the growing social acceptance of homosexuality as a normal variant of human sexuality. Consequently, the issue of changing sexual orientation has become highly politicized. [...] In recent years, noted practitioners of ›reparative‹ therapy have openly integrated older psychoanalytical theories that pathologize homosexuality with traditional religious beliefs condemning homosexuality [...]. Psychotherapeutic modalities purporting to convert or ›repair‹ homosexuality are based on developmental theories whose scientific validity is questionable. Furthermore, anecdotal reports of ›cures‹ are counterbalanced by anecdotal claims of psychological harm. [...] APA recommends that ethical practitioners refrain from attempts to change individuals' sexual orientation, keeping in mind the medical dictum to ›First, do no harm.‹ [...] The ›reparative‹ therapy literature [...] not only ignores the impact of social stigma in motivating efforts to change homosexuality, it is a literature that actively stigmatizes homosexuality as well (APA 2000).

5. Ethische Aspekte

5.1 Die Renaissance der Pathologisierung in pseudowissenschaftlichem Gewand

Die Entscheidungen der APA von 1973 und 1987 und der WHO von 1992, Homosexualität aus dem Katalog der psychiatrischen Diagnosen (DSM und ICD) zu streichen, werden von denjenigen, die zweifelhafte Konversionstherapien propagieren bzw. durchführen, eklatant missachtet. Gerade diese Entscheidung war aber ein entscheidender Beitrag gegen die soziale Ächtung der Homosexualität und damit gegen Diskriminierung und Stigmatisierung:

> [T]he 1973 decision deprived religious, political, governmental, military, media, and educational institutions of any medical or scientific rationalization for discrimination (Drescher 2002, S. 606).

Die Entscheidung zur Depathologisierung ist wohlbegründet und trägt der Tatsache Rechnung, dass die pathologisierende Sichtweise nicht wissenschaftlich haltbar ist, sondern lediglich auf diskriminierenden und stigmatisierenden Auffassungen beruht. Empirische Daten weisen auf hereditäre Faktoren hin. So zeigte sich eine deutlich höhere Konkordanzrate (52% vs. 32%) bei monozygoten Zwillingen im Vergleich zu dizygoten (vgl. Bancroft 1994). Wenngleich die Ätiologie weiterhin ungeklärt ist und die zugrunde liegenden genetischen Faktoren nur unzureichend erforscht und bekannt sind, besteht Konsens darüber, dass konstitutionelle Faktoren zumindest eine nicht unbedeutende Rolle spielen. Für die meisten Menschen ist die Überzeugung von biologischen (Teil-)Ursachen wesentlich für ihre Befürwortung und Unterstützung der Anliegen schwul-lesbischer Interessensgruppen, die sich für die Rechte von Schwulen und Lesben einsetzen und gegen Diskriminierung kämpfen (vgl. Drescher 2002, S. 608). Gerade dieses Fundament versuchen Befürworter von Konversionsbehandlungen zu unterminieren. Die Entscheidung der APA von 1973 versuchen sie zu diskreditieren, indem suggeriert wird, man habe sich nicht von wissenschaftlichen Fakten leiten lassen, sondern lediglich dem politischen Druck einer schwullesbischen Lobby nachgegeben. Zutreffend ist vielmehr, dass die Befürworter von Reorientierungstherapien empirische Befunde zu biologischen und hereditären ätiologischen Faktoren hartnäckig ignorieren und unkorrigierbar an empirisch nicht validierten sowie antiquierten psychoanalytischen Konstrukten und Entstehungstheorien festhalten, die durch neuere Arbeiten angezweifelt oder abgelöst wurden (vgl. Isay 1989; Rauchfleisch et al. 2002, S. 27–36; Morgenthaler 2004, S. 86–94; Stakelbeck/Frank 2003, 2006). Die mangelhafte theoretische Fundierung der Konversionstherapien wird zu kompensieren versucht durch fundamentalistische religiöse Überzeugungen und spirituelle Annahmen, die aber selbstverständlich keine Grundlage für eine Psychotherapie nach rationalen, wissenschaftlichen und empirisch überprüfbaren Kriterien sein können.

5.2 Zweifelhafte Therapiemotivation

Selbstverständlich könnte man über Bedenken hinsichtlich der mangelhaften theoretisch-konzeptionellen Fundierung der Konversionstherapien großzügig hinweggehen und den Standpunkt vertreten, dass der Wunsch des Klienten entscheidend und maßgeblich sei, nach dem Prinzip »voluntas aegroti suprema lex«. Das erscheint unter ethischen Gesichtspunkten jedoch problematisch, da es zunächst einmal gar keinen »aegrotus« gibt. Es wäre wünschenswert und potenziell hilfreich, den Wunsch eines Klienten nach Veränderung seiner sexuellen Orientierung hinsichtlich zugrunde liegender dysfunktionaler Kognitionen und internalisierter Homophobie zu explorieren und zu reflektieren. Die unkritische Übernahme des vom Klienten vorgebrachten Therapieziels Heterosexualisierung erscheint ebenso wenig sinnvoll wie die Unterstützung einer anorektischen Patientin in ihrem Vorhaben, weiterhin Gewicht abzunehmen. »Requests alone have never been a sufficient criterion for providing therapy« (Davison 1978, S. 170). Oft ist die Motivation zur Therapie nicht frei, sondern durch gesellschaftliche Zwänge hervorgerufen, die zu internalisierter Homophobie geführt haben. So stehen hinter dem Wunsch nach Änderung der sexuellen Identität ja keineswegs eine sexuelle Funktionsstörung und auch keine Unzufriedenheit mit den durchaus lustvollen Möglichkeiten, durch schwulen/lesbischen Sex Befriedigung zu erlangen. Vielmehr ist der Konversionswunsch nichts anderes als ein Konformitätswunsch. Das Anliegen resultiert aus dem gesellschaftlichen Druck, einem heteronormativen oder heterosexistischen Ideal genügen zu müssen (»pressure to conform to heteroerotic ideals«, Murphy 1991, S. 136). Die Betroffenen wollen nicht zu einer marginalisierten und diskriminierten Minorität gehören:

> The clients of conversion therapy are like exiles looking to return to a land that has turned them out (ebd., S. 134).
> Their choices are artefacts of society's previous choices and judgments regarding homoeroticism (ebd., S. 134).

5.3 Eine unheilvolle Trinität: Heterosexismus, Pathologisierung und Paternalismus

Ethisch verwerflich und scharf zu verurteilen sind Praktiken, einem Patienten, der therapeutische Hilfe sucht wegen eines Problems, das mit seiner sexuellen Orientierung nicht das Geringste zu tun hat, einreden zu wollen, ursächlich für seine psychische Störung sei nur seine Homosexualität. Über diese nicht gerade seltene Praxis berichtet ausführlich Isay (1989, S. 119–138). Ein besonders prominenter Repräsentant eines solchen Vorgehens ist Socarides (1971). Ein neueres unrühmliches Beispiel ist Berger (1994). Er ist dem gängigen Topos der Ex-Gay-Bewegung verhaftet und diskreditiert die Depathologisierung von Homosexualität durch die APA von 1973 als politischen Aktivismus und polemisiert gegen genetische und biologische, nichtpsychodynamische Theorien: »However, these changes have *not* been helpful to psychotherapists whose psychodynamic training and clinical experience has given them a very different view from that considered ›politically‹ correct today« (Berger 1994, S. 252). Probatum est: Wenn die empirische Evidenz weder ignoriert noch widerlegt werden kann, lehnt man sie einfach ab, weil man sie nicht brauchen kann, da sie den lieb gewonnenen psychoanalytischen Glaubensbekenntnissen zuwiderläuft.

Berger berichtet von drei schwulen Männern. Der erste, ein Mittvierziger, hatte mit seiner schwulen Identität längst seinen Frieden gefunden und empfand diese keineswegs als problematisch (»he felt quite comfortable with that«, »it was not a problem«, ebd., S. 253). Der Klient kam wegen völlig anderer Probleme und hatte gar nicht vor, seine schwule Identität infrage stellen zu lassen: »The first patient, Mr. R., came to consultation for reasons apparently unrelated to his homosexuality and he claimed himself to be comfortable with his homosexuality« (ebd., S. 253). Der Therapeut entwickelte aber eine – in meinen Augen völlig abstruse und absurde – Privattheorie zur Genese der Homosexualität, die dem Patienten nicht plausibel erschien, was nachvollziehbar ist, da sie weder empirisch belegt noch intuitiv eine besondere Attraktivität oder gar Überzeugungskraft hat – zumindest nicht auf mich. Nach subjektiver Auffassung Bergers wandte sich sein Patient der Homosexualität zu, nachdem seine damalige Freundin abgetrieben hatte:

> From that time on, Mr. R. turned to homosexuality. He was not consciously aware of making such a decision. His own belief was that he had just gradually discovered his greater attraction to men and taken what in his mind had been the ›courageous‹ decision to acknowledge his homosexuality and become integrated into the ›gay‹ life (ebd., S. 253).

Ein anderer, 32-jähriger schwuler Mann suchte Berger wegen Arbeitsplatzproblemen auf: »He declared his homosexuality at the first consultation, and insisted that he was comfortable with it and that it had nothing whatsoever to do with his symptoms« (ebd., S. 254). Auch hier stellt Berger willkürlich eine kausale Verbindung her zwischen einem lange zurückliegenden Schwangerschaftsabbruch der Freundin des Patienten und dessen Homosexualität. Der Klient verfügte offenbar über ausreichend gesunde Anteile, um sich diese Form der Therapie nicht anzutun. Zur Reduktion der kognitiven Dissonanz des Therapeuten wird der Therapieabbruch durch den Patienten in ein hermetisch geschlossenes psychoanalytisches Theoriegebäude einzementiert, das sich gegen jegliche Infragestellung immunisiert hat. Als billige Erklärung muss nun der explanatorische Universalschlüssel »Widerstand« herhalten (»high resistance to self-understanding«, »as I [Berger] had predicted [...] his temptation to leave therapy early proved to be too great to overcome«, ebd., S. 254).

Sein dritter Patient war weniger widerspenstig in Bezug auf Bergers missionarischen Heterosexualisierungseifer. Der Autor hatte zuerst Bedenken, die Psychotherapie zu beginnen, weil er vorher mit dem Mann in Kontakt gestanden hatte (»because I had some minor prior social contact with him«, ebd., S. 255). Zunächst schickte er ihn zu einem Analytiker-Kollegen, der ihn jedoch ablehnte, weil er ihn als »zu passiv« einstufte. Schließlich führte Berger entgegen seinen berechtigten initialen Bedenken die Therapie dann doch selbst durch, die dann vermeintlich auch darin resultierte, dass der Patient heterosexuell wurde:

> But after that, I commenced a long therapy that in spite of being mildly contaminated by the occasional social crossing of paths, has resulted in this patient marrying and fathering three children and living a heterosexually fulfilling and enjoyable life (ebd., S. 255).

Dass sein Patient weiterhin »occasional fleeting homosexual fantasies« hat, gibt dem Autor offenbar nichts zu denken auf (ebd., S. 255).

Das ethische Hauptproblem liegt darin, dass kein gemeinsames Therapieziel vereinbart worden war, die schwule Identität zu verändern. Berger definiert dies jedoch einseitig als Therapieziel, obwohl seine Patienten »consciously maintained at the outset that they were comfortable with their homosexuality and that it had nothing to do with their symptoms« (ebd., S. 259). Ein solches Vorgehen ist mit der berühmten Strotzkaschen Definition von Psychotherapie nicht vereinbar, da hier ein Konsens zwischen Therapeut und Patient hinsichtlich der gemeinsam zu definierenden Therapieziele gefordert wird. Die Pathologisierung von Homosexualität steht im Widerspruch zu wissenschaftlichen Erkenntnissen und den Entscheidungen der APA und der WHO. Anstatt sich an wissenschaftliche Erkenntnisse zu halten, wird eine Privatmythologie als theoretische Fundierung ausgegeben, die arbiträr eine Abtreibung für eine homosexuelle Entwicklung des Partners der Frau verantwortlich macht.

5.4 Scharlatanismus

Nicht nur die theoretische Basis der Therapien ist dürftig, auch die angewandten Verfahren sind sehr heterogen und beinhalten umstrittene kognitiv-verhaltenstherapeutische Interventionen und obskure religiös-spirituelle Elemente. »Therapeutic zeal in the absence of effective therapeutic technique produces charlatanism« (Money 1972, S. 81).

Selbst wenn man die mangelhafte theoretisch-konzeptionelle Fundierung der Konversionsansätze ausblendet und die Position vertritt, wer heilt hat recht, kommen die Reorientierungstherapien unter ethischen Gesichtspunkten sehr schlecht weg. Damit Konversionstherapien als moralisch akzeptabel gelten könnten, müssten sie aber zumindest der Minimalforderung genügen können, dass eine verlässliche empirische Evidenz vorliegt, die belegt, dass die Verfahren im Hinblick auf das anvisierte Therapieziel effektiv sind. Wie oben en detail gezeigt wurde, fehlen aber überzeugende Daten, die eine Wirksamkeit auch nur ansatzweise belegen. Als Erfolgskriterium wird von vielen Therapeuten die Reduktion homosexuellen Verhaltens angegeben. Dies mag noch das am ehesten erreichbare Ziel sein. Es ist allerdings höchst unwahrscheinlich, dass sich homoerotische Fantasien ändern. »Behavior alone is a misleading barometer of sexual orientation« (Haldeman 1994, S. 223). So erlaubt die Selbstdeklaration als heterosexuell natürlich keine Aussage über homoerotische Gefühle. Dies zeigt sich darin, dass in einer repräsentativen Stichprobe 14% der Männer angeben, schwuler Sex sei für sie reizvoll, während für 12% der Männer heterosexueller Sex keine Befriedigung bietet. Trotz dieser Zahlen gaben nur 6,7% der Männer homosexuelle Kontakte an, die zum Orgasmus führten, wobei diese Kontakte in der Hälfte der Fälle auch noch selten waren (vgl. McConaghy 1994, S. 431). Während allenfalls ein zölibatär-asketischer Lebensstil das in praxi noch am ehesten erreichbare Resultat sein dürfte, kann in der Regel von einer wirklichen Heterosexualisierung keine Rede sein. »[T]he large majority of people who enter such programs will not find themselves heterosexual at therapy's end« (Murphy 1991, S. 124). Drescher fasst den dürftigen Stand der Forschung zutreffend so zusammen:

> Other than claims of success by clinicians who offer these treatments, including quotes from patients who claimed successful treatment, there exists no scientifically accepted body of research data to support the position that these treatments are effective [...] (Drescher 2002, S. 609).

Zu einem ähnlich ernüchternden Ergebnis kommt auch Murphy: »[I]t is not possible to establish a conclusive success rate for therapy« (Murphy 1991, S. 125).

5.5 Informed consent

Als weitere ethische Minimalforderung wäre ein »informed consent« zu fordern. Um eine wohlbegründete autonome Entscheidung treffen zu können, müsste ein »Umpolungsinteressent« vor der Therapie umfassend aufgeklärt werden. Zunächst wäre derjenige, der eine Änderung seiner sexuellen Identität wünscht, darüber zu informieren, dass die Ursachen der Homosexualität weiterhin ungeklärt sind, dass aber konsistente Forschungsergebnisse existieren, die eine hereditäre Komponente belegen. Der Interessent müsste ferner darüber aufgeklärt werden, dass die ätiologischen Hypothesen der Ex-Gay-Bewegung nicht empirisch abgesichert, wissenschaftlich höchst zweifelhaft, mithin arbiträr sind.

Unabdingbar ist die Information darüber, dass es sich bei konversionstherapeutischen Ansätzen um eine Außenseiterposition handelt. Fragwürdige Grundannahmen und subjektive Überzeugungen bzw. Glaubensbekenntnisse einiger Umpolungstherapeuten müssten vor Therapiebeginn transparent gemacht werden. So vertreten einige Befürworter solcher Ansätze eine eliminativistische Position in Bezug auf Homosexualität: Sie stellen nämlich die Behauptung auf, Homosexualität existiere in Wahrheit gar nicht, vielmehr seien diejenigen, die homoerotisch empfinden, nur latent heterosexuell. Weitere arbiträre und durch nichts zu belegende Hypothesen von Umpolungstherapeuten sind die Gleichsetzung von Homosexualität mit einem unglücklichen Lebensstil, die pauschal unterstellte vermeintliche Instabilität gleichgeschlechtlicher Partnerschaften, eine höhere Prävalenz psychiatrischer Erkrankungen und soziale Isolation im Alter.

Da die meisten »reparativ« tätigen Therapeuten Homosexualität psychopathologisieren, muss darüber aufgeklärt werden, dass wissenschaftlicher Konsens darüber besteht, dass Homosexualität keine behandlungsbedürftige Gesundheitsstörung darstellt. Nicht zuletzt deswegen gelten aus medizinethischer Sicht hier besonders strenge Anforderungen an die Verhältnismäßigkeit von zu erwartendem Nutzen und potenziellen Risiken und unerwünschten Wirkungen (ähnlich wie bei ästhetischen Operationen, für die es keine medizinische Indikation gibt).

Ein »informed« consent ist nicht möglich ohne Aufklärung über potenzielle Risiken und Schäden. Diese werden aber von Konversionsanhängern meist heruntergespielt oder sogar gänzlich in Abrede gestellt. Dies kontrastiert mit Berichten von erheblicher psychopathologischer Dekompensation bis hin zu Suizidalität und anderen negativen Auswirkungen. Der ausbleibende Erfolg wird nicht selten implizit oder explizit dem Klienten angelastet, was eine Selbstattribuierung begünstigt mit potenziell nachteiligen Effekten: Schuldgefühle, depressive Reaktion, Angst, Selbstanklage, selbstentwertende dysfunktionale Kognitionen, vermehrter Selbsthass, vermindertes Selbstwertgefühl, verstärkte internalisierte Homophobie, autodestruktives Verhalten und Substanzmissbrauch. Einige Heterosexualisierungstherapeuten ermutigen schwule und lesbische Klienten zur Heirat, oft mit fatalen Konsequenzen für Klienten und deren Ehepartner und Kinder wie Trennung und Scheidung. Umpolungstherapeuten vertreten nicht selten diskriminierende und entwertende Vorurteile, mit denen sich die Klienten identifizieren und die sie internalisieren, wodurch sich die internalisierte Homophobie weiter verschärft. Es ist beschrieben, dass viele Klienten nach einer »erfolglosen« Therapie ihre homosexuelle Orientierung akzeptieren lernen, ihren Frieden mit ihrer sexuellen Identität finden und ihnen ein Coming-out möglich ist. Durch die Verstärkung der internalisierten Homophobie und auch durch verhaltenstherapeutische Interventionen wie aversive Heterosexualisierung, verdeckte Sensibilisierung oder »orgasmic reconditioning« kann die Fähigkeit zu intimen gleichgeschlechtlichen Paarbeziehungen beeinträchtigt und sexuellen Störungen Vorschub geleistet werden.

Zu einem »informed consent« gehört auch die Aufklärung über alternative und Erfolg versprechende Ansätze wie »gay affirmative therapy«. Eine autonome Entscheidung ist nur in Abwesenheit von Zwang möglich. Es sind Fälle bekannt, bei denen Therapeuten ethisch verwerflichen Druck auf Klienten ausgeübt haben, indem sie Dritte (Eltern, Kirche, Universitätsangehörige) informiert haben. Da nicht alle »Therapeuten« professionell institutionalisiert sind oder über eine Approbation als Therapeut verfügen, ist nicht in allen Fällen eine Schweigepflicht gewährleistet. Die Entwicklung des Klienten im Laufe der Therapie wird vom Therapeuten in der Regel nicht wertneutral begleitet.

> If a therapist is not able to support a client's explorations and decisions initially or over the course of treatment to live as heterosexual, homosexual, or bisexual, then I believe that the therapist should excuse her/himself from treating such clients (Green 2003, S. 29).

Einige »reparativ« tätige Therapeuten würden gut daran tun, ihr eigenes Wertesystem zu reflektieren und Sensibilität dafür zu entwickeln, wann sie Gefahr laufen, ihre eigenen Überzeugungen ihren Klienten ohne Auftrag und sogar gegen ihren Willen unkritisch und unreflektiert überzustülpen. Hierzu ist es notwendig, sich von dem Mythos von der eigenen Wertneutralität zu verabschieden. »Therapists are characterized better as secular priests than as professionals applying ethically neutral techniques« (Davison 1978, S. 170). Nur wer sein eigenes ethisches Wertesystem, seine ideologischen und religiösen Überzeugungen gut kennt, kann die Gefahr minimieren, sie unreflektiert in die Therapie einfließen zu lassen. Missionarischer Eifer in einer Therapie ist ein Fall für den Supervisor, eine Ethikkommission oder einen Rechtsanwalt. Es wird berichtet, dass Umpolungstherapeuten mit dem Abbruch der therapeutischen Beziehung gedroht haben sollen, sollte der Patient weiterhin homosexuelle Kontakte unterhalten. Dies begünstigt ein Klima von Druck, Verschüttung und Verleugnung der eigenen Gefühle, Antworten im Sinne der sozialen Erwünschtheit und Unaufrichtigkeit – anstelle von Begünstigung der Entwicklung von Ressourcen, Förderung der Selbstexploration und Ermöglichung von Ehrlichkeit gegenüber sich selbst und anderen.

5.6 »Reparative« Therapien als Instrument der Diskriminierung und Stigmatisierung

Abschließend ist darauf hinzuweisen, dass die bloße Existenz von Konversionstherapien Diskriminierung, Stigmatisierung und offene sowie internalisierte Homophobie aufrechterhalten und perpetuieren: »[G]reat numbers of people are being hurt by the availability of change-of-orientation programs, and these include individuals who themselves are not seeing therapists« (Davison 1978, S. 172). Ganz in diesem Sinne formulierte die »Washington State Psychological Association« 1991:

> Individuals seeking to change their sexual orientation do so as the result of internalized stigma and homophobia [...]. It is therefore our objective as psychologists to educate and change the intolerant social context, not the individual who is victimized by it. Conversion treatments, by their very existence, exacerbate the homophobia which psychology seeks to combat (Haldeman 1994, S. 226).

6. Fazit

Trotz der Depathologisierung der Homosexualität durch die APA und die WHO werden weiterhin höchst zweifelhafte Behandlungen angeboten und durchgeführt, die eine Änderung der homosexuellen Identität zum Ziel haben. Diese Therapien kursieren unter den Bezeichnungen Reorientierungstherapie, Konversionstherapie oder dem irreführenden implizit pathologisierenden Terminus »reparative« Therapie. Die APA hat zu Recht (zuletzt 2000) solche Ansätze für moralisch verwerflich erklärt. Es besteht die begründete große Gefahr, dass durch diese Therapien die ethischen Prinzipien der Fürsorge (beneficence) und des Nichtschadens (non-maleficence) verletzt werden. Für die Therapien ist kein wissenschaftlich valider Wirksamkeitsnachweis erbracht worden. Da es sich um die Behandlung einer Normvariante ohne Krankheitswert handelt, müssen besonders strenge Anforderungen an das ethische Prinzip des Nichtschadens (primum nil nocere) gelten und eine sorgfältige Nutzen-Risiko-Abwägung vorgenommen werden. Im Falle des nicht unwahrscheinlichen »Scheiterns« dieser obskuren Therapien drohen erhebliche potenzielle Risiken: psychopathologische Dekompensation, Schuld- und Schamgefühle, Selbstentwertung, Selbsthass, Depression, verstärkte internalisierte Homophobie, autodestruktives und suizidales Verhalten sowie Substanzmissbrauch. Diese Risiken werden von den Anbietern und Befürwortern dieser Therapien weitgehend heruntergespielt oder sogar in toto geleugnet. Auch das ethische Prinzip der Autonomiewahrung wird häufig verletzt. Ein »informed consent« setzt voraus, dass der Klient/Interessent vor Therapiebeginn umfassend aufgeklärt werden muss über (a) die geringen Erfolgsaussichten, (b) die erheblichen potenziellen Nebenwirkungen, (c) den nicht-pathologischen Charakter von Homosexualität und (d) vorhandene sinnvolle Alternativen wie »gay affirmative therapy«. Der Patient muss auch über den (e) experimentellen Status der Reorientierungstherapien als Außenseitermethode informiert werden, um eine autonome Entscheidung treffen zu können. Krankheitsmodell und Behandlungskonzept basieren nicht auf wissenschaftlich fundierten Theorien und empirischer Evidenz, sondern auf arbiträren subjektiven Überzeugungen, die eklektizistisch antiquierte psychoanalytische Theorien mit unzutreffenden pessimistischen Vorurteilen und Klischees von den vermeintlichen Nachteilen eines schwulen/lesbischen Lebensstils, umstrittenen bis obsoleten verhaltenstherapeutischen Interventionen und fundamentalistisch-religiösen und obskuren spiritualistischen Elementen amalgamieren. Ein solches »mixtum compositum« hat mit seriöser Psychotherapie rein gar nichts zu tun. Hinter dem Konversionswunsch steht oft der Wunsch nach gesellschaftlicher Konformität einer marginalisierten Minorität. Der Wunsch nach Änderung der sexuellen Identität resultiert also aus Stigmatisierung und Diskriminierung, die die internalisierte Homophobie aufrechterhalten und verstärken. Reorientierungstherapien tragen zur Repathologisierung, Stigmatisierung und Diskriminierung von Homosexualität bei und sind daher als ethisch verwerflich abzulehnen.

Literatur

APA (1999): American Psychiatric Association: Position statement on psychiatric treatment and sexual orientation. Am J Psychiatry 156, 1131.
APA (2000): Commission on Psychotherapy by Psychiatrists: Position Statement on Therapies Focused on Attempts to Change Sexual Orientation (Reparative or Conversion Therapies). Am J Psychiatry 157 (10), 1719–1721.
Appell (1930): Appell an Strafrechtsausschuß des österreichischen Nationalrates. Arbeiter-Zeitung. Zentralorgan der Sozialdemokratie Deutschösterreichs 43 (Nr. 134, 16.5.1930), 2.
Bancroft, John (1994): Homosexual Orientation. The search for a biological basis. Br J Psychiatry 164 (4), 437–440.
Bartlett, Annie; King, Michael & Phillips, Peter (2001): Straight talking: an investigation of the attitudes and practice of psychoanalysts and psychotherapists in relation to gays and lesbians. Br J Psychiatry 179, 545–549.
Berger, Joseph (1994): The Psychotherapeutic Treatment of Male Homosexuality. Am J Psychother 48 (2), 251–261.
Brunner, Jürgen & Steger, Florian (2006): Johannes Heinrich Schultz (1884–1970), Begründer des Autogenen Trainings. Ein biographischer Rekonstruktionsversuch im Spannungsfeld von Wissenschaft und Politik. BIOS 19 (1), 16–25.
Carlton, Clark (2004): Sexual Reorientation Therapy: An Orthodox Perspective. Christ Bioeth 10, 137–53.
Davison, Gerald C. (1978): Not Can but Ought: The Treatment of Homosexuality. J Consult Clin Psychol 46 (1), 170–172.
Drescher, Jack (2002): Ethical Issues in Treating Gay and Lesbian Patients. Psychiatr Clin North Am 25 (3), 605–621.
DSM-IV (1998): Diagnostische Kriterien des Diagnostischen und Statistischen Manuals Psychischer Störungen. Deutsche Bearbeitung von Henning Saß, Hans-Ulrich Wittchen, Michael Zaudig und Isabel Houben. Göttingen (Hogrefe).
Fetner, Tina (2005): Ex-Gay Rhetoric and the Politics of Sexuality: The Christian Antigay/Pro-Family Movement's »Truth in Love« Ad Campaign. Journal of Homosexuality 50 (1), 71–95.
Freud, Sigmund (1935): A Letter to an American Mother, 9.4.1935. Am J Psychiatry 107 (1951), 786–787 [mit Faksimile].

Grau, Günter (2004): Homosexualität in der NS-Zeit. Dokumente einer Diskriminierung und Verfolgung. Frankfurt/Main (Fischer).
Green, Robert-Jay (2003): When therapists do not want their clients to be homosexual: a response to Rosik's article. Journal of Marital and Family Therapy 29 (1), 29–38.
Groß, Dominik (1999): Psychochirurgie und Ethik. Die operative Behandlung psychischer Störungen vom 19. Jahrhundert bis heute. Fortschritte der Medizin 117, 1–4.
Haldeman, Douglas C. (1994): The Practice and Ethics of Sexual Orientation Conversion Therapy. J Consult Clin Psychol 62 (2), 221–227.
Howsepian, A. A. (2004): Sexual Modification Therapies: Ethical Controversies, Philosophical Disputes, and Theological Reflections. Christ Bioeth 10, 117–135.
Isay, Richard A. (1989): Schwul sein. Die psychologische Entwicklung des Homosexuellen. München (Piper).
King, Michael; Smith, Glenn & Bartlett, Annie (2004): Treatments of Homosexuality in Britain Since the 1950s – an Oral History: The Experience of Professionals. BMJ 328 (7437), 429.
Kontny, Karin (2007): Heilung in Gottes Namen. In Baden-Württemberg versucht ein christlicher Verein, Schwule von ihrer Homosexualität zu »befreien«. Die Zeit, 18.01.2007, Nr. 4, 11.
Lautmann, Rüdiger (1977): Gesellschaft und Homosexualität. Frankfurt/Main (Suhrkamp).
Lockot, Regine (2002): Erinnern und Durcharbeiten. Zur Geschichte der Psychoanalyse und Psychotherapie im Nationalsozialismus. Gießen (Psychosozial-Verlag).
Lutz, David W. (2004): The Catholic Church, the American Military, and Homosexual Reorientation Therapy. Christ Bioeth 10, 189–226.
McConaghy, Nathaniel (1994): Biologic Theories of Sexual Orientation. Arch Gen Psychiatry 51 (5), 431–432.
Mildenberger, Florian (2002): ... in der Richtung der Homosexualität verdorben. Psychiater, Kriminalpsychologen und Gerichtsmediziner über männliche Homosexualität 1850–1970. Hamburg (MännerschwarmSkript).
Money, John (1972): Editorial: Strategy, Ethics, Behavior Modification, and Homosexuality. Arch Sex Behav 2 (1), 79–81.
Morgenthaler, Fritz (2004): Homosexualität, Heterosexualität, Perversion. Gießen (Psychosozial-Verlag).
Murphy, Timothy F. (1991): The Ethics of Conversion Therapy. Bioethics 5 (2), 123–138.
Murphy, Timothy F. (1992): Freud and Sexual Reorientation Therapy. Journal of Homosexuality 23 (3), 21–38.
Nicolosi, Joseph; Byrd, A. Dean & Potts, Richard W. (2000a): Beliefs and Practices of Therapists who Practice Sexual Reorientation Psychotherapy. Psychol Rep 86 (2), 689–702.
Nicolosi, Joseph; Byrd, A. Dean & Potts, Richard W. (2000b): Retrospective self-reports of changes in homosexual orientation: a consumer survey of conversion therapy clients. Psychol Rep 86, 1071–1088.
Rauchfleisch, Udo; Frossard, Jacqueline; Waser, Gottfried; Wiesendanger, Kurt & Roth, Wolfgang (2002): Gleich und doch anders. Psychotherapie und Beratung von Lesben, Schwulen, Bisexuellen und ihren Angehörigen. Stuttgart (Klett-Cotta).
Schultz, Johannes Heinrich (1940a): Erbbiologie und Rassenkunde. Zentralblatt für Psychotherapie 12, 180–183.
Schultz, Johannes Heinrich (1940b): Vorschlag eines Diagnosen-Schemas. Zentralblatt für Psychotherapie 12, 97–161.
Schultz, Johannes Heinrich (1942): Rezension: Paul Schröder. Homosexualität [Mon. Krimbiol. 1940; 31, 221–234]. Zentralblatt für Psychotherapie 14, 217.

Schultz, Johannes Heinrich (1952): Organstörungen und Perversionen in Liebesleben. München, Basel (Ernst Reinhardt Verlag).
Schultz, Johannes Heinrich (1955): Psychotherapie 1954/55. Münchner Medizinische Wochenschrift 35, 1164–1167.
Schultz, Johannes Heinrich (1964): Lebensbilderbuch eines Nervenarztes. Jahrzehnte in Dankbarkeit. Stuttgart (Thieme).
Schultz, Johannes Heinrich (1967): Zur Frage der Strafwürdigkeit der Erwachsenenhomosexualität. Medizinische Klinik 62, 1097.
Sigusch, Volkmar (1977): Medizinische Experimente am Menschen. Das Beispiel Psychochirurgie. Berlin (Argument-Verlag).
Smith, Glenn; Bartlett, Annie & King, Michael (2004): Treatments of Homosexuality in Britain Since the 1950s – an Oral History: The Experience of Patients. BMJ 328 (7437), 427.
Socarides, Charles W. (1971): Der offen Homosexuelle. Frankfurt/Main (Suhrkamp).
Spitzer, Robert L. (2003): Can Some Gay Men and Lesbians Change Their Sexual Orientation? 200 Participants Reporting a Change from Homosexual to Heterosexual Orientation. Arch Sex Behav 32 (5), 403–417.
Stakelbeck, Falk & Frank, Udo (2003): From Perversion to Sexual Identity: Concepts of Homosexuality and Its Treatment in Germany. In: Lingiardi, Vittorio & Drescher, Jack (Hg.): The Mental Health Profession and Homosexuality: International Perspectives. New York, London, Oxford (The Haworth Medical Press).
Stakelbeck, Falk & Frank, Udo (2006): Kommen die neuen psychoanalytischen Theorien zur männlichen Homosexualität nur noch aus Amerika? In: Hammelstein, Philipp; Biechele, Ulrich & Heinrich, Thomas (Hg.): Anders ver-rückt? Lesben und Schwule in der Psychiatrie. Lengerich (Pabst), S. 121–137.
Wiesendanger, Kurt (2001): Schwule und Lesben in Psychotherapie, Seelsorge und Beratung. Göttingen (Vandenhoeck & Ruprecht).

Diskriminierung Transsexueller

Udo Rauchfleisch

Transsexuelle Menschen stellen eine Gruppe dar, die sich vielfachen Diskriminierungen und Ausgrenzungen ausgesetzt sieht. Im Folgenden sollen die Formen und Ursachen dieser Diskriminierungen untersucht werden, um anschließend herauszuarbeiten, wie die Vorurteile, die zu den Diskriminierungen führen, überwunden werden können.

1. Formen der Diskriminierung transsexueller Menschen

Eine grundsätzliche Diskriminierung transsexueller Menschen liegt darin, dass sie wie selbstverständlich der Gruppe psychisch Kranker zugeordnet werden. So wird die Transsexualität in den internationalen Diagnosekatalogen der ICD-10 der Gruppe »Störungen der Geschlechtsidentität« (F 64) und der DSM-IV der Kategorie »Sexuelle und Geschlechtsidentitätsstörungen« zugeordnet. In der Fachliteratur findet sich außerdem bezüglich der Entstehung der Transsexualität eine Fülle von Hypothesen, die von einem Pathologiekonzept ausgehen, wobei die Diagnosen sich vor allem im Bereich der schweren Persönlichkeitsstörungen bis zu wahnhaften Störungen bewegen (beispielhaft seien die Arbeiten von Person/Ovesey 1974a, 1974b, Kamermans 1995, Runte 1985 und Volkan 2004 genannt).

Selbstverständlich ist die Diagnose einer psychischen Erkrankung nicht per se eine Diskriminierung. Sie wird es aber dort, wo bestimmten Menschen mit einer Diagnose die Rolle eines Kranken in der Gesellschaft zugewiesen wird und daraus Konsequenzen abgeleitet werden. Im Hinblick auf transsexuelle Menschen heißt dies, dass ihnen die Rolle einer »kranken« Person zugewiesen wird mit der Konsequenz, dass sie in ihrer Autonomie eingeschränkt werden, indem sie von den Entscheidungen anderer (mächtiger) Instanzen abhängig sind – hier: von den Entscheidungen von Gutachtern und Therapeuten. Denn ohne ein entsprechendes positives Gutachten und ohne eine den Prozess der Angleichung an das Gegengeschlecht begleitende Psychotherapie sind hormonelle und chirurgische Interventionen nicht möglich. So sinnvoll diese Maßnahmen, die den internationalen Standards of Care der Harry Benjamin International Gender Dysphoria Association entsprechen, auch sind, resultiert daraus doch eine Einschränkung der Autonomie transsexueller Menschen, die durch den ihnen zugewiesenen Krankenstatus begründet wird.

Diese Stigmatisierung als »Kranke« ist insofern besonders diskriminierend, als wir heute davon ausgehen müssen, dass die Transsexualität selbst nichts mit psychischer oder körperlicher Gesundheit oder Krankheit zu tun hat, sondern in sich das ganze Spektrum von Gesundheit bis Krankheit enthält (vgl. Rauchfleisch 2006 sowie das Themenheft des *Journal of Gay and Lesbian Psychotherapy* aus dem Jahr 2004). Wenn sich bei transsexuellen Menschen psychische Störungen finden, so sind dies entweder reaktive Störungen (depressive Verstimmungen, Ängste, Selbstwertprobleme etc.) aufgrund der schwierigen äußeren Bedingungen, unter denen sie leben – nicht zuletzt wegen der Diskriminierungen, die sie vielfach erfahren. Oder es sind primär bestehende psychische Erkrankungen (beispielsweise affektive Störungen oder andere schwere psychische Erkrankungen), wie sie bei anderen Menschen auch auftreten. Diese Störungen sind für transsexuelle Menschen insofern besonders verhängnisvoll, als sie den Prozess der Identitätsfindung und des Coming-outs erheblich beeinträchtigen.

Eine schwierige Situation entsteht für transsexuelle Menschen dadurch, dass es für sie einerseits zur Ausbildung eines tragfähigen, positiven Selbstwertgefühls und einer positiven Identität wichtig ist, ihre Transsexualität als nicht-pathologische Form der Geschlechtsidentität betrachten zu können. Andererseits ist aber zu befürchten, dass die Anerkennung der Transsexualität als Normvariante dazu führen könnte, dass die Krankenkassen die Kostenübernahme für die hormonellen, chirurgischen und anderweitigen Maßnahmen zur Angleichung an das Gegengeschlecht ablehnen würden. Insofern befinden sich transsexuelle Menschen in einer Konfliktsituation, die sie mitunter erheblichen Belastungen aussetzt, indem sie aus »politischen« Gründen etwas vertreten müssen (sich nämlich als »Kranke« stigmatisieren zu lassen), was (mit Recht!) ihrer innersten Überzeugung (nämlich ihre Transsexualität als Normvariante zu betrachten) gar nicht entspricht.

Diskriminierungen erleben transsexuelle Menschen auch von Seiten der Gesellschaft, in der sie leben, und durch deren Normvorstellungen. Sie werden von ihrer Umgebung als nicht den Normalitätsstandards entsprechend wahrgenommen, denn im Sinne des in unserer Kultur herrschenden Postulats der Zweigeschlechtlichkeit gibt es nur Frauen *oder* Männer. Wer diesem Postulat, wie die Transsexuellen, nicht entspricht, ist »krank«. Die Definition als »krank« hat zur Konsequenz, dass die transsexuelle Person »spezialisierten Normalisierungsinstanzen« (Hirschauer 1999, S. 339) in Gestalt von Psychologen und Psychiatern, Endokrinologen, Urologen, Chirurgen, Gynäkologen, Juristen usw. zugewiesen wird. Sie »behandeln« die »Kranken« und werden als Vertreter solcher Normalisierungsinstanzen als »hauptamtliche Legitimatoren für die Erhaltung der Sinnwelt« (Berger/Luckmann 1980, S. 126) in Anspruch genommen, indem sie durch die hormonelle und chirurgische Angleichung an das Gegengeschlecht die Vorstellung von der Zweigeschlechtlichkeit des Menschen wiederherstellen.

Auch im Alltag erfahren transsexuelle Menschen vielfach Ausgrenzungen und Diskriminierungen. Obwohl heute immer wieder Berichte über Transsexuelle in den Printmedien zu finden sind, Transsexuelle in Talk-Shows zu sehen sind und auch etliche Filme sich mit transsexuellen Protagonisten beschäftigen, sind es zumeist doch außergewöhnliche Schicksale in Gestalt besonders tragischer Entwicklungen (z.B. große Enttäuschung über die »Umwandlung« und Suizidmeldungen) oder »schrille« Varianten, die einem breiten Publikum reißerisch präsentiert werden. Von »normalen«, »durchschnittlichen« Transsexuellen hingegen erfährt die Öffentlichkeit praktisch nie etwas. Auf diese Weise verstärkt sich in der Bevölkerung die vorbestehende (diskriminierende) Meinung, Transsexualität sei eine »Abnormität«.

Die Diskriminierungen im Alltag reichen von abschätzigen Blicken und anzüglichen Bemerkungen auf der Straße über Nichtanstellungen oder Entlassungen im beruflichen Bereich bis hin zu manifester – handgreiflicher – Gewalt.

2. Ursachen der Diskriminierungen

Eine erste Ursache liegt in der Tatsache, dass generell das »Fremde« – und das können Situationen, Lebensumstände und Personen sein – bei der Umgebung Irritation und, daraus resultierend, oft auch Angst auslösen. Im positiven Fall führt die Irritation zu einer konstruktiven Auseinandersetzung mit dem »Fremden«. Oft reagieren Menschen aus ihrer Angst und Verunsicherung heraus auf das »Fremde« aber mit Ablehnung und nicht selten sogar mit massiver Aggression, die bis zur Vernichtung des sie irritierenden Menschen führen kann. Die Weltgeschichte ist voll von erschreckenden Beispielen dieser Art (vgl. Rauchfleisch 1996).

Transsexuelle verunsichern ihre Umgebung dadurch, dass sie die dichotome Geschlechterauffassung (es gibt nur Männer *oder* Frauen) infrage stellen und durch ihre Erscheinung und ihr Leben die Geschlechterrollen aufbrechen. Diskriminierungen und aggressives Verhalten gegenüber transsexuellen Menschen sind die Reaktion auf die Verunsicherung.

Mit dieser Situation hängt zusammen, dass Transsexuelle zu Abweichenden schlechthin werden, da sie die scheinbar »letzten«, als unverrückbar empfundenen Koordinaten unseres sozialen Lebens, nämlich die Aufteilung der Geschlechter in eindeutige Frauen und Männer, infrage stellen. Während im Fall der Homosexualität die Zuordnung zu den Geschlechtern erhalten bleibt und nur die sexuelle Präferenz von der Majorität abweicht, ist die Transsexualität Ausdruck einer fundamentalen Abweichung und wird deshalb von vielen Menschen als wesentlich schwerere Bedrohung empfunden, auf die sie mit Diskriminierungen und Aggressionen den betreffenden Menschen gegenüber reagieren. Schutz vor manifester Aggression ist dann höchstens die Vorstellung, es handle sich bei ihnen um »schwerkranke« Menschen, die unter einer »Perversion« oder einer anderweitigen »Abnormität« leiden. Damit ist die beunruhigende Wahrnehmung, dass es nicht nur zwei einander ausschließende Geschlechter, sondern auch andere Geschlechtsidentitäten gibt, »gerettet«.

Wie oben beschrieben, erfüllen die Fachleute der medizinischen und psychologischen Disziplinen, die sich mit der Behandlung der »kranken« Transsexuellen beschäftigen, die Funktion von »Normalisierungsinstanzen« (Hirschauer 1999, S. 339). Sie »retten« die Vorstellung der Zweigeschlechtlichkeit, indem sie die irritierende Situation eines biologischen Mannes, der sich als Frau fühlt, respektive einer biologischen Frau, die sich als Mann fühlt, dadurch beseitigen, dass sie die betreffende transsexuelle Person durch die hormonellen und chirurgischen Interventionen wieder einem eindeutigen – neuen – Geschlecht zuweisen.

3. Was können wir gegen Diskriminierungen von transsexuellen Menschen tun?

Der Abbau von Diskriminierungen transsexueller Menschen muss auf verschiedenen Ebenen erfolgen. Auf fachlicher Ebene geht es darum, die Transsexualität zu entpathologisieren. Das heißt, es ist von psychologisch-psychiatrischer Seite darauf hinzuwirken, dass sich in fachlichen Kreisen die Einsicht durchsetzt, dass Transsexualität nicht Ausdruck einer wie auch immer gearteten psychischen Erkrankung ist, sondern in sich das ganze Spektrum von psychischer Gesundheit bis Krankheit enthält.

Die Fachleute der Jurisprudenz müssen darum besorgt sein, dass transsexuelle Menschen die gleichen Rechte wie alle anderen auch haben. Dies betrifft beispielsweise die Erlaubnis, im Falle einer vor der Operation geschlossenen Ehe auch nach der Operation und der Personenstandsänderung mit der gleichen Partnerin respektive dem gleichen Partner verheiratet zu bleiben. Abgesehen von Deutschland, wo das Bundesgericht vor Kurzem einen derartigen Entscheid gefällt hat, ist dies in den anderen Ländern nicht möglich. In etlichen Staaten bestehen auch noch keine speziellen Transsexuellengesetze, die das Vorgehen bei der Vorbereitung auf die hormonelle und chirurgische Anpassung an das Gegengeschlecht verbindlich regeln. Schließlich wäre den Diskriminierungen, die durch komplizierte und zum Teil völlig willkürliche Verfahren der Krankenkassen (z. B. bezüglich der Kostenübernahme für Epilationen, Stimmtherapien und Stimmoperationen etc.) erfolgen, entgegenzuwirken.

Transsexuelle Menschen selbst können einen wesentlichen Beitrag zum Abbau von Vorurteilen leisten, indem sie vermehrt in der Öffentlichkeit sichtbar werden. Es geht darum, dass in den Medien nicht nur von außergewöhnlichen Schicksalen (mit meist tragischen Entwicklungen oder mit Bezug zum Rotlichtmilieu), sondern von »durchschnittlichen« Transsexuellen in unspektakulären Lebenssituationen berichtet wird.

Außerdem wissen wir aus der lesbisch-schwulen Emanzipationsbewegung und aus vielen sozialpsychologischen Untersuchungen, dass sich Vorurteile und diskriminierende Stigmatisierungen am wirkungsvollsten dadurch abbauen lassen, dass es zu persönlichen Kontakten zwischen den ausgegrenzten und den sie ausgrenzenden Menschen kommt. Bei solchen persönlichen Begegnungen wird sichtbar, dass die abgelehnte Person ein Mensch »wie du und ich« ist und dass generalisierende Annahmen (z. B. Transsexuelle sind »pervers« oder »krank« oder »sie stammen aus kranken Familien«) nicht zutreffen.

Gerade weil es inzwischen etliche literarische Selbstdarstellungen von Transsexuellen gibt, besteht die große Gefahr, dass die dort geschilderten Lebengeschichten und Persönlichkeitsformen als »typisch« für Transsexuelle angesehen werden. Dies trifft absolut nicht zu! Transsexuelle Menschen weisen die gleichen Unterschiede auf wie andere Menschen auch. Das einzige sie Verbindende ist die Tatsache, dass sie eine Angleichung an das Gegengeschlecht anstreben und sich mit den Schwierigkeiten auseinandersetzen müssen, die durch die Diskrepanz zwischen ihrem biologischen Geschlecht und ihrer Geschlechtsidentität entstehen. Ihre Biografien, ihre Lebenssituation und ihre Persönlichkeiten sind jedoch völlig unterschiedlich.

Die nötige Öffentlichkeitsarbeit lässt sich wohl am besten über Zusammenschlüsse in Selbsthilfe- und Emanzipationsgruppen bewerkstelligen, die sich in der Öffentlichkeit zu Wort melden und für ihre Rechte einstehen können. In dieser Hinsicht ergeben sich indessen oft Schwierigkeiten dadurch, dass sich an solchen Gruppierungen vielfach vor allem die Transsexuellen beteiligen, die noch im Prozess der Angleichung an das Gegengeschlecht stehen. Nach Abschluss der hormonellen und chirurgischen Interventionen und nach der Personenstandsänderung verlassen viele zuvor sehr engagierte Mitglieder die Gruppe. Dies ist insofern verständlich, als sie nun endlich aus dem Sonderstatus, den sie während des Angleichungsprozesses innegehabt haben, heraustreten und ein »normales« Leben führen wollen. Sie möchten nicht durch die Mitarbeit in einer Selbsthilfe- oder politischen Gruppe permanent an ihre Transsexualität erinnert werden und wollen sich deshalb nun auch nicht mehr in der Öffentlichkeit als Transsexuelle präsentieren. Durch diesen Rückzug aus den Gruppen geht die Erfahrung derjenigen, die langjährig in der neuen Rolle leben, verloren.

Sinnvoll ist es auch im Rahmen von Emanzipationsbestrebungen Transsexueller, dass sie sich – wie vor allem in Deutschland – vielerorts den lesbisch-schwulen Emanzipationsgruppen anschließen. Dadurch erhält die zahlenmäßig eher kleine Gruppe transsexueller Menschen eine Unterstützung durch eine größere Lobby, die trotz aller Unterschiede, die zwischen Homosexuellen, Bisexuellen und Transgendern einerseits und Transsexuellen andererseits bestehen, von den Erfahrungen dieser Gruppen profitieren und mit ihnen zusammen für ihre Rechte kämpfen können.

Von großer Bedeutung erscheint mir dabei auch die Zusammenarbeit der Emanzipationsgruppen für Transsexuelle mit den Fachleuten der verschiedenen Disziplinen, die an der Begutachtung, Begleitung und Beratung Transsexueller beteiligt sind (VertreterInnen der Psychologie, Psychiatrie, Jurisprudenz usw.). Dies setzt voraus, dass Feindbilder beiderseits abgebaut werden und es zu einer echten Kooperation kommt. Gelingt dies, so können die Anliegen transsexueller Menschen, von den Fachleuten unterstützt, in die verschiedenen fachlichen Gremien gebracht und dort diskutiert werden. Dies ist die Voraussetzung für gesetzliche Änderungen und den Abbau von ungleichen Machtverhältnissen, die bisher zumeist noch zwischen den Fachleuten und den Transsexuellen bestehen (vgl. meine Ausführungen oben zu den »spezialisierten Normalisierungsinstanzen« im Sinne von Hirschauer 1999, S. 339).

Den weithin bestehenden Vorurteilen und den daraus resultierenden Diskriminierungen gegenüber transsexuellen Menschen müsste schließlich dadurch entgegengewirkt werden, dass die Überlegungen der Genderforschung (vgl. etwa Lindemann 1993; Hirschauer 1999; zum gendertheoretischen Diskurs auch Maihofer 1995) in die breitere Öffentlichkeit getragen werden. Im Hinblick auf die Transsexualität käme es darauf an, dass sich die Einsicht durchsetzte, dass es nicht nur zwei einander ausschließende Geschlechter gibt, sondern ein breites Spektrum von Geschlechtsidentitäten und Geschlechterrollen. Wenn diese Einsicht wirklich ernst genommen würde, resultierte daraus nicht nur, dass transsexuelle Menschen von Vorurteilen und Diskriminierungen befreit würden.

Ein solcher Paradigmenwechsel würde vielmehr auch einen enormen Gewinn für die Gesamtgesellschaft bedeuten, weil damit die Bindung von Privilegien an das dichotom gedachte Geschlecht (zu Ungunsten der Frauen) aufgehoben würde und damit der Weg zu echter Gleichwertigkeit und Gleichberechtigung der verschiedenen Menschen bereitet werden könnte. Im Sinne des Diversity-Konzepts würde die Anerkennung der Tatsache, dass es nicht nur Frauen *oder* Männer gibt, dazu führen, dass die Vielfalt der menschlichen Persönlichkeiten und Lebensformen nicht mehr lediglich als zu tolerierender Umstand gesehen wird, sondern als positive Möglichkeit, die zu kreativen Entwicklungen führt. Transsexuelle stellen eine Gruppe von Menschen dar, die in besonderer Weise zu diesem Paradigmenwechsel herausfordert – und deshalb für uns alle eine große, kreativ zu nutzende Herausforderung darstellt.

Literatur

Berger, Peter L.; Luckmann, Thomas (1980): Die gesellschaftliche Konstruktion der Wirklichkeit. Frankfurt/Main (Fischer).
Hirschauer, Stefan (1999): Die soziale Konstruktion der Transsexualität. Frankfurt/Main (Suhrkamp).
Kamermans, Johanna (1995): Künstliche Geschlechter. Hamburg (Ed. Hathor).
Lindemann, Gesa (1993): Das paradoxe Geschlecht. Transsexualität im Spannungsfeld von Körper, Leib und Gefühl. Frankfurt/Main (Suhrkamp).
Maihofer, Andrea (1995): Geschlecht als Existenzweise. Frankfurt/Main (Helmer).
Person, Ethel; Ovesey, Lionel (1974a): The transsexual syndrome in males. I. Primary transsexualism. Amer J Psychother 28, 4–20.
Person, Ethel; Ovesey, Lionel (1974b): The transsexual syndrome in males. II. Secondary transsexualism. Amer J Psychother 28, 174–193.
Rauchfleisch, Udo (1996): Allgegenwart von Gewalt. 2. Auflage. Göttingen (Vandenhoeck & Ruprecht).
Rauchfleisch, Udo (2006): Transsexualität – Transidentität. Begutachtung, Begleitung, Therapie. Göttingen (Vandenhoeck & Ruprecht).
Runte, Annette (1985): Das Geschlecht der Engel. Zur Theorie des Transsexualismus in der Lacan-Schule. Psyche 39, 830–862.
Volkan, Vamik D. (2004): Das infantile psychotische Selbst und seine weitere Entwicklung. Göttingen (Vandenhoeck & Ruprecht).

Mediale Repräsentationen

Enabled by Blindness?
Zur Sichtbarkeit der Nicht-Sehenden in den Romanen des 19. und 20. Jahrhunderts

Tanja Nusser und Heike Hartung

DER HERZOG: Ich bin blind. Ich muss dem Menschen vertrauen, um zu sehen.
NEGRO DA PONTE: Wie könnt Ihr sehen, wenn Ihr blind seid?
DER HERZOG: Indem ich mich in meine Blindheit ergebe.
NEGRO DA PONTE: Was heißt, sich in seine Blindheit ergeben?
(Dürrenmatt 1960, S. 11)

Sie sahen gar nichts. Sie sahen weniger als er, weil ihnen alles ebenso selbstverständlich war wie ihm noch vor wenigen Wochen. [...]
Plötzlich blieb der Blinde stehen. ›Ich bin immer blind gewesen. Ihr hättet es mir früher sagen müssen.‹
Der Schauspieler schüttelte den Kopf.
›Ich habe nichts gesehen. Nicht einmal die Gegenstände in meinem Zimmer.‹
(Jens 1960, S. 83 und S. 128)

Über Blinde und die Blindheit kann anscheinend nur geschrieben werden, wenn – gleichsam als (positive und/oder negative) Folie – Sehende und das Sehen mitgedacht werden. Zwischen diesen beiden Positionen spannt sich ein Feld aus, in dem (Nicht-)Sehen, Wahrnehmen, Begreifen, Erkennen und Verkennen, aber auch das Versehen und die Wahrheit ausgehandelt werden. Hierbei können diese verschiedenen Konzepte sowohl dem Sehen als auch der Blindheit zugeordnet werden. Die innerliche Sicht wird gegen die äußerliche abgegrenzt, das (V-)Erkennen kann Teil des Sehens, aber auch der inneren Blindheit sein. Der/die Blinde ist nicht immer blind und der/die Sehende ist nicht immer sehend; der/die Blinde kann sich als ein/e SeherIn und der/die Sehende als blind erweisen.

Aus der Fülle literarischer Texte über blinde Figuren[1] interessieren uns im Folgenden genau die Konstellationen, in denen über Figurationen von Blindheit und Sehen Fragen von Wahrnehmung, (V-)Erkennen und (Ver-)Sehen thematisiert werden. Diese Metaphorik der Blindheit wird in einem zweiten Schritt in den Kontext kultureller und historischer Konstrukte des blinden Körpers gestellt.

Auffällig ist in vielen der Texte, die sich um das Nichtsehen und Sehen konzentrieren, dass die Sinne sich ergänzen, wenn einer der Sinne »ausfällt«; der Tastsinn des Blinden kann als Akt des Be-Greifens zu einer Kategorie des sehenden, auf einer kontinuierlichen Zeitwahrnehmung basierenden Erkennens werden. Es geht »um ein anderes Sehen, vielleicht um ein Sehen ohne Augen und die Intensitäten dieses Empfindens sowie seine Demaskierungen des Blicks« (Wetzel 1997, S. 147).

Die Haut, so schreibt schon Denis Diderot in seinem »Brief über die Blinden. Zum Gebrauch für die Sehenden«, wird zu einem Organ des Sehens (vgl. Diderot 1961a, S. 77). Es befindet sich sogar, so dann Hervé Guibert in seiner Erzählung *Blinde*, »das Gedächtnis der Blinden in ihren Fingerspitzen, in der Oberfläche ihrer Haut« (Guibert 1986, S. 45). Damit etabliert er in einer weiteren Ausführung dieses Topos Wahrnehmung als Gedächtnisleistung, d.h. Erkennen als differenziellen Akt. Doch, zurückkehrend zu Diderot, scheint zwischen dem Sehen mit den Augen und mit der Haut der Hand ein Unterschied zu bestehen, denn wenn die Haut der Hand »ebenso fein wäre wie Ihre Augen, würde ich mit meiner Hand sehen, wie Sie mit Ihren Augen sehen« (Diderot 1961a, S. 109). Die handfeste Sicht des Blinden wird in Diderots Brief zu einer dritten Möglichkeit der Kommunikation, die »weder Auge noch Ohr, weder Blick noch Stimme« (Mayer 1997, S. 70) priorisiert. Die Genauigkeit des Tastsinns vertreibe dabei, so Mathias Mayer, das Sehen von seiner privilegierten Position in der Sinneshierarchie[2], die es seit Platon innehat[3]; indem Diderot Blindheit zur Methode mache, werde »die Blindheit zum blinden Fleck, der überkommene Moralvorstellungen aus den Angeln hebt« (ebd., S. 69). Die Dialektik der Blindheit äußere sich in Diderots Text darin, dass die Blinden die Sehenden erst das Sehen verstehen ließen, indem sie die Grenzen der Wahrnehmung deutlich machten.

Es deutet sich ein anderes Sehen, eine andere Form der Wahrnehmung an, wenn mit den Händen, der Hautoberfläche Wahrnehmung und Begreifen als ein Greifen und Ertasten etabliert wird. Die Differenz zwischen Blind-

heit und Sehen, die von Orhan Pamuk als eine Frage nach der Gleichheit –
»Kann der Blinde jemals dem Sehenden gleich sein?« (Pamuk 2006, S. 509) –
gestellt wird, kann auch als eine Übersetzungsleistung konzipiert werden.
Die Übersetzung setzt einen Zustand des ehemals Sehens voraus, der nun –
mit der Erblindung – in andere Sinne und Konzepte von Wahrnehmung und
letztlich Sinnstiftung übersetzt wird:

> Meine Stirne sieht, meine Hand las /
> Gedichte in anderen Händen. /
> Mein Fuß spricht mit den Steinen, die er betritt, /
> meine Stimme nimmt jeder Vogel mit /
> aus den täglichen Wänden. /
> Ich muss nichts mehr entbehren jetzt, /
> alle Farben sind übersetzt /
> in Geräusch und Geruch. /
> Und sie klingen unendlich schön /
> als Töne.
> (Rilke 1998, S. 469)

An dieser Stelle zeigt sich, wie sehr Blindheit und Erblinden als Übersetzungsleistungen andere Inhalte übertragen: Blindheit wird zu einer Metapher, die hier Sinne ersetzt und verschiebt. Wenn Farben, wie in Rainer Maria Rilkes Gedicht »Die Blinde«, in Töne übersetzt und als synästhetische Wahrnehmungsformen beschrieben werden, dann wird dabei der eine Sinn durch einen anderen ersetzt bzw. überkreuzen sich beide und können ununterscheidbar für das Erkennen als Be-Greifen werden[4].

In der Überkreuzung der Sinne, die als Ersetzungs- und Verschiebungsleistung bei Rilke konzipiert ist, öffnen sich in der Darstellung von Blindheit als Metapher weitere Felder des Blindheits-Themas; die Bedeutung der Blindheit verschiebt sich erneut. Um eine Formulierung des Anfangs noch einmal aufzugreifen: Der Blinde ist nicht immer blind und der Sehende nicht immer sehend, denn es gibt auch – hier nähern wir uns den Verschiebungen und Ersetzungen im Felde des (Nicht-)Sehens – eine »Blindheit bei sehenden Augen«, mit der Freud in seinen »Studien über Hysterie« den »eigentümlichen Zustand, in dem man etwas weiß und gleichzeitig nicht weiß« (Freud 1999a, S. 175), beschreibt. Scheint dies, in einer Traditionslinie der Aufklärung stehend, zunächst ein metaphorisches Sprechen über das Nicht-Wahrnehmen oder das Verkennen zu sein[5], so zeigt sich, bezieht man Freuds

Text »Die psychogene Sehstörung in psychoanalytischer Auffassung« in die Argumentation mit ein, dass es um eine »hysterische Blindheit« (Freud 1999b, S. 94) geht, bei der »in gewissem Sinne [...], wenn auch nicht im vollen Sinne« (ebd., S. 95) gesehen werden kann. Dieser »Verlust der bewußten Herrschaft über das Organ« ist, und hier kehren wir nun zur Bewegung des Ersetzens im Felde des (Nicht-)Sehens zurück, eine »schädliche Ersatzleistung für die mißglückte Verdrängung« (ebd., S. 99) des sexuellen Triebs bei Freud; d.h. dass Blindheit auf etwas anderes verweist, sie selber schon eine Übersetzungsleistung ist. Hier kommen Ödipus und der Kastrationskomplex ins Spiel, in dem das Auge immer schon für etwas anderes einstehen kann. In den Fokus der Wahrnehmung rückt aber auch, wenn man bei diesem Mythos bleibt, der Seher Tiresias[6], dessen Blindheit die Strafe für Übertritte der sexuellen Identität und des dieser zugewiesenen Wissens ist, auf die wir später noch einmal zu sprechen kommen. Doch bis hierhin folgen wir nur Spuren und sind bei ihrem Ende bzw. Anfang angekommen, die sich einerseits bis zur griechischen Mythologie und andererseits bis hin zu dem Alten und Neuen Testament zurückverfolgen lassen. An dieser Stelle interessiert uns an Freuds hysterischer Blindheit zunächst, dass Blindheit nicht immer organische Ursachen aufweist. Wenn auch Freud in diesem Falle das Nicht-Sehen an eine missglückte Verdrängungsleistung anbindet, so zeichnet sich hier ein Themenkomplex ab, der weiter zu fassen ist: die Dialektik von Sehen und Blindheit als vielschichtiger Zusammenhang von Metaphorik und Somatik.

1. Man »kann einen Blinden nicht hinters Licht führen« oder »Ich verlasse mich nicht auf meine Augen«[7]

Zu einem der zentralen Momente wird, dass Blindheit nicht nur auf der körperlichen Ebene existiert, sondern Wahrnehmung an sich immer schon »Blindheiten« integriert. Es geht hierbei nicht so sehr um das Verkennen als vielmehr um die Frage nach dem Akt des Sehens: Im Akt des Sehens schließen wir immer schon aus, produzieren im übertragenen Sinn die schon erwähnten blinden Flecken in der Wahrnehmung, wie die eingangs zitierten Motti andeuten.

Ein literarischer Text, der sich mit dem blinden Fleck als einem konstitutiven Moment von Wahrnehmung beschäftigt, ist Max Frischs »Mein Name sei Gantenbein«. Der Roman setzt sich damit auseinander, dass das Sehen, um eine Formulierung Jacques Derridas zu entleihen, »obwohl es sich sehen sieht, sich gleichwohl nicht reflektiert, sich nicht auf spektakuläre oder spekulative Weise ›denkt‹ – und genau dadurch blind wird« (Derrida 1997, S. 57):

> Ein Mann hat einen Unfall [...]. Er liegt im Hospital mit verbundenen Augen lange Zeit. Er kann sprechen. Er kann hören: [...] Er kann denken, was er will, und er denkt... Eines Morgens wird der Verband gelöst, und er sieht, daß er sieht, aber schweigt; er sagt es nicht, daß er sieht, niemand und nie.
> Ich stelle mir vor:
> Sein Leben fortan, indem er den Blinden spielt auch unter vier Augen, [...] daß er nie sagt, was er sieht, ein Leben als Spiel, seine Freiheit kraft eines Geheimnisses usw.
> Sein Name sei Gantenbein.
> (Frisch 1986a, S. 21)

Auf der Suche nach der »Geschichte einer Erfahrung« (vgl. ebd., S. 8, 11, 48) wird der Ich-Erzähler in »Mein Name sei Gantenbein« immer wieder mit dem Scheitern seiner Selbst-Narrativierung konfrontiert. Die einzelnen Entwürfe werden ausgebreitet, zurückgenommen, konterkariert und umgeschrieben. Was bleibt, sind einige »Fakten«, die sich durch die einzelnen Geschichten ziehen, aufgegriffen und verwendet werden, um eine neue Geschichte zu erzählen, die dennoch keine Geschichte in der Zeit, »keine Handlung« (Frisch 1986b, S. 330), wie Max Frisch an anderer Stelle schreibt, ergeben: »Keine Wiederholung – / Keine Geschichte –« (Frisch 1986a, S. 73). Sinn wird produziert, indem Geschichten »wie Kleider« (ebd., S. 22) anprobiert werden und Erfahrung an das »ich stelle mir vor« (ebd., S. 12, 21, 28, 81, 82 usw.), an den Sinnstiftungsprozess als Narration, der seine eigene Konstruktion immer schon ausstellt, verwiesen wird. Die Nicht-Darstellbarkeit von Wirklichkeit, die durch Sprache nur eingekreist werden kann, aber in diesem Prozess als abwesende, nicht-einholbare immer wieder nur bestätigt wird, wird als eine Situation kontinuierlicher Spiegelungen etabliert (vgl. Frisch 1986b, S. 330; Marchand 1987, S. 316f.) und in einer Multiperspektivik erzählt, in der auch die Position des Ich-Erzählers keine stabile mehr ist. Das Sehen des Sehens deutet auf den unbeschriebenen und nur umrissenen »weißen Fleck« (Frisch 1986b, S. 325) hin, der sich in dem Fall als der nicht-sehbare blinde Fleck der Geschichte(n) herausstellt: Das sich in den Spiegelungen konstituieren wollende »Ich« des Erzählers wird – ganz im Sinne Lacans – nur auf seine Fragmentierung verwiesen. Unter dieser Voraussetzung legt sich der Ich-Erzähler auf Gantenbein fest (vgl. Frisch 1986a, S. 271), weil dieser sich nicht auf seine Augen verlässt (vgl. ebd., S. 85) und zum (simulierten blinden) Beobachter seiner Umwelt wird: Man »kann einen Blinden nicht hinters Licht führen« (ebd., S. 84).

Mit der Figur Gantenbeins thematisiert Frisch die Frage des Erzählens von Erfahrungen als eine, die Wahrheit und Wahrnehmung aneinanderkoppelt. Der Ich-Erzähler hat erkannt, dass eine »wahre Geschichte« (ebd., S. 48) eine Wahrnehmungsgeschichte ist, und diese wird über die Kontrastfigur des Blinden als des wahren Sehenden erzählt. Doch man muss nicht blind sein, um – noch wie der blinde Seher Tiresias – die Wahrheit (des Fiktiven) zu erkennen; es reicht, dass man um die eigene Blindheit weiß (vgl. Balle 1994, S. 174f.). Der Entwurf einer möglichen Geschichte wird in der Figur Gantenbeins formuliert, indem die Wahrnehmung selber zum Gegenstand gemacht und als ein »Phänomen zweiter Ordnung« thematisiert wird: »Man muß sehen, daß man sieht, sonst sieht man gar nicht« (Bexte 2003, S. 211).

Um zu dem blinden Fleck der Wahrnehmung zurückzukehren: Es kann gesagt werden, »daß wir nicht *sehen*, daß wir *nicht* sehen!« (Foerster 1993a, S. 236). Mit Heinz von Foerster wird unter Bezug auf Sokrates das Sehen dann allerdings tatsächlich in den Bezugsrahmen einer Geschichte des Wissens gestellt; Wissen/Erkenntnis und Sehen werden (nicht nur strukturell bzw. formal logisch) gleichgesetzt: »die *nicht* wissen, daß sie nichts wissen« (Foerster 2002, S. 146). Heinz von Foerster zeigt dieses »Unwissen [...] zweiter Ordnung« (ebd., S. 146) anhand einer Illustration auf, die auf die Entdeckung des blinden Flecks durch Pater Edme Mariotte im 17. Jahrhundert zurückgeht (vgl. Bexte 1996). In einem Brief aus dem Jahre 1668 beschreibt Mariotte das Experiment folgendermaßen:

> Um nun die Strahlen eines Objekts auf den optischen Nerv meines Auges fallen zu lassen und zu erproben, was dabei herauskäme, befestigte ich auf dunklem Grund, etwa in der Höhe meiner Augen, ein kleines Rund aus weißem Papier, um es als fixierten Augenpunkt zu nutzen; & unterdessen brachte ich rechterhand davon ein weiteres Papier an, in einer Entfernung von

etwa zwei Fuß, doch ein wenig niedriger als das erste, so daß es auf den optischen Nerv meines rechten Auges fallen konnte, während ich das linke geschlossen hielt: Ich stellte mich nun dem ersten Papier gegenüber, & entfernte mich langsam von ihm, während ich mein rechtes Auge immer darauf gerichtet hielt; & als ich mich in einem Abstand von ca. zehn Fuß befand, da geschah es, daß das zweite Papier, welches annähernd zwei Zoll groß war, mir völlig aus dem Blick verschwand (Mariotte 1996, S. II).

Mariottes Entdeckung steht im Widerspruch zu der bis zu diesem Zeitpunkt existierenden Konzeptionalisierung von Wahrnehmung, vom Sehen. Es dauert allerdings noch bis zu Hermann von Helmholtz, bis der blinde Fleck des Sehens in eine neue Theorie eingebunden werden kann. Im Angesicht des blinden Flecks, so die Konsequenz der Mariotte'schen Erkenntnis, erscheint »jedes Auge imperfekt« (Bexte 2003, S. 212); dies jedoch nicht nur auf physiologischer Ebene, sondern auch auf der »Ebene des Erkennens« (Foerster 1993a, S. 236). Wieso nehmen wir, so die Frage, die sich Heinz von Foerster stellt, »trotz dieses physiologischen blinden Flecks unser Gesichtsfeld fleckenlos und geschlossen« (Foerster ^{2}2002, S. 148) wahr? Wir sprechen von einer »lokalisierte[n] Blindheit« (Foerster 1993b, S. 27), einem »kognitiven blinden Fleck« (Foerster ^{2}2002, S. 148), der nicht wahrgenommen wird. In diesem Prozess, in dem das Auge etwas verschwinden lässt (das weiße Papier Mariottes), wird aber auch etwas hinzugefügt: Das Auge erzeugt eine farbige Ergänzung dessen, was es nicht mehr wahrnimmt (das Schwarz des Hintergrunds, der umgebenden Fläche) (vgl. Bexte 1996, S. 38). Diese Erkenntnis aber besagt, dass Wahrnehmung nicht verlässlich ist[8], dass, wenn wir unsere Umwelt wahrnehmen, wir selbst es sind, »die diese Umwelt erfinden« (Foerster 1993b, S. 25). Das Sehen kann nicht als Garant für die »richtige« Wahrnehmung einstehen, jedes Sehen ist individualisiert und subjektiv, Wahrnehmung ist damit aber auch intersubjektiv auszuhandeln; letztlich ist jedem Sehen schon das Versehen eingeschrieben. In Abwandlung von Derridas Auseinandersetzung mit der Blindheit als »a blind«/»Jalousie«[9] ließe sich sagen, dass Sehen immer schon durch Strukturierung/Rasterung von Wahrnehmung partielle Blindheiten enthält (die einzelnen Streben der Jalousie definieren das Blickfeld und verbergen gleichzeitig; »a blind« produziert also Blindheiten).

2. »Die Blinden – sahen ganz einfach – nichts.«[10] Wird sich selbst er nicht schauen!«[11]

Grundsätzlich verweist das Beispiel des blinden Flecks auch darauf, dass jeder Mensch Behinderungen erfährt oder imperfekt ist. Definitionen, was Behinderung ist oder wer als behindert gilt, stellen sich angesichts des Nicht-Sehens eines Jeden/einer Jeden als fragwürdiger heraus, als es ein Großteil der westlichen Gesellschaften wahrnimmt. Dennoch sind medizinische Definitionen von Blindheit grundlegend für gesellschaftliche Identitätskonstrukte und -zuschreibungen.

Während die WHO (World Health Organization) Blindheit als »vision less than 3/60 (0.05) or corresponding visual field loss in the better eye with best possible correction (Categories 3, 4 and 5 in ICD-10). This corresponds to loss of walk-about vision« (WHO 1994, S. 2) definiert, wird in Deutschland Blindheit davon abweichend auf der Grundlage einer Sehschärfe von höchstens 0.02 und der Einschränkung des Sehfeldes auf 5 Grad festgelegt. Carolin Länger verweist darauf, dass vornehmlich drei Institutionen an der Feststellung von Blindheit beteiligt sind: AugenärztInnen, städtische AmtsmitarbeiterInnen und MobilitätstrainerInnen (vgl. Länger 2002, S. 20). Blindheit und Sehen bilden zwei Pole eines Spektrums, in dem Sehformen in hochgradig sehbehindert, farbenblind, kontrastblind, Sichtfeld geschädigt und vollblind eingeteilt werden (vgl. ebd., S. 18). Als blind gilt, so eine Minimaldefinition, wer keine Licht-Wahrnehmung besitzt oder so wenig sieht, dass er/sie sich hauptsächlich auf seine/ihre anderen Sinne verlassen muss (vgl. ICOPH 2002, S. 17). Bei dieser Definition des International Council of Ophthalmology werden die Einteilungen der WHO in ihren Veröffentlichungen *International Classification of Impairments, Disabilities, and Handicaps* und *International Classification of Functioning, Disability and Health (ICF)* (vgl. WHO 2001) aufgegriffen. In der ICF werden Domänen der Gesundheit und gesundheitsrelevanter Bereiche besprochen.

> These domains are described from the perspective of the body, the individual and society in two basic lists: (1) Body Functions and Structures; and (2) Activities and Participation. As a classification, ICF systematically groups different domains for a person in a given health condition (e.g. what a person with a disease or disorder does or can do). *Functioning* is an umbrella term encompasing all body functions, activities and participation; similarly, *disability* serves

as an umbrella term for impairments, activity limitations or participation restrictions. ICF also lists environmental factors that interact with all these constructs (ebd., S. 3).

Behinderung wird heute gängiger Weise durch körperliche und soziale Komponenten definiert: D.h. ein Körper mag in seiner Funktion beeinträchtigt sein (vgl. BMGS 1998, S. 2 und §3 SchwbG); indem die Gesellschaft ihm allerdings nicht den vollen Zugang zu allen Gebäuden, Gegebenheiten usw. ermöglicht, erweitert sie die physische Ebene der Behinderung um eine soziokulturelle. Behinderung ist kein statischer Zustand: Jede/r kann in seinem/ihrem Leben körperliche, geistige und psychische Einschränkungen oder Veränderungen als Behinderung erfahren. Es sei dahingestellt, ob diese plötzlich auftreten, sich langsam verfestigen oder mit dem Alterungsprozess in Zusammenhang stehen (vgl. Garland-Thomson 1997, S. 13).

Ohne einen reinen Konstruktionscharakter von Behinderung behaupten zu wollen (vgl. Jeffreys 2002, S. 31f.), muss betont werden, dass Behinderung erst in einem performativen Akt ihre gesellschaftlich-soziale Bedeutung erhält. Erst die Bedeutung, die der Behinderung zugeschrieben wird, stellt eine Identität her und fixiert diese. Diese Produktion von Bedeutung muss als eine vorgängige, die bestimmte Wahrnehmungen prägt und produziert, und als eine sich kontinuierlich neu formierende begriffen werden (vgl. Länger 2002).

Für Blindheit bedeutet dieser performative Aspekt gesellschaftlicher Identitätsbildung, dass die Ambiguität, die der »blinde Fleck« des Sehens für die Grenzziehungen zwischen blinder und sehender Identität eröffnet, genutzt werden kann, um dichotome Machtverhältnisse zu verschieben. Die Soziologin Tanya Titchkosky analysiert, ausgehend von einem Rollenspiel, in dem sie als blind wahrgenommen wird, die implizite Annahme, dass Sehen in unseren Kulturen selbstverständlich als die machtvolle Position eingestuft wird (vgl. Titchkosky 2005, S. 221). Ähnlich der Wirkung des »blinden Flecks« wird durch dieses Rollenspiel die Identitätszuschreibung »blind« verunsichert: »Conventionally, ›blind‹ is a category that marks with ›lack‹ all other statuses a person holds, yet in doing blindness, sight's inability to deal with blurry demarcations or leaky boundary crossings is made apparent« (ebd., S. 223). Während die Verunsicherung der Identität, dies zeigt Titchkosky, nur vom Sehenden, der sich als Blinder inszeniert, ausgehen kann, kann der Blinde in dem Versuch, sich einer sehenden Identität anzugleichen, nur als »passing« an die sehende Norm interpretiert werden; d. h. die machtvolle Position des Sehenden wird nicht berührt.

Aus dieser Perspektive wird die Figur des Tiresias interessant, der als blinder Seher die Komponenten von Entmachtung (in der Blendung als Bestrafung durch Hera/Juno) und Ermächtigung (in der Gabe des Sehertums und des langen Lebens als Kompensation für die Blindheit durch Zeus/Jupiter) vereint.[12] In Ovids Variante des Mythos wird Tiresias' Geschichte mit der Narziß-Sage verknüpft.[13] Im dritten Buch der *Metamorphosen* bettet er dessen doppelte Verwandlung in den scheinbar harmlosen Rahmen eines scherzhaften Streits zwischen Jupiter und Juno ein. Die Götter befragen »den gelehrten Tiresias«, dessen Wissen um beide Seiten der Liebe ihrem überlegen ist: Seine Wandlung vom Mann zur Frau und wieder zum Mann zurück ermöglicht ihm eine zweigeschlechtliche Erfahrung, die ihn zu einem sehend Wissenden macht, der aus der menschlichen Bedingtheit herausgelöst sogar zum Ratgeber der Götter wird. Ovid schildert Tiresias' Antwort, dass die Frauen größere Lust in der Liebe empfinden, als Parteinahme für Jupiter, während er Junos Reaktion, ihn zur Strafe für diese »Entscheidung« (Ovid 1997, III, V. 333) zu blenden, als übertrieben darstellt. Die Verwandlung Tiresias' vom sehend Wissenden, den die Götter zu seiner zweigeschlechtlichen Erfahrung befragen, zum blinden Seher, der »dem fragenden Volke« (ebd., V. 339) die Zukunft deutet, wird somit als Resultat eines frivolen Machtspiels zwischen den Göttern und als Resultat von Tiresias' »Entscheidung« für eine »männliche Wahrheit« lesbar. Das durch den Geschlechterwechsel bedingte »Mehr-Wissen« wird hier nicht als Erfahrung androgyner Vollkommenheit dargestellt (vgl. Mayer 1997, S. 41), sondern als Zwiespalt der wechselnden Geschlechtsidentität, der sich in der Frage der Götter und in der Entscheidung Tiresias' manifestiert. Der Blindheit als Strafe für eine Überschreitung im menschlichen Wissen über die Geschlechter, das von Tiresias in einen Richterspruch umgesetzt wird, wird die Ehrung durch die verliehene Gabe der Prophetie entgegengesetzt. Aufgrund seiner Machtausübung nimmt Juno ihm in diesem Streit das Augenlicht, er wird jedoch in seinem parteiergreifenden Wissen durch Jupiter bestätigt.

Der Seher wird im Folgenden als »[w]eithin berühmt« (Ovid 1997, III, V. 339) dargestellt, wobei als erster Beweis, »[d]aß seiner Stimme zu traun«

(ebd., V. 341), die Geschichte von Narziß und Echo angeführt wird. Während Tiresias' Machtposition sich aus seiner Distanz zum Menschlichen ergibt, die ihm einerseits aus dem Mangel der Blindheit, andererseits aus der Erhöhung der Prophetie eine übermenschliche Form der Wahrnehmung erlaubt, wird an der Figur des Narziß die mangelnde Distanz zum Selbstbild als zerstörerischer Wahn vorgeführt. Dabei führen ihn die Augen ins Verderben: »Gestreckt auf den schattigen Rasen / Schaut er mit unersättlichem Blick die Lügengestalt und / Geht an den eigenen Augen zugrund« (ebd., V. 438–440).

Unmittelbar im Anschluss an die Geschichte der Blendung Tiresias' erscheint die Narziß-Sage als ein Kommentar auf die Schattenseiten des Sehens. Die Stimme des blinden Tiresias', der der Nymphe Liriope prophezeit hat, dass ihr Sohn nur dann ein hohes Alter erreicht, wenn »sich selbst er nicht schauen« (ebd., V. 348) wird, erweist sich als zuverlässig und bleibt nach seinem Machtkampf mit den Göttern unter Menschen »unangefochten«. In dieser Gegenüberstellung der verlässlichen Stimme des blinden Sehers mit den trügerischen Augen des selbstverliebten Jünglings scheint Ovids Text »Blindheit als strukturelles Moment des Phonozentrismus zu situieren, die im literarisch-philosophischen Feld zur Fiktion des blinden Ursprungs geführt hat« (Mayer 1997, S. 25). Der Idee von der machtvollen Präsenz der Stimme wirkt jedoch die Figur der Nymphe Echo entgegen. Analog zu Tiresias' Bestrafung durch Juno wird von Echos Bestrafung erzählt: Weil Echo mit ihrem Geschwätz Juno absichtlich davon abhielt, ihre Gefährtinnen mit Jupiter zu ertappen, verkürzt Juno die Nutzung ihrer Sprache auf die Verdopplung des Endes der Rede anderer, auf die sie nur noch durch Wiederholung reagieren kann. Dieser Reduktion der Sprache Echos folgt ihre körperliche Reduktion, nachdem sie Narziß begegnet ist und sich in ihn verliebt hat. Auf seine Zurückweisung reagiert sie mit Entkörperlichung; sie verzehrt sich selbst, bis nur noch ihre Stimme übrig bleibt:

> Nimmer ruhender Kummer verzehrt den kläglichen Leib, und /
> Dörrend schrumpft ihre Haut, die Säfte des Körpers entweichen /
> All in die Lüfte. Nur Stimme und Knochen sind übrig. Die Stimme /
> Blieb, die Knochen sind, so erzählt man, zu Steinen geworden.
> (Ovid 1997, III, V. 396–399)

Indem in Echos Geschichte die Schattenseite der Präsenz und Bedeutung der Stimme thematisiert wird, kann Ovids Erzählung als Inszenierung von geschlechtergebundenen Machtpositionen gelesen werden. Die Stimme des blinden Sehers wird mit Autorität ausgestattet, als deren Beweis die Narziß-Geschichte erzählt wird. Echos Rede wird schon vor ihrer Bestrafung durch Juno abgewertet, indem sie als geschwätzig bezeichnet wird. Die Strafe Junos wird nicht, wie in Tiresias' Fall, infrage gestellt. Während Tiresias' Körperlichkeit lediglich im Akt der Schlangentötungen sichtbar wird, die seine Geschlechtsumwandlungen auslösen, tritt diese nach der Blendung hinter seine autoritäre Stimme zurück. Bei Echo wird dagegen ein fortschreitender Auflösungsprozess dargestellt: von der Reduktion der weiblichen Stimme auf die Wiederholung der letzten Worte des Gegenübers zur drastisch vorgeführten Vertrocknung und Versteinerung des Körpers. Der autoritären Stimme des blinden männlichen Sehers wird so die reduzierte weibliche Stimme gegenübergestellt, das Echo der Rede anderer.

T. S. Eliots Verwendung der Tiresias-Figur in »The Waste Land« nimmt direkt auf Ovid Bezug, wobei er die Bedeutung der Figur, die erst im dritten Teil des Gedichts, »The Fire Sermon«, auftritt, in seinen Anmerkungen aufwertet: »Tiresias, although a mere spectator and not indeed a ›character‹, is yet the most important personage in the poem, uniting all the rest. [...] What Tiresias sees, in fact, is the substance of the poem« (Eliot 1954, S. 70). Tiresias wird so zur Sprachfunktion, zur Stimme des Gedichts, wodurch dessen Stimmenvielfalt und Multiperspektivität eine mythische Einheit erhält (vgl. Brooker/Bentley 1990, S. 52–53). In der mythischen Figur des Tiresias wird im Gesamtkontext des Gedichts Blindheit als metaphorisches Sehen gedeutet, wobei der intertextuelle Verweis auf Ovid die Utopie einer Einheitserfahrung nahelegt, die in der Moderne unerreichbar geworden ist (vgl. Mayer 1997, S. 75). Die Textstelle, an der Tiresias' Stimme in »The Waste Land« einsetzt, stellt jedoch die Autorität des blinden Sehers infrage, indem seine pathetischen Selbstdarstellungen in eine alltäglich-banale Szene integriert werden. Er erzählt von dem freudlosen Geschlechtsverkehr zwischen einer Stenotypistin und einem arroganten Angestellten. Die Metapher der erhöhten Wahrnehmung des blinden Sehers wird hier zum Paradox des blinden Voyeurs und die Erfahrung der Zweigeschlechtlichkeit wird angesichts der Banalität der geschilderten Sexualität bedeutungslos: »I Tiresias, though blind, throbbing between two lives, / Old man with wrinkled female breasts, can see« (Eliot 1958, S. 59; III, V. 215–219). Während Tiresias sich in dieser ersten Selbstinszenierung als blind und zugleich sehend beschreibt, wird dieses Paradox noch nicht der Prophetie zugewiesen. Anders als bei Ovid ruft das Bild des alten Mannes mit verschrumpelten weiblichen Brüsten eine körperliche Vorstellung von Zweigeschlechtlichkeit auf, wobei hier, genau wie bei Ovid, die männliche Identität als die vorgeordnete erscheint. In der zweiten Textstelle integriert Tiresias seine Selbstinszenierung auch sprachlich in die Banalität der geschilderten Szene. In diesem Zusammenhang wird die prophetische Gabe des blinden Sehers zur vorhersehbaren, wenig überraschenden Erwartung heruntergestuft, während in der dritten und letzten Stelle, in der er in Erscheinung tritt, seine Abgrenzung vom oder auch seine Bedeutungslosigkeit für das banale Geschehen durch die Klammern signalisiert wird:

> I Tiresias, old man with wrinkled dugs /
> Perceived the scene, and foretold the rest – /
> I too awaited the expected guest.
> (Eliot 1958, S. 60; V. 228–230)

> (And I Tiresias have foresuffered all /
> Enacted on this same divan or bed; /
> I who have sat by Thebes below the wall /
> And walked among the lowest of the dead.)
> (Eliot 1958, S. 60; V. 243–246)

Trotz der Zentralität, die Eliot der Tiresias-Figur in den Anmerkungen einräumt und die diese Figur in eine Tradition einreiht, in der Blindheit als Metapher für erhöhte Wahrnehmung eingesetzt wird, wird diese Metaphorik in den parataktischen Verknüpfungen von mythischer und zeitgenössischer Realität, von Theben und London, von »divan or bed«, »female breasts« und »dugs« aufgehoben. Die Stimme des blinden männlichen Sehers hat ihre Autorität eingebüßt, ist zum bedeutungslosen Voyeur geworden. Obwohl Tiresias in dem Text strukturell – als Autor- oder Leserfunktion – als das einheitsstiftende Zentrum gelesen werden kann, werden die traditionell mit dem blinden Seher verknüpften Fragen von Wahrheit und Wahrnehmung banalisiert und gleichzeitig die Machtlosigkeit der somatisch blinden Figur in den Vordergrund gerückt.

3. »Blinde – Sie haben Einbildungskraft; der Fehler liegt also nur in der Netzhaut«[14]

In der Gegenüberstellung der Ovid'schen Variante des Tiresias-Mythos mit T. S. Eliots Text zeigt sich, wie sehr die Wirksamkeit einer Metaphorik, die dem blinden Seher mit seinem Wissen eine Machtposition einräumt, zweifelhaft geworden ist: In Eliots Tiresias-Figur wird der Verlust dieser Sehergaben, die Blindheit nur noch auf der somatischen Ebene lokalisiert, als Trauer über eine nicht mehr erreichbare, übergeordnete und einheitliche Sichtweise lesbar, die letztlich eine privilegierte Position des »Recht-Sprechens« darstellte.

Das bis jetzt nur in Anklängen über die Tiresias-Figur thematisierte Verhältnis von metaphorischer und somatischer Ebene der Blindheit, über das Macht und Machtlosigkeit als Fragen des Wahrheitsanspruchs ausgehandelt werden, wird in vielen literarischen Texten gestaltet. Bezieht man historische Körperkonzepte mit in die Überlegungen ein, so nimmt es kein Wunder, dass mit der Normalisierung des Körpers am Ende des 18. Jahrhunderts zu den metaphorischen vermehrt die somatischen Darstellungen von Blindheit hinzukommen.

Um noch einmal an den Anfang zurückzukehren: Diderots »Brief über die Blinden« bietet sich als Ausgangspunkt für unsere folgenden Überlegungen an. Diderot legt seinen Ausführungen über Blindheit ein relativistisches Körperkonzept zugrunde, das den Sensibilitätstheorien der aufklärerischen Medizin entspricht (vgl. Sarasin 2001, S. 59f.; Mirzoeff 1997, S. 384f.). Diderot bildet Analogien zwischen der taktilen Erinnerung Blinder und der visuellen Erinnerung Sehender und stellt Unterschiede in den Wahrnehmungsweisen beider fest, die ihn die Relativität von Wertvorstellungen und Moral in Abhängigkeit mit physischen Wirkungen folgern lässt (vgl. Diderot 1961a, S. 59). Er geht jedoch nicht davon aus, dass der Sehende die Norm sei, gegenüber der sich der Blinde definieren müsse. Im Vergleich der Einbildungskraft Blinder und Sehender räumt er hinsichtlich des Abstraktionsvermögens den Blinden einen Vorteil gegenüber den Sehenden ein, wie er am Beispiel des blinden englischen Mathematikers Nicholas Saunderson illustriert. In dem Nachtrag von 1782 beschreibt er die »Fallgeschichte« der ungewöhnlichen, von Geburt an blinden Mélanie von Salignac. Im Unterschied zu den melodramatischen Inszenierungen viktorianischer (auto-)biografischer Krankheitserzählungen, die häufig um die kulturell positiv besetzte Figur des unschuldigen behinderten Kindes und um die negativ besetzte des eine Behinderung vortäuschenden Bettlers organisiert sind (vgl. Stoddard Holmes 2004, S. 8 und 133ff.), enthält Diderots Biografie der Mélanie von Salignac Züge einer empfindsamen Erzählung. Dieses Porträt einer außergewöhnlichen Blinden verweist allerdings bereits auf die Ablösung der relativistischen Körperauffassung durch die Gegenüberstellung einer körperlichen Norm mit deren pathologischer Abweichung, indem er mit seiner Darstellung einer »guten« Blinden ein Vorbild entwirft.

Der Begriff des Normalen etabliert sich Ende des 18. Jahrhunderts zunächst in der französischen, dann in der englischen Sprache (Canguilhelm 1989, S. 151). »Normalität« als Maßstab des Körpers befördert im Unterschied zum antiken Begriff des »Idealen« Ausschlussmechanismen und wird im Zusammenspiel von Statistikern, Medizinern und Eugenikern als neuer Wert formuliert (vgl. Davis 1997). Während die antike Idealvorstellung vom Körper, so Lennard Davis, keinen Konformitätsdruck erzeugt, kategorisiert der Normbegriff alles, was aus dem Kontinuum des Normalen herausfällt, als Abweichung und bewertet es als Abnormität. Für Erzählungen des 19. Jahrhunderts stellt Davis zudem die These auf, dass Behinderung narrativ dazu eingesetzt wird, über die Dichotomie normal-abnormal die Bedrohung des nationalen, sozialen oder moralischen Subjekts zu erzählen. Am Ende dieser Geschichte würde dann die Heilung/Erlösung des Subjekts innerhalb eines normalisierenden Wertesystems stehen und dementsprechend »a cure, a fixing of disability, a nostalgic return to a pre-existing normal time« (Davis 2001, S. 542) repräsentieren.

Die Dichotomie von Norm und Abweichung im Körperkonzept des 19. Jahrhunderts wirkt sich somit auch auf Repräsentationen von Blindheit im Roman aus: Blindheit steht nicht mehr vornehmlich für Wahrnehmung und Erkenntnis. Auch wenn Blinde als Randfiguren positioniert und marginalisiert werden (vgl. Garland-Thomson 1997), erhalten sie die Funktion, die affektive Lenkung der LeserInnen zu steuern sowie innerhalb des Romans moralische Bewertungen vorzunehmen. So thematisiert beispielsweise Charles Dickens' Weihnachtserzählung »The Cricket on the Hearth« Missverständnisse, die aus harmlosen Geheimnissen oder »wohltätigen Lügen« entstehen können (vgl. Dickens 1994). Während die Konflikte zwischen den Hauptfiguren in eine Heirat überführt werden und die metaphorische Blindheit der Figuren »geheilt« wird, kontrastiert die Parallelerzählung um die von der Heirat ausgeschlossene blinde Bertha Plummer dieses »heilsame« Ende der Geschichte. In ihrer Figur manifestieren sich die Ängste der Viktorianer vor einer eigenständigen weiblichen Sexualität, insbesondere wenn diese von einer behinderten Frau ausgeht (vgl. zum »courtship plot« Stoddard Holmes 2002, 2004).

Eine ungewöhnliche, alternative Darstellung von blinden Figuren zeigt sich dagegen bei Elizabeth Gaskell. Ihr erster Roman, *Mary Barton: A Tale of Manchester Life*, verbindet eine Heiratserzählung mit den Anliegen sozialer Reformen. Interessant ist die Figur der blinden Margaret Legh, die als Marys Kontrastfigur eingeführt und zu ihrer wichtigsten Bezugsperson und Freundin wird. Nähe wird zwischen den beiden jungen Frauen durch Margarets besondere Begabung, ihren Gesang, hergestellt, dessen verwandelnde Wirkung in ihrer ersten Begegnung hervorgehoben wird (vgl. Gaskell 1993, S. 35 und 37). An diese besondere Begabung wird erzähltechnisch die Geschichte Margaret Leghs geknüpft: Als Sängerin entdeckt, wird sie finanziell unabhängig und zu einer aktiven, selbstständigen Figur, die nicht aus dem »courtship plot« ausgeschlossen wird, sondern den Matrosen Will heiratet. Bestätigt Gaskells Roman letztlich Lennard Davis' These von der Auflösung des »Problems der Behinderung« in der narrativen Heilung, so kann konstatiert werden, dass im Gegensatz zu Garland-Thomsons Darstellung des amerikanischen sentimentalen Romans in Gaskells Text die Figur der blinden Sängerin eine zentrale Rolle erhält. Indem die Wirkungsmacht der Stimme hervorgehoben und an Blindheit geknüpft wird, wird in einer Verschiebung der Tiresias-Mythos aufgerufen. In seiner Abwandlung allerdings findet ein »gendering« statt: Steht die Stimme des Tiresias für eine Wahrheit ein, die unabhängig vom Sehen positioniert wird und gleichsam als ein »Über-Sehen« begriffen werden kann, wird bei der Sängerin die Blindheit zum Zeichen einer reinen Emotionalität, die sich auf andere positiv auswirkt. Letztlich werden damit zwei Konzepte von geschlechterkodierter Macht in den beiden Figurationen von Blindheit etabliert: Mann/Blind-Werden/Stimme/Wahrheit/Rationalität und Frau/Heilung von Blindheit/Stimme/Stimmung/Emotionalität.

Es zeigt sich, dass der Stimme beim Ausfall des Sehsinns in literarischen Texten eine außergewöhnliche Bedeutung zugesprochen wird. Sprache, Stimme, Kommunikation werden zu handlungstragenden Elementen; in ihnen wird die Differenz zwischen Sehen und Nicht-Sehen lokalisiert. Wie einer der Bewohner des *Country of the Blind* sagt: »He stumbles, and talks unmeaning words« (Wells 2005, S. 12). Als Parabel auf die Macht des Sehens kehrt Wells in der 1911 erschienenen Erzählung die Dichotomie von Norm und Abweichung um, macht dabei jedoch auf unreflektierte kulturelle Vorannahmen aufmerksam. Dabei verweist sein Text auf Diderots »Brief über die Blinden« zurück, auf dessen relativierenden Hinweis auf die unterschiedlichen Sprachvermögen von Blinden und Sehenden sowie auf die Schwierigkeiten Blinder, sich die Sprache der Sehenden anzueignen[15]. Diderot spielt zudem eine Konjektur durch, von der aus er die Relativität von Wahrheiten entwickelt, die Wells zur Grundlage seiner Erzählung macht: »Wenn ein Mensch, der nur einen Tag oder zwei Tage lang gesehen hat, unter ein Volk von Blinden geriet, müßte er sich entscheiden, zu schweigen, oder es auf sich nehmen, für einen Verrückten zu gelten« (Diderot 1961a, S. 60).

Die Hauptfigur Nunez in Wells' Erzählung macht genau diese Erfahrung, von einem Volk Blinder als Verrückter angesehen zu werden. Allerdings geht Nunez nicht von der relativistischen Position eines Diderot aus, sondern betrachtet das legendäre Tal der Blinden, in das er durch einen Zufall geraten ist, als »Tabula rasa«, die sich leicht von ihm kolonialisieren ließe. Das Sprichwort »In the Country of the Blind the One-eyed Man is King« (Wells 2005, S. 10) geht ihm bei seiner ersten Begegnung mit den Blinden durch den Kopf, denen er sich überlegen fühlt. Sehr schnell wird dagegen deutlich, dass die Bewohner des Tals, die seit vielen Generationen abgeschlossen vom Rest der Welt blind aufgewachsen sind, keine Vorstellungen und Begriffe mehr für das Sehen haben. Dagegen halten sie Nunez für unvollkommen und hilfsbedürftig: »His senses are still imperfect,« [...] »Lead him by the hand« (Wells 2005, S. 12). Nunez' Anspruch, sich zum Herrscher der unvollkommenen Blinden zu machen, kehrt sich schnell um. Er wird zum Lernenden, erfährt von den Bräuchen und Eigenarten des Landes der Blinden und lernt ihre Macht kennen. Allmählich gibt Nunez seinen Herrschaftsanspruch als Sehender unter Blinden auf und fügt sich in die Gemeinschaft ein. In Wells' Erzählung fungiert Blindheit zum einen als Widerstandstopos, da der Text im Zusammenhang mit anderen populären Erzählungen des frühen 20. Jahrhunderts über die koloniale Suche nach unentdecktem Land steht. Zum anderen wird Blindheit in Verbindung mit einer blindenspezifischen Sprache hier als Norm etabliert, die in der Umkehrung die unreflektierten Machtmechanismen des Sehens verdeutlicht.

Indem die Eigenarten einer »blinden Sprache« in dem Text immer wieder als Abwesenheit visueller Vorstellungen und Begriffe thematisiert werden, zeigt sich, wie sehr Konzepte von (Nicht-)Sehen, Wahrnehmen, Begreifen, Erkennen und Verkennen, aber auch Versehen und Wahrheit in eine »optische [ ] Wissensproduktion« (Länger 2002, S. 197) eingebunden sind.

Anmerkungen

1 Zwei umfassende Studien zu blinden Figuren in überwiegend deutschsprachiger Literatur geben eine erste Übersicht in die Fülle des Materials: Baumeister 1991 und Merkle 2000. Für die englischsprachige Literatur liegen im Rahmen der »Disability Studies« Untersuchungen des viktorianischen Romans vor. So listet Martha Stoddard Holmes in einem Appendix zu *Fictions of Affliction. Physical Disability in Victorian Culture* (2004) blinde Figuren in englischen Romanen von 1816–1906 auf.
2 Zur Geschichte der Sinneshierarchie siehe auch Esser 1961 und Gröne 2005.
3 Vgl. zur Frage, ob es plausibel ist, das Primat des Sehens für eine kulturelle Dominante seit Platon zu halten Böhme (o. J.).
4 Dies zeigt schon im Neuen Testament die Gestalt des Ungläubigen Thomas: »Er aber sprach zu ihnen: Wenn ich nicht in seinen Händen die Nägelmale sehe [...], kann ich's nicht glauben.« Jesus reagiert auf diesen Unglauben, indem er das Sehen als Tasten etabliert: »Reiche deinen Finger her und sieh meine Hände« (Johannes 20, 25–27).
5 In einer »Art Gleichnis« ruft Diderot in seinem »Brief über die Blinden« »die Geschichte und die Verfolgung jener Menschen« wach, »die das Unglück hatten, in Jahrhunderten der Finsternis auf die Wahrheit zu stoßen, und die so unvorsichtig waren, sie ihren blinden Zeitgenossen zu enthüllen – Zeitgenossen, unter denen sie keine grausameren Feinde hatten als gerade die, die auf Grund ihres Standes und ihrer Erziehung ihren Ansichten am nächsten stehen sollten« (Diderot 1961a, S. 60). Dieses indirekte metaphorische Sprechen als Technik der Verweise und indirekten Anspielungen steht zudem vor dem Hintergrund, das Programm der Aufklärung an der Zensur vorbeizumanövrieren. Dennoch brachte der Brief Diderot 1749 für drei Monate ins Gefängnis von Vincennes.
6 Unter Bezug auf die verwendeten Primärtexten tscheiden wir uns für die Schreibweise Tiresias an Stelle Teiresias.
7 Frisch 1986a, S. 84, 85.
8 Diese Konzeption von Wahrnehmung lässt sich bis zu René Descartes *Dioptrique/Dioptrik* zurückverfolgen; die Konsequenz aus der Unzuverlässigkeit der Sinne wäre mit Descartes die Unterstützung durch technische Hilfsmittel (sinnbildlich der Blindenstock), eine Prothetisierung des Blicks. Siehe hierzu auch das Kapitel »Der cartesianische Blinde« in Bexte 1996.
9 Vgl. Derridas dekonstruktive Auseinandersetzung mit dem englischen Wort »blind«, das sowohl Rollo/Jalousie als auch Blindheit bezeichnet (vgl. Derrida 1997, S. 58).
10 Guibert 1986, S. 25.
11 Ovid III, V. 348.
12 In der gängigen Variante des Mythos, auf die auch Ovid zurückgreift, wird er von Hera mit Blindheit bestraft. In einer weniger verbreiteten Variante wird er von Athene mit Blindheit bestraft, nachdem er sie nackt beim Baden gesehen hat.

13 Die Verbindung von Tiresias mit Narziß gilt als Erfindung Ovids, zu der es keine Entsprechung in der griechischen und römischen Literatur vor ihm gibt (vgl. Ugolini 1995, S. 25).
14 Diderot 1961b, S. 770.
15 Carolin Länger geht in ihrer kultursoziologischen Studie des Sehsinns u. a. der Verwendung von Sprache zwischen Blinden und Sehenden nach: »Mit der Übernahme der Sprache der Sehenden erblinden demnach beide Seiten in dem Sinne, dass Methoden der Sichtbarmachung und damit bestimmte situationale Abläufe nicht wechselseitig aufeinander abgestimmt werden können. Die Gespräche zwischen Sehenden und Blinden können folglich als ein kultureller Erstkontakt beschrieben werden: *Alle* Beteiligten in gemischten Situationen werden zu *innerkulturellen Fremden*. Eine gemeinsame Sprache muss demnach erst noch entwickelt werden [...]« (Länger 2002, S. 194).

Literatur

Balle, Martin (1994): Sich selbst schreiben – Literatur als Psychoanalyse. München (Iudicium).
Baumeister, Pilar (1991): Die literarische Gestalt des Blinden im 19. und 20. Jahrhundert. Frankfurt/Main (Peter Lang).
Bexte, Peter (1996): Blendung – Figuren der Blindheit in Kunst und Wahrnehmungstheorie. Inauguraldissertation zur Erlangung eines Doktors der Philosophie dem Fachbereich Kunst (Fach Kunstwissenschaft) der GhK Kassel vorgelegt. Kassel.
Bexte, Peter (2003): Peeping Tom. Ein Brief über die Sehenden. Zum Gebrauch für die Blinden. In: Lutz, Petra; Macho, Thomas; Staupe, Gisela & Zirden, Heike (Hg.): Der [Im-]Perfekte Mensch. Metamorphosen von Normalität und Abweichung. Köln (Böhlau), S. 205–213.
Böhme, Hartmut (o. J.): Der Tastsinn im Gefüge der Sinne. Anthropologische und historische Ansichten vorsprachlicher Aisthesis (http://www.culture.hu-berlin.de/hb/static/archiv/volltexte/texte/tasten.html, 01.03.2007).
Brooker, Jewel Spears; Joseph Bentley (1990): Reading the Waste Land: Modernism and the Limits of Interpretation. Amherst (University of Massachusetts Press).
Bundesministerium für Arbeit und Sozialordnung. Referat Öffentlichkeitsarbeit (Hg.) (1998): Vierter Bericht der Bundesregierung über die Lage der Behinderten und die Entwicklung ihrer Teilhabe. Bonn (http://www.bmgs.bund.de/downloads/a125-1998.pdf, 25.08.2005).
Canguilhelm, Georges (1989): The Normal and the Pathological. New York (Zone Books).
Davis, Lennard J. (1997): Constructing Normalcy: The Bell Curve, the Novel, and the Invention of the Disabled Body in the Nineteenth Century. In: Davis, Lennard J. (Hg.): The Disability Studies Reader. London, New York (Routledge), S. 9–28.
Davis, Lennard J. (2001): Identity Politics, Disability, and Culture. In: Albrecht, Gary L.; Seelman, Katherine D. & Bury, Michael (Hg.): Handbook of Disability Studies. London, New Delhi (Sage), S. 535–545.
Derrida, Jacques (1997): Aufzeichnungen eines Blinden. Das Selbstporträt und andere Ruinen. Hrsg. und mit einem Nachwort versehen von Michael Wetzel. München (Fink), S. 9–127.
Dickens, Charles (1994): The Cricket on the Hearth. In: The Christmas Books. Harmondsworth (Penguin), S. 155–234.
Diderot, Denis (1961a): Brief über die Blinden. Zum Gebrauch für die Sehenden. Mit einem Nachtrag (1749). In: Diderot, Denis: Philosophische Schriften. Bd. 1. Berlin (Aufbau-Verlag), S. 50–110.
Diderot, Denis (1961b): Philosophische Schriften. Bd. 1. Berlin (Aufbau-Verlag).

Dürrenmatt, Friedrich (1960): Der Blinde. Ein Drama. Zürich (Arche).
Eliot, T. S. (1954): Selected Poems. London (Faber and Faber).
Esser, Albert (1961): Das Antlitz der Blindheit in der Antike. Eine medizinisch-kulturhistorische Studie. Leiden (E. J. Brill).
Foerster, Heinz von (1993a): Prinzipien der Selbstorganisation im sozialen und betriebswirtschaftlichen Bereich. In: Foerster, Heinz von: Wissen und Gewissen. Versuch einer Brücke. Hrsg. von Siegfried J. Schmidt. Frankfurt/Main (Suhrkamp), S. 233–268.
Foerster, Heinz von (1993b): Über das Konstruieren von Wirklichkeiten. In: Foerster, Heinz von: Wissen und Gewissen. Versuch einer Brücke. Hrsg. von Siegfried J. Schmidt. Frankfurt/Main (Suhrkamp), S. 25–49.
Foerster, Heinz von (^{2}2002): Wissenschaft des Unwissbaren. In: Foerster, Heinz von: Short Cuts 5. Hrsg. von Gente, Peter; Paris, Heidi & Weinmann, Martin. Frankfurt/Main (Zweitausendeins), S. 139–181.
Freud, Sigmund (1999a): Studien über Hysterie. In: Freud, Sigmund: Gesammelte Werke. Bd. 1. Frankfurt/Main (Fischer), S. 75–312.
Freud, Sigmund (1999b): Die psychogene Sehstörung in psychoanalytischer Auffassung. In: Freud, Sigmund: Gesammelte Werke. Bd. 8. Frankfurt/Main (Fischer), S. 94–102.
Frisch, Max (1986a): Mein Name sei Gantenbein. In: Frisch, Max: Gesammelte Werke in zeitlicher Folge. Jubiläumsausgabe in sieben Bänden. Bd. 5. Hrsg. von Hans Mayer u. Mitwirkung von Walter Schmitz. Frankfurt/Main (Suhrkamp), S. 5–320.
Frisch, Max (1986b): Ich schreibe für Leser. Antworten auf vorgestellte Fragen. In: Frisch, Max: Gesammelte Werke in zeitlicher Folge. Jubiläumsausgabe in sieben Bänden. Bd. 5. Hrsg. von Hans Mayer u. Mitwirkung von Walter Schmitz. Frankfurt/Main (Suhrkamp), S. 323–334.
Garland-Thomson, Rosemarie (1997): Extraordinary Bodies. Figuring Physical Disability in American Culture and Literature. New York (Columbia University Press).
Gaskell, Ruth (1993): Mary Barton. New York (Alfred Knopf).
Gröne, Maximilian (2005): Sinneswahrnehmung. In: Jagow, Bettina von & Steger, Florian (Hg.): Literatur und Medizin. Ein Lexikon. Göttingen (Vandenhoek & Ruprecht), S. 722–731.
Guibert, Hervé (1986): Blinde. Reinbek bei Hamburg (Rowohlt).
ICOPH (2002): Visual Standards. Aspects and Ranges of Vision Loss with Emphasis on Population Surveys. Report prepared for the International Council of Ophthalmology at the 29th International Congress of Ophthalmology in Sydney, Australia, April 2002, S. 17 (http://www.icoph.org/pdf/visualstandardsreport.pdf, 10.02.2007).
Jagow, Bettina von & Steger, Florian (Hg.) (2005): Literatur und Medizin. Ein Lexikon. Göttingen (Vandenhoek & Ruprecht).
Jeffreys, Mark (2002): The Visible Cripple (Scars and Other Disfiguring Displays Included). In: Snyder, Sharon L.; Brueggemann, Brenda Jo & Garland-Thomson, Rosemarie (Hg.): Disability Studies. Enabling the Humanities. New York (MLA), S. 31–39.
Jens, Walter (1960): Der Blinde. Reinbek bei Hamburg (Rowohlt).
Länger, Carolin (2002): Im Spiegel von Blindheit. Eine Kultursoziologie des Sehsinnes. Stuttgart (Lucius & Lucius).
Lutz, Petra; Macho, Thomas; Staupe, Gisela; Zirden, Heike (Hg.) (2003): Der [Im-]Perfekte Mensch. Metamorphosen von Normalität und Abweichung. Köln (Böhlau).
Marchand, Wolf R. (1987): Max Frisch: Mein Name sei Gantenbein. In: Schmitz, Walter (Hg.): Max Frisch. Frankfurt/Main (Suhrkamp), S. 295–324.
Mariotte, Edme (1996): Neue Entdeckung, den Blick betreffend. Auszug aus einem Brief des Abbé Mariotte an M. Pecquet. – Zu Paris bei Frederic Leonard. MDCLXVIII (Nouvelle

Découverte Touchant La Veüe. Extrait D'Une Lettre de M. L'Abbé Mariotte, à M. Pecquet. - À Paris chez Frederic Leonrad. MDCLXVIII). In: Bexte, Peter: Blendung - Figuren der Blindheit in Kunst und Wahrnehmungstheorie. Inauguraldissertation zur Erlangung eines Doktors der Philosophie dem Fachbreich Kunst (Fach Kunstwissenschaft) der GhK Kassel vorgelegt. Kassel, II.
Mayer, Mathias (1997): Dialektik der Blindheit und Poetik des Todes. Über literarische Strategien der Erkenntnis. Freiburg im Breisgau (Rombach).
Merkle, Harry (2000): Die künstlichen Blinden. Blinde Figuren in Texten sehender Autoren. Würzburg (Königshausen & Neumann).
Mirzoeff, Nicholas (1997): Blindness and Art. In: Davis, Lennard J. (Hg.): The Disability Studies Reader. New York, London (Routledge), S. 382-398.
Ovid (1997): Metamorphosen. Übers. von Erich Rösch. Einführung von Niklas Holzberg. München (DTV).
Pamuk, Orhan (2006): Rot ist mein Name. Frankfurt/Main (Fischer).
Rilke, Rainer Maria (1998): Die Blinde. In: Rilke, Rainer Maria: Sämtliche Werke. Bd. 1. Hrsg. von Rilke-Archiv in Verbindung mit Ruth Sieber-Rilke, besorgt durch Ernst Zinn. Frankfurt/Main (Insel), S. 465-469.
Sandahl, Carrie & Auslander, Philip (Hg.) (2005): Bodies in Commotion. Disability & Performance. Ann Arbor (University of Michigan Press).
Sarasin, Philipp (2001): Reizbare Maschinen. Eine Geschichte des Körpers 1765-1914. Frankfurt/Main (Suhrkamp).
Schmitz, Walter (Hg.) (1987): Max Frisch. Frankfurt/Main (Suhrkamp).
Snyder, Sharon L; Brueggemann, Brenda Jo & Garland-Thomson, Rosemarie (Hg.) (2002): Disability Studies. Enabling the Humanities. New York (MLA).
Stoddard Holmes, Martha (2002): The Twin Structure: Disabled Women in Victorian Courtship Plots. In: Snyder, Sharon L; Brueggemann, Brenda Jo & Garland-Thomson, Rosemarie (Hg.): Disability Studies. Enabling the Humanities. New York (MLA), S. 222-233.
Stoddard Holmes, Martha (2004): Fictions of Affliction. Physical Disability in Victorian Culture. Ann Arbor (University of Michigan Press).
Titchkosky, Tanya (2005): Looking Blind - A Revelation of Culture's Eye. In: Sandahl, Carrie & Auslander, Philip (Hg.): Bodies in Commotion. Disability & Performance. Ann Arbor (University of Michigan Press), S. 219-229.
Ugolini, Gherardo (1995): Untersuchungen zur Figur des Sehers Teiresias. Tübingen (Narr).
Wells, H. G. (2005): The Country of the Blind. Harmondsworth (Penguin).
Wetzel, Michael (1997): »Ein Auge zuviel« - Derridas Urszenen des Ästhetischen. In: Derrida, Jacques: Aufzeichnungen eines Blinden. Das Selbstporträt und andere Ruinen. Hrsg. und mit einem Nachwort versehen von Michael Wetzel. München (Fink), S. 129-155.
World Health Organization (1994): Global Data on Blindness. An Update (WHO/PBL/94.40). Geneva 1994, 2 (http://ftp.who.int/nmh/Blindness-Library/EN/Blindness/PDFdocs/94_40.pdf, 10.02.2007).
World Health Organization (2001): International Classification of Impairments, Disabilities, and Handicaps: A Manual of Classification Relating to the Consequences of Disease, published in Accordance with Resolution WHA29.35 of the Twenty-ninth World Health Assembly, May 1976. Geneva 1980; World Health Organization: International Classification of Functioning, Disability and Health (ICF). Geneva 2001 (http://whqlibdoc.who.int/publications/2001/9241545429.pdf, 10.02.2007).

Listiges Erzählen: Strategien schwulen Stigma-Managements

Volker Woltersdorff alias Lore Logorrhöe

1. Beschädigte Identitäten erzählen

Wer sich als schwul bezeichnet, ist bereits zuvor so bezeichnet und beschimpft worden (vgl. Eribon 1999, S. 29–32). Die Verunglimpfung als »schwul« ist fester Bestandteil männlicher Sozialisation. Sie bezeichnet zunächst einen relativ unbestimmten Raum der Verworfenheit illegitimer oder abgewerteter Realisierungsmöglichkeiten männlicher Geschlechtsidentität. Dieses Bezeichnen ist zugleich ein Beleidigen, das zwei Funktionen erfüllt: Es stellt eine Existenzweise diskursiv her und wertet sie im selben Moment ab, sodass sie gar nicht anders als minderwertig denkbar ist. Das Abzirkeln dieser Zone der Unbewohnbarkeit geht jeder persönlichen Selbstvergewisserung als schwul voraus und erfüllt eine männlichkeits- und heterosexualitätsregulierende Funktion. Die normative Aussonderung schwulen Begehrens durch die Mehrheitsgesellschaft lässt Schwule sich und ihr Begehren als etwas Besonderes erfahren. Diese Sonderrolle hat der Soziologe Erving Goffman (1975) als »Stigma« beschrieben. Diese Besonderheit hat Auswirkungen, die sie in die Nähe eines Traumas rücken können, da sie für die Einzelnen subjektiv unbegründet ist.[1] Wie andere Opfer von Diskriminierung grübeln Schwule nun, inwiefern sie für diese Besonderheit verantwortlich sein könnten.

Dass schwules Begehren zum Träger einer stigmatisierten Identität werden konnte, ist neueren Datums. Im ersten Band von *Sexualität und Wahrheit* hat Michel Foucault in einer berühmt gewordenen Passage argumentiert, dass erst die von der frühen Sexualwissenschaft so bezeichnete »Homosexualität« eine Einheit von Wünschen und Handlungen bildet, die das

221

gesamte Wesen der Person erfasst und somit Identität stiftet. Während die frühere »Sodomie« lediglich eine kriminelle Handlung beschrieb, gilt die homosexuelle Identität unabhängig von der jeweiligen Praxis:

> Der Homosexuelle des 19. Jahrhunderts ist zu einer Persönlichkeit geworden, die über eine Vergangenheit und eine Kindheit verfügt, einen Charakter, eine Lebensform, und die schließlich eine Morphologie mit indiskreter Anatomie und möglicherweise rätselhafter Physiologie besitzt. Nichts von alledem, was er ist, entrinnt seiner Sexualität (Foucault 1983, S. 58).

Diese neue Sichtweise installierte Foucault zufolge eine neue Kontrollinstanz, die den Ort, die Inhalte und die Subjekte der Erzählungen über Homosexualität asymmetrisch verwaltete. Die seit der Mitte des 19. Jahrhunderts aus der Medizin entstandene Sexualwissenschaft beteiligte sich maßgeblich daran, dass Homosexualität enttabuisiert wurde, einen Namen und eine Identität erhielt. Zugleich beanspruchte sie jedoch auch das alleinige Zugriffsrecht und Deutungsmonopol auf diesen Gegenstand und löste damit die bis dahin bestehende Vorherrschaft von Theologie und Kriminologie ab. Künftig waren Erzählungen von Homosexualität legitimerweise nur in der psychiatrischen Medizin angesiedelt, bis etwas später die aus ihr hervorgegangene Psychoanalyse dieses Zugriffsrecht für sich beanspruchte. Medizin und Psychologie haben also die Stigmatisierung und Diskriminierung homosexueller Männer nicht erfunden, aber sie haben sie wissenschaftlich legitimiert, und das zu einem Zeitpunkt, als andere Autoritätsinstanzen, wie die Religion und das Rechtswesen, an Einfluss im Hinblick auf die Diskriminierung homosexuellen Verhaltens verloren.

Von Anfang an hatte die Sexualwissenschaft im Interesse, diese Normabweichung von vornherein auszuschließen, nach deren Entstehungsgeschichte gefahndet. Dadurch geriet die Lebensgeschichte von Schwulen ins Visier der Pathologen. Die Biografie galt ihnen als Kronzeugin, um die eigenen Theorien zu beweisen. Medizinische, psychiatrische und psychologische Diskurse fanden auf diese Weise Eingang in das autobiografische Erzählen homosexueller Männer. Homosexuelle Lebensbeichten erschienen unter der Obhut medizinischer Autoritäten und unter dem Schutz der Anonymität: In Frankreich war es unter anderem der Sexualpathologe Georges Saint-Paul (1896), in Deutschland Richard von Krafft-Ebing (1993) mit seiner *Psychopathia sexualis* und Magnus Hirschfeld mit seinen *Jahrbüchern für sexuelle Zwischenstufen*, die dafür ein Forum bereitstellten. Diese Form der »vita sexualis«, wie Krafft-Ebing die biografischen Fallgeschichten bezeichnete, versuchte dem heiklen Thema mit wissenschaftlicher und fachsprachlicher Nüchternheit zu begegnen. Es waren keine Erzählungen von Homosexuellen, sondern über Homosexuelle. Homosexuelle Autobiografien, insbesondere von Männern, erschienen zwar gern und häufig in der Öffentlichkeit. Sie fungierten dort jedoch, so hat Klaus Müller (1991) herausgestellt, als Geständnis-Pathografien, als Krankheitssymptome, denen erst die ärztliche Autorität Sinn und Glanz verleihen konnte. Der sexualwissenschaftliche Bestseller *Psychopathia sexualis* enthielt eine mit den Auflagen wachsende Zahl von mehr oder weniger ausführlichen Fallbeispielen abweichender Sexualität und Geschlechtlichkeit. Schilderungen männlicher homosexueller Fantasien und Geschlechtsakte machten darunter die überwiegende Mehrheit aus.[2] Diese sexualpathologisch autorisierte Pornografie wurde innerhalb einer Geständnissituation verfasst, die die öffentliche Rede über schwule Lust zwar ermöglichte und sogar einforderte, zugleich aber in ein Dispositiv einschrieb, das auf die Entmündigung, Kontrolle und Disziplinierung unerwünschter Lüste abzielte.

Wenn homosexuellen Männern also einerseits durch die Medizin eine exponierte Rolle zugewiesen wurde, so wurde ihnen andererseits im gleichen Maße der Status eines souveränen Subjekts verwehrt. Die soziale Schwierigkeit, kein Subjekt zu sein, und die libidinöse Besetzung der Geständnispraxis trieben die verworfenen Individuen nichtsdestoweniger zum Sprechen an. Abweichende Subjektwerdung und Unterwerfung (beide frz. »subjection«) fallen in diesem Modell zusammen und bedingen einander. Foucault hat deshalb das Geständnis als den Modus der Wissensproduktion über Sexualität bezeichnet. Homosexuelle hätten sich in ihrer Geschichte als »Geständnistier« (Foucault 1983, S. 77) verhalten: Das Enthüllen von geheimen Wahrheiten über sich selbst, die genaue Selbstbefragung und Selbstprüfung, das Gebot zur Ehrlichkeit, all das sind Eigenschaften, die die homosexuelle Autobiografie in die Tradition von Beichte und klösterlicher Lebensführung stellen. Der autobiografische Diskurs entstammt in diesem Sinne ganz allgemein der Geständnispraxis, die eine lange Geschichte von der antiken Philosophie über die klösterliche Seelenbeichte (vgl. Hahn 1982) und die Literatur der Empfindsamkeit bis zu den Pionieren der Psychoanalyse hat.

Inzwischen ist individuelle Selbsterkenntnis und ihr öffentliches Bekenntnis zu einer Art Volkssport geworden. Hier zeigt sich eine gewisse Dialektik: Sexualpathologie und Psychologie haben die Herausbildung einer stigmatisierten homosexuellen Identität forciert, dem Stigma dadurch aber seine Schwere genommen. Robert Castel (1987, S. 178f.) hat darauf hingewiesen, dass die Psychoanalyse und vor allem ihre massenmediale Popularisierung wesentlich dazu beigetragen hat, das ehemals Uneingestehbare zu bagatellisieren. Es gehört heute zum guten Ton, über Abgründe in der eigenen Psyche zu verfügen, die dadurch zugleich ihre Schrecken verloren haben. Denn die Psychoanalyse hat erlaubt, diese zu entschärfen und in den gesellschaftlichen Alltag zu integrieren, indem sie diese zum Normalfall erklärt und Wissen und Techniken zu ihrer Bewältigung bereitgestellt hat. Homosexuelle als einige der Lieblingspatienten der Psychoanalyse haben mit ihren Erfahrungen und Erzählungen einen entscheidenden Beitrag dazu geliefert. Damit hat die Psychoanalyse letzten Endes – teils gegen ihre ausdrückliche Absicht – die Erosion traditioneller Moralvorstellungen begünstigt, die der Normalisierung schwuler Identität entgegenstanden.

Wenn Schwule und Lesben heute in einer geselligen Runde zusammenkommen und beginnen, sich kennenzulernen, ist die Wahrscheinlichkeit immer noch sehr groß, dass sie sich die Geschichten ihrer Selbstfindung im so genannten »Coming-out« erzählen. Sie gewinnen dann den Eindruck, Wesentliches voneinander zu wissen, schöpfen Vertrauen und fühlen sich einander verbunden. So schreibt Peter Rehberg in seinem Roman *Play*: »Comingoutgeschichtenaustausch funktioniert auch über 30 noch als Kennenlernmanöver. So war das bei mir, und wie bei dir und so und so und so« (Rehberg 2002, S. 94). Wie häufig und auf welche Art Coming-out-Geschichten erzählt werden, ist wie ein Lackmustest, der etwas darüber aussagt, wie bestimmte Erfahrungen im Zusammenhang mit Sexualität und Geschlecht gesellschaftlich bewertet werden und welchem Begründungszwang sie unterliegen.

2. Von der Diagnose zur Identität

Schwulwerden als Gefängnis und Schwulwerden als Befreiung – zwischen diesen beiden Gegensätzen spannt sich grob gesagt das Reden von Männern über die eigene Homosexualität auf. Die Dialektik des Stigmas besteht darin, dass es eine Besonderheit verleiht, die den narzisstischen Genuss der Selbsterkenntnis immer schon mit einer narzisstischen Kränkung vergällt. Ich möchte die These aufstellen, dass die affektive Besetzung des Stigmas ambivalent ist: Indem es einerseits als verletzend und beschämend und andererseits als identitätsstiftend und adelnd empfunden wird, siedelt es Erzählungen homosexueller Selbstfindung in einem Spannungsfeld zwischen der Auflehnung gegen das Stigma und der Einübung von »Stigma-Management« an, wie die Soziologie im Anschluss an Goffman (1975) diese Form selbstreflexiver, publikumsbezogener Selbstinszenierung und Informationsvergabe bezeichnet. Das christliche konversionelle Bekenntnis, in der Individualität als schuldhaft erlebt wird und zugleich als notwendige Voraussetzung zur Wahrheitserkenntnis fungiert, liefert dazu eine passende kulturelle Folie.[3] Auch Sigmund Freuds Psychoanalyse schöpft außer aus der jüdischen Tradition aus Konversionsrhetorik und protestantischer Innerlichkeitshermeneutik. Freud entwickelte die psychologisierte Selbstanalyse weiter und behielt das konversionelle Erlebnis bei, das als plötzliche Erkenntnis des bislang verdrängten Triebwunsches zu einer radikalen Umwälzung und Neudefinition des Selbst führt.

Dieser Neudefinition geht ein langwieriger, quälender Prozess innerer Selbstprüfung voraus, an dessen Ende das homosexuelle Subjekt über sich das Urteil fällt: »Ich bin's.« Der Einzelne ist damit beschäftigt, die eigene Wahrheit herauszufinden, indem er zum Richter über sich selbst wird. Erst wenn alle Versuche, die Indizien für die eigene Homosexualität zu entkräften, ausgeschöpft sind, lässt sich die Übernahme des Begriffs nicht mehr abwenden. Das homosexuelle Individuum wird im Verlauf dieses »Prozesses« mit grundsätzlichen Fragen zu Deutungsmacht und Erkenntnisfähigkeit konfrontiert, die Eve Kosofsky Sedgwick paraphrasiert hat:

> Im Unterschied dazu können im Verlauf einer schwulen oder lesbischen Selbstenthüllung im 20. Jahrhundert als erstes Fragen der Autorität und Evidenz aufkommen: ›Woher willst du wissen, ob du wirklich schwul bist? Warum hast du es so eilig, dich festzulegen? Eigentlich gründet sich alles, was du sagst, nur auf ein paar Gefühle, nicht auf wirkliche Handlungen (oder alternativ dazu: auf ein paar Handlungen, die nicht unbedingt mit deinen wirklichen Gefühlen zu tun haben müssen.). Wäre es nicht besser gewesen, zuerst mit einem Therapeuten darüber zu reden, um die Sache zu klären?‹ Solche Re-

aktionen [...] zeigen, wie problematisch das Konzept schwuler und lesbischer Identität überhaupt derzeit ist. Ebenso deutlich zeigen sie, wie intensiv der diesem Konzept entgegen gesetzte Widerstand ist und wie weit dem schwulen oder lesbischen Subjekt die Definitionsmacht über sich selbst entrissen worden ist (Sedgwick 2003, S. 128f.).

Wer sich als schwul definiert, muss sich seiner Sache also vollkommen sicher sein. Die eingeforderte Linientreue erklärt das spätere hartnäckige Festhalten an dieser Identität, da es doch kaum eine Wahrheit des Selbst gibt, die ähnlich hieb- und stichfest abgesichert werden musste. Während dieser Zitterpartie aus Selbstzweifel und Ungewissheit wird das verfügbare Wissen über Schwule mobilisiert und das eigene Selbstbild daran gemessen. In einem der von dem Psychologen Frieder Hentzelt aufgezeichneten Interviews berichtet ein Joachim: »Ich war immer verwirrt. Warum gucke ich da in den Lexika nach? Ich kam nicht auf den Gedanken, daß das mit mir was zu tun hatte. Aber es war mir doch irgendwie spanisch, daß mich das interessiert hat« (Joachim in: Hentzelt 1994, S. 147). Schwule sind dazu gezwungen, in unterschiedlichsten Wissensgebieten zu dilettieren, wenn sie sich zu Experten ihrer eigenen sexuellen Identität machen wollen: Psychologie und Psychiatrie, Soziologie und Ethnografie, Theologie und Moralphilosophie. Schwules Stigma-Management baut also einen hohen Leistungsdruck auf.

In Hubert Fichtes Roman *Versuch über die Pubertät* von 1974 löst die schicksalhafte Diagnose, die eine Auszählung der Hormone des Protagonisten ergibt, eine Kaskade von Assoziationen aus, die die ganze Bandbreite alltäglicher Schmähungen und wissenschaftlicher Umpolungsversuche auffächern. Der Icherzähler spielt selbst verschiedene Rollen durch: die Position des homophoben Aggressors, des normalisierenden Psychiaters und des peinlich besorgten Umfeldes. Um die Ängste zu bannen und sich mit seinem Schicksal vertraut zu machen, malt er sich seine mögliche Zukunft aus. In der Nachkriegszeit der jungen Bundesrepublik, in der der von den Nazis verschärfte Paragraf 175 noch fortgalt, ist die Bedrohung durch medizinische Experimente zur angeblichen Heilung von Homosexualität noch unmittelbar präsent:

> Eine Schwuchtel! Ein Arschficker! Ich bin ein Mischling ersten Grades, ein uneheliches Kind und nun auch noch schwul – das ist übertrieben. Mir schnei-

den sie notfalls die Klüten ab und brennen mir mit einer Stricknadel das Sexualzentrum aus dem Hirn! (Fichte 1982, S. 35f.)

Das Bildungswissen über schwule Identität wird im Verlauf des Romans mehrfach zitiert und in der Aneinanderreihung von Schlagworten in einem »stream of consciousness« parodistisch auf die Spitze getrieben. Psychoanalytische Ätiologien spielen darin eine wesentliche Rolle. »[...] Das Gute, Das Schöne, Das Wahre, Die Liebe, Die Sehnsucht, Die Erotik, Die Homoerotik, Der Ödipuskomplex, Das Es, Das Ich, Das Kapital? Begriffe, die wirken wie Säuren?« (Fichte 1982, S. 62)

Fichtes Roman ist ein ironisches Beispiel dafür, dass medizinische, psychologische und sexualwissenschaftliche Autoritäten herangezogen werden, um die ersehnte Gewissheit über die eigene Identität zu erlangen. Das eigene Leben wird auf Symptome und Analogien zu wissenschaftlichen Ätiologien abgeklopft. Anders als die frühe Sexualpathologie erklärt die Psychologie Homosexualität nicht mehr nervlich biologisch und sozialdarwinistisch, sondern tiefenanalytisch und sozialpsychologisch und spricht damit der frühkindlichen Sozialisation die entscheidende Rolle zu.[4] 1987 veröffentlichte der Psychoanalytiker Richard Green seine zusammenfassende Studie mit dem Titel: *The »Sissy Boy Syndrome« and the Development of Homosexuality.* Die Figur des effeminierten »sissy boy« ist der Versuch einer sozialpsychologischen Entstehungsgeschichte des Schwulen: »Childhood cross-behavior is the age-specific presentation of a homosexual male or female« (Green 1995, S. 2008). Weil er wegen seines geschlechtsuntypischen Verhaltens von anderen Jungs und Männern abgelehnt und isoliert wird, gelinge es dem jungen Schwulen nicht, eine funktionierende männlich-heterosexuelle Identität zu entwickeln. Die Unsicherheit der eigenen Geschlechtsidentität und die Sehnsucht nach der als fremd und geschlossen erfahrenen Männergruppe übersetze sich dann irgendwie – hierin sind die Theorien sehr vage – in sexuelles Begehren.[5]

In den Coming-out-Romanen *Jim im Spiegel* (Edelfeldt 1985) und *Kleinstadtnovelle* (Schernikau 1980) trifft man auf die Gestalt eines solchen »sissy boy«. Sexuelles Anderssein wird darin durch die Abweichung von der männlichen Geschlechterrolle erlebt und sichtbar gemacht. Schwules Begehren drückt sich durch abweichende Männlichkeit aus oder allgemeiner: Geschlecht symbolisiert Begehren. Das ist zwar ein altbekannter, aber trotzdem nicht notwendiger Zusammenhang.[6] Dem Wunsch der Therapeuten, die Femininität des Knaben zu überwinden, entsprechen die Protagonisten dieser Coming-out-Romane nicht mehr, sondern nehmen sich selbstbewusst als »sissy boys« an. Lüder Tietz, der die historisch tief verwurzelte Verkettung von Perversionsdiagnose, Pathologisierung, Stereotypen der Unmännlichkeit und Ätiologien in psychiatrischen, psychotherapeutischen, biologischen und psychoanalytischen Theorien der Homosexualität zusammengefasst hat, kommt allerdings zu dem Schluss: »Gerade die immer wieder in veränderter Form behauptete kindliche Femininität aller später homosexuellen Männer darf inzwischen empirisch bezweifelt werden« (Tietz 2004, S. 39).

Die medizinisch-psychologische Diagnose wird schließlich zur Selbstdiagnose und als Identität angeeignet. Die neue Selbstsicht beginnt mit einem Bruch: Das sexuelle Anderssein wird eine Zeit lang zum roten Faden, an dem sich das neue Selbstverständnis ausrichtet. Der Coming-out-Roman *Henningstadt* von Markus Brühl spitzt die daraus folgende gespaltene Weltsicht pointiert zu: »Die restliche Welt hat sich zur Feindin erklärt. Die Welt zerfällt in zwei Teile. Normal und schwul« (Brühl 2001, S. 119). Das Anderssein der eigenen Sexualität wird zeitweise zur Leitlinie, an der sich das neue Selbstverständnis ausrichtet.

Klaus Müller (1991, S. 332–335) hat unter Verwendung eines Begriffs des Gefängnispsychologen Jean-Pierre de Waele die Integration der stigmatisierten Identität in die eigene Lebensgeschichte als »biografische Prothese« bezeichnet. Diese Metapher verweist auf die Notwendigkeit und Nützlichkeit sowie auf die vorausgegangene Verletzung und grundsätzliche Fremdheit der neuen Hilfestellung. Die biografische Prothese eröffnet einen begrenzten Freiraum, in dem die eigene Identität öffentlich verhandelt werden kann. Dabei ergeben sich mehrere Möglichkeiten, sich in der Praxis des Erzählens zu diesem Anderssein zu verhalten. Sie schließen einander nicht aus, sondern stellen vielmehr verschiedene sich ergänzende Strategien der Stigmabewältigung dar, die ich im Folgenden darlegen werde: Annehmen, Umdeuten, Abschwächen, Überaffirmieren oder Negieren.

3. Das Stigma annehmen

Die möglichen Verarbeitungsstrategien siedeln sich zwischen zwei Extremen an: Die einen idealisieren sich selbst und dämonisieren gleichzeitig das Kollektiv der Schwulen und die anderen idealisieren die schwule Identität, die sie dann allerdings vor ihren realen Vertretern in Schutz nehmen müssen. Auf dem Spiel steht jeweils die Reinheit der eigenen oder der schwulen Identität, die aber beide miteinander verschränkt sind. Knut Koch deutet in seiner 1993 erschienenen Autobiografie *Barfuß als Prinz* sein Schwulsein vor diesem Hintergrund als zwiespältige Auszeichnung: »Als ich in den Niederungen der verlogenen fünfziger Jahre begriffen hatte, daß ich ein Homo war, reagierte ich stolz darauf, einer bedrohten Minderheit anzugehören. Obwohl ich einige Exemplare dieser Spezies nicht sehr sympathisch fand!« (Koch 1996, S. 75)

Der Erklärung, schwul zu sein, folgt daher meist eine Richtigstellung, nicht so oder so zu sein. Die eigene Identität droht stets von anderen Vertretern beschmutzt zu werden. Diese Ängste müssen nicht einmal auf realen Erfahrungen beruhen, denn gerade als phantasmatische Bilder des Verworfenen regulieren sie das Selbstbild der Coming-outler. Coming-out-Ratgeber verwenden viel Energie darauf, die gängigen Klischees über Schwule durchzuarbeiten, sei es, indem sie diese abstreiten, lustvoll bejahen oder ihre Funktion problematisieren. Wer die herrschenden Vorstellungen schwuler Identität bekämpft, indem er beweisen möchte, dass es auch andere gibt, die nicht so sind, beugt sich dem Zwang zur Identifizierung und willigt in die Rechtfertigungszumutung ein, zwar ein Perverser, aber ein »anständiger« Perverser zu sein.[7]

Eine Möglichkeit, das Stigma anzunehmen, besteht darin, es subjektiv zu motivieren und nachträglich mit Sinn auszustatten. Das Stigma wird gleichsam zur Auszeichnung nobilitiert, indem es einen kulturellen Mehrwert erhält: Schwulsein avanciert zur künstlerischen oder moralischen Verpflichtung, zur befreienden Mission oder lebensgeschichtlichen Berufung. Darin ähnelt es der Konversionserfahrung, die ebenfalls als schockhaftes und singuläres Erlebnis eine lebensgeschichtliche Mission begründete. In den emanzipatorischen Theorien der Schwulenbewegung der 70er Jahre wird die Sonderrolle des Homosexuellen um eine quasi heilsgeschichtliche Mission erweitert, die Volker Koch-Burghardt folgendermaßen charakterisiert: »Der Homosexuelle verwandelt sich in diesem Prozeß vom Psychotiker zum Agent provocateur. Seine ›größere Triebnähe‹ prädestiniert ihn zum Protagonisten der sexuellen Befreiung« (Koch-Burghardt 1997, S. 44). Das individuelle »Triebschicksal« des Homosexuellen erhält in dieser Lesart eine utopische Dimension, weil sich in ihm die zukünftige Gesellschaft abbildet.

Angesichts der Verletzungsgeschichten, an die die verschiedenen Begriffe für gleichgeschlechtliche erotische Existenzweisen erinnern, rankt sich um die Wahl des Begriffs weltweit eine nicht abreißende Diskussion. Von großer Bedeutung für die Geschichte homosexueller Emanzipationsbewegungen war deshalb die Auseinandersetzung darum, welche Selbstbezeichnung zu verwenden sei (vgl. Jagose 2001; Maas 1997). So ruft zum Beispiel der Ausdruck »homosexuell« die pathologisierende psychiatrische und psychoanalytische Tradition wach, »schwul« dagegen die Beschimpfung im Straßenalltag. Das internationalisierte »gay« wird von manchen als zu kommerziell und mittelständisch, von manchen als zu weiß und kolonisierend empfunden. Seit den 90er Jahren ist deshalb ausgehend von den USA der Begriff »queer« dazugekommen, der aus alltäglichen Diffamierungen geläufig ist, aber im Vergleich zu »gay« einen weiteren Bedeutungsspielraum besitzt, der auch andere geschlechtliche und sexuelle Dissidenzen umfasst.

Neben der Prägung neuer, noch unbelasteter Ersatzbegriffe, wie »homophil« in den 50er Jahren, gibt es die Strategie, gerade diejenigen Begriffe zu wählen, die am abschätzigsten gemeint sind (vgl. Salmen/Eckert 1989, S. 17–23). Daraus spricht die Skepsis gegenüber dem Erfolg politisch korrekter Ersetzungen. Die Gegner solcher zahmen Umschreibungen argumentieren, im Repertoire der Verwerfung, das im kollektiven Unbewussten der Gesellschaft herumspukt, seien gerade die Hasswörter am präsentesten und müssten genau aus diesem Grunde aufgegriffen und ins Positive gewendet werden. Rosa von Praunheim und Martin Dannecker entschieden sich daher 1970 in ihrem Aufklärungsfilm »Nicht der Homosexuelle ist pervers, sondern die Situation, in der er lebt« für den Ausdruck »schwul«: »Das Wort ›schwul‹ war in dieser Zeit ein böses Schimpfwort. Als ich mich entschloß, ›schwul‹ zu einem positiven Wort zu machen, indem ich es in meinem Film fast hundertmal benutzte, war das natürlich für die meisten ein großer Schock. Heute sprechen es selbst Tagesschausprecher aus« (Praunheim 1993, S. 120). In ähnlicher Weise begründete auch Felix Rexhausen, ein früher Aktivist der bundesdeutschen Schwulenbewegung, in dem sonst eher artigen Homosexuellenmagazin *him* seine Verwendung dieses Begriffs:

Muß es ausgerechnet die verächtliche Vokabel ›schwul‹ sein? Ja. Denn der Stolz, der hier nottut, das ist genau die Haltung, daß einer auch vor sich selbst unbeeindruckt bleibt von all den entrückten und höhnischen Attacken, die mit dem Wörtchen ›schwul‹ daherkommen. [...] Das Wort ›homophil‹ ist eine rührende Erfindung und ziemlich unsinnig. Doch eben damit hilft man, dem Schimpfwort seine Schimpf-Macht zu erhalten: dadurch, daß man verletzlich vor diesem Wort flieht (Rexhausen 1971, S. 16f.).

Dieser Strategie der Selbstbezeichnung liegt die Überzeugung zugrunde, dass die Bedeutung eines Wortes nicht fix und unveränderlich ist, sondern sich aus der Summe seiner Anwendungen performativ ergibt und ständig verschiebt. Judith Butler (1991, S. 209–218) und Jonathan Dollimore nennen dieses Konzept »subversive Resignifikation« oder »transgressive reinscription«: »Transgressive reinscription: a *turning back* upon something and a perverting of it typically if not exclusively through inversion and displacement. The idea seems strange: is not transgression a liberation from, a moving beyond; a breaking out, perhaps even a progression?« (Dollimore 1991, S. 323) Das so genannte »Coming-out« ist ein privilegierter Ort, an dem sich diese Strategie entfaltet, denn das Bekenntnis zu einer Identität, die man sich nicht selbst ausgesucht hat, ist trotz alledem eine – wiewohl begrenzte – Möglichkeit, diese zu verändern (vgl. Woltersdorff 2005).

4. Kampf um Deutungsmacht

Der Begriff »Coming-out« geht auf die »coming out balls« zurück: Debütantinnenbälle, bei denen junge Frauen der US-amerikanischen Oberschicht zum ersten Mal als Heiratskandidatinnen in die Gesellschaft eingeführt werden. Die volle Bezeichnung lautet »coming out of the closet«, wobei »closet« wörtlich »Schrank« und im übertragenen Sinne die schützende Verschwiegenheit der Privatsphäre bedeutet. Das Coming-out setzt sich von Strategien der Verstellung und Verheimlichung ab, die das 19. und frühe 20. Jahrhundert charakterisierten und aus strafrechtlichen Gründen bitter nötig waren. Den Beginn dieser neuen Form des Sprechens datiert man gewöhnlich auf das Entstehen der neueren Homosexuellenbewegung, als deren symbolische Zäsur die New Yorker »Stonewall«-Revolte von 1969 gilt. Inzwischen ist der einst nur Eingeweihten vertraute Ausdruck sogar in die

Umgangssprache eingegangen, in der jede Art von Bekenntnis zu einer verborgenen, unerwarteten oder unerwünschten Eigenschaft als Coming-out bezeichnet werden kann.[8] Coming-out-Erzählungen sagen öffentlich »ich«, und zwar im emphatischen Sinne. Vielleicht ist das auch schon das Einzige, was sie von all jenen literarischen Darstellungen von Homosexualität unterscheidet, die auf dem psychopathologischen Modell der »vita sexualis« beruhen. Die Lebensbeschreibung als klinische Selbstdiagnose sollte nun durch souveräne Selbstentwürfe abgelöst werden, wie sie die literarische Tradition der Autobiografie seit der Aufklärung hervorgebracht, aber nicht allen Individuen zugestanden hatte. Das Genre der Coming-out-Erzählung vollzieht eine Art nachholender Modernisierung der vormals blinden Flecken im autobiografischen Diskurs selbst verantworteter Individualität.[9]

Die an das Coming-out gestellte Aufgabe besteht darin, Selbstfindung und Selbstbefreiung miteinander zu verbinden. Der Wunsch nach Anerkennung und Zugehörigkeit wetteifert dabei mit der Sehnsucht nach Befreiung und Selbstverwirklichung. Die Ästhetisierung und Literarisierung des eigenen Lebens liefert eine Möglichkeit der Bearbeitung des Stigmas und entfaltet dabei eine quasi-therapeutische Wirkung. Der autobiografische Erzähler muss sich bemühen, die herrschenden Deutungen von Homosexualität mit eigenen Wünschen und Interessen in Einklang zu bringen. Er untersteht dabei nicht vollständig der Deutungshoheit der medizinischen, psychologischen und politischen Autoritäten. Mündliches und literarisches Erzählen bilden einen Raum, in dem Identitätsentwürfe verhandelt werden können. Gerade die fiktionale Literatur kann als ein Ort dienen, an dem verschiedene Definitionen männlicher Homosexualität versuchsweise angeeignet, durchgearbeitet und authentifiziert oder auch bloßgestellt werden können. In der autobiografischen Coming-out-Erzählung wird das eigene Leben zu einem ästhetischen Gegenstand. Das eigene Selbst ist darin Urheber, Gegenstand und Ziel eines schöpferischen Gestaltungsprozesses. Anders als in der traditionellen Memoirenliteratur soll es jedoch durch die Erzählung nicht abgeschlossen, sondern erst hervorgebracht werden. Michel Foucault (1987, S. 267) hat das Coming-out deshalb auch eine »Ästhetik der Existenz« genannt.

Der Soziologe Henning Bech schlägt drei Maximen vor, die dabei helfen könnten, die diskursiven Vorgaben zu durchbrechen, die Schwule in die Position des Unterlegenen oder Fremden stellen: Sag nichts. Sag nicht das

Gewöhnliche. Sag etwas anderes. »Nur wenn es gelingt, die Diskussion über gleichgeschlechtliche Lust und Liebe in einem ganz *anderen* Kontext zu situieren, können wir uns vor den Experimenten der Medizin und der Psychologie sicher fühlen« (Bech 1998, S. 34). Eine solche Strategie verlangt ein kreatives Erzählen, das dem Diskurs über Homosexualität neue Inhalte gibt und ihren symbolischen Ort umdeutet. Erzählen gewinnt eine repräsentationspolitische Dimension.

5. Allmähliches Abschwächen des Stigmas

Von Anfang an hat es einen politischen Streit darum gegeben, was überhaupt als Coming-out erzählt wird und wie es erzählt werden soll. Die emanzipatorische psychologische, sexualtherapeutische und soziologische Forschung hat sehr früh Modelle für Coming-out-Geschichten vorgeschlagen, die einander sehr ähneln und in denen die Anzahl der einzelnen Komponenten nur leicht variiert. Psychologen und Psychologinnen erarbeiteten Kategorien und Entwicklungsstufen, die ein erfolgreiches Coming-out ermöglichen und die Richtigkeit dieser Lebensentscheidung untermauern sollten (vgl. Cass 1979; Coleman 1982; Till 1990; Chmielorz 1993). Zugleich formulierten sie damit auch, was als erfolgreiches Coming-out zu gelten hätte und entschieden darüber, wann ein Coming-out als abgeschlossen oder unzureichend zu betrachten sei. Obwohl sie eine nicht-pathologisierende Perspektive einnehmen, sind diese Modelle daher nicht unproblematisch, wie Lüder Tietz unterstreicht: »Das Problem auch dieser neuen Ätiologien, die sich als nicht-pathologisierend verstehen, ist, dass sie jeweils *eine* Entwicklungsgeschichte für alle späteren Homosexuellen behaupten – selbst wenn sie untereinander verschiedene Geschichten erzählen« (Tietz 2004, S. 39).

Vivienne Cass (1979) gibt ihren sechs Phasen homosexueller Identitätsentwicklung folgende Titel: »Identity Confusion, Identity Comparison, Identity Tolerance, Identity Acceptance, Identity Pride, Identity Synthesis«. Der Entwicklungspsychologe Eli Coleman (1982) spart sich eine Stufe und unterscheidet: »pre-coming out, coming out, exploration, first relationships, identity integration«. Der Soziologe Kenneth Plummer (1975, 1995) hat das am meisten ausgearbeitete Schema entwickelt: Die Erzählung beginnt in der frühen Kindheit und schreitet dann linear fort. Diese Kindheit wird unglücklich und mit dem Gefühl, anders zu sein, erlebt. Während der Pubertät gibt es ein einschneidendes Erlebnis, das dieses Unbehagen als die eigene Homosexualität entschlüsselt und zu noch mehr Problemen führt: Schuld, Scham, Angst und Verstellung. All diese Probleme werden durch das Zusammentreffen mit einem anderen und emanzipierten Schwulen gelöst, der zum Aufbau eines schwulen Identitätsgefühls und eines Zugehörigkeitsgefühls zur Community verhilft.

Dieser Modellerzählung entsprechend, ist die homosexuelle Leidensgeschichte durch das Happyend schwuler Coming-out-Euphorie abgelöst worden. Mit seiner Selbstbefreiung aus dem Stigma mittels geschickten Managements kann sich der »happy homo« als Ikone sozialer Flexibilität anpreisen. Daraus folgt eine Art Selbstzensur: Wenn man sein Coming-out erzählt, steht man heute unter Erfolgsdruck. Coming-out-Geschichten, die Opfergeschichten erzählen, so wendet Ulrike Hänsch ein, werden vor einem solchen Hintergrund unzeitgemäß: »Die gesellschaftliche Rede von der Gleichheit oder dem ›Anything goes‹ fordert [...] Lesben und Schwule auf, Kränkungen und Demütigungen zu verleugnen und stellt insofern selbst eine moderne Form der Disziplinierung von Lesben und Schwulen dar« (Hänsch 2003, S. 239).

Die Coming-out-Erzählungen, die ursprünglich angetreten waren, um Individualität jenseits von der Norm zu artikulieren, bilden schließlich selbst einen neuen, machtvollen Kanon. Der US-amerikanische Schriftsteller Edmund White hat beobachtet, dass sein persönliches Bekenntnis seines 1982 veröffentlichten Romans *A Boy's Own Story* (dt. *Selbstbildnis eines Jünglings*), das er für einen ausgesprochenen Einzelfall hielt, in den Rang einer Modellerzählung erhoben worden ist (in: Avena 1994, S. 224). Es scheint also, dass die Technik des Coming-outs weniger einen Ausbruch aus der Normalität als das Überwechseln von einer Norm in die nächste ermöglicht. In seinem *Versuch über die Pubertät* kommentierte Hubert Fichte bereits 1974 lakonisch: »Ein Homosexueller lernt gewisse Lektionen der normalen Gesellschaft nicht, dafür lernt er die Lektionen der Homosexuellen« (1982, S. 237).

Coming-out-Strategien, die von einem Stigma-Management abweichen, das Verhaltensnormen gesellschaftsverträglich einübt, werden vor diesem Hintergrund auch von Homosexualität bejahenden Sexualwissenschaftlern, wie Volker Koch-Burghardt, wieder in den Bereich des Pathologischen gerückt. Die Analyse des Verhältnisses von Coming-out und Selbsthass dreht sich um: Demonstrativem Zurschaustellen des Stigmas und starker Identifikation mit der homosexuellen Subkultur attestiert Koch-Burghardt denselben unterschwelligen Selbsthass wie grundsätzlichem Verschweigen. Der berechtigte Wunsch, die eigene sexuelle Identität nicht verheimlichen zu müssen, wird als »Absolutheitsanspruch [...], jederzeit und in allen sozialen Kontexten als Homosexueller aufzutreten« (Koch-Burghardt 1997, S. 235), diskreditiert und das Opfer von Diskriminierung auf diese Weise nachträglich zum Aggressor gemacht. Es stimmt zwar, dass der Rigorismus einiger Coming-out-Politiken zwanghafte und hysterische Züge tragen kann. Das vorgeschlagene Gegenmodell gelungener psychischer Stigmaverarbeitung lässt dagegen keinen Raum für Formen der Politisierung, die nicht pragmatisch nach Machbarkeitskriterien orientiert sind, sondern einen unvernünftigen[10], radikalen Überschuss enthalten. Immerhin ist das Zurschaustellen des Stigmas in seiner ursprünglichen Bedeutung der »ostentatio vulnerum« (dt. »das Zeigen der Wundmale«) in Christentum, Politik und Kunst eine lang etablierte Praxis. Anstatt diese Figur der Verausgabung psychologisch oder allegorisch zu deuten, wird sie pathologisiert und schwule Identität normativ auf alternativloses Stigma-Management festgelegt: »Allein unter Bezug auf empirisch nachweisbare entwicklungsfördernde bzw. entwicklungshemmende Vorgänge läßt sich das Stigma-Management als gelungen bzw. mißlungen beurteilen« (ebd., S. 62). Die Stigmatisierung durch Homosexualität wird damit entmoralisiert und entpolitisiert. Ein Horizont jenseits des Stigmas ist nicht mehr erkennbar. Allmähliche Abschwächung des Stigmas ist das Ziel einer letztendlich unabschließbaren Emanzipationsentwicklung, die sich gesellschaftliche Veränderung nicht mehr strukturell, sondern nur noch individuell vorstellt.

6. Überaffirmation und Negation des Stigmas

Eine Perspektive jenseits des Stigmas eröffnen ebenjene Strategien, die, wie etwa in der frühen Schwulenbewegung, im Aids-Aktivismus und in den »Queer Politics«, das Leiden am Stigma ausstellen, die erlebte Fremdheit einfordern und die Außenseiterrolle annehmen.[11] Sie überschreiten damit bewusst den pragmatisch gebotenen Rahmen von Stigma-Management. Neben Provokationen auf der Straße, zu denen anfangs auch die mittlerweile musealisierten CSD-Paraden gehörten, war der künstlerische Bereich ein angestammtes Aktionsfeld für solche Nestbeschmutzer: Filme von John Waters mit der Terrortunte Divine, Filme von Bruce LaBruce mit ihrer pornografischen Trash-Ästhetik oder Titel wie *50 Jahre pervers* von Rosa von Praunheim inszenieren Schwule und Tunten als Enfant terrible. Die schicksalsschwere Rolle des schwulen Outlaws, die sich solche Ästhetiken aneignen, wird dabei ironisch auf die Spitze getrieben. In solchen Coming-outs geht es nicht in erster Linie um Selbstfindung, sondern um die aggressive Überaffirmation von homophoben Klischees, die zum Handeln bewegen will. Das stigmatisierte Selbst wird emblematisch und wandelt sich zu einer appellativen Metapher. Der auf öffentliche Performances orientierte Politikstil verbindet dann die provozierende »In-your-face«-Theatralität der »Stonewall«-Generation mit einer repräsentationskritischen Ironisierung älterer »Camp«-Stile.

Diese Inszenierungen sind durchaus »pervers« in dem von Robert Stoller (1979) definierten Sinne der erotisierten Form von Hass: Sie suchen die traumatische Situation der homophoben Entstellung auf, um mitten in ihr aggressiv über sie zu triumphieren. Hierin liegt nach Ansicht Esther Newtons auch die besondere Qualität des schwulen »Camp«-Humors, der das eigene Stigma zugleich anerkennt und verlacht: »By accepting his homosexuality and flaunting it, the camp undercuts all homosexuals who won't accept the stigmatized identity. Only by fully embracing the stigma itself can one neutralize the sting and make it laughable« (Newton 1979, S. 111). Der provokante Umgang mit der eigenen Homosexualität wirkt wie eine Selbstermächtigung, da er das Gegenüber verunsichert. Psychologisch gesprochen handelt es sich wohl um eine »paradoxe Intervention«, die Martin Dannecker folgendermaßen zusammengefasst hat:

> Der politische Geniestreich der Schwulenbewegung lag darin, solche Vorstellungen nicht zu widerlegen, sondern durch die Art und Weise ihres Agierens und der von ihr vertretenen Homosexualitätstheorien scheinbar zu bestätigen. Zugleich verlangte sie von der antihomosexuellen Gesellschaft, die Homosexualität als das zu akzeptieren, was die schlimmsten antihomosexuellen Phantasien aus ihr gemacht hatten: eine abartige und mit Normalität nicht kommensurable Form der Sexualität (Dannecker 1997, S. 230).

Dagegen wächst seit den 90er Jahren die Tendenz, die Normalität von Schwulen mit erzählerischen Mitteln unter Beweis zu stellen. Coming-out-Ratgeber stellen nicht mehr das selbstbewusste Annehmen der Differenz, die den Mainstream provokant herausfordert, in den Vordergrund. Vielmehr klagen sie das Recht auf Normalität ein. Homosexualität wird nicht mehr als Problem, sondern als Selbstverständlichkeit behandelt. Zahlreiche Autoren, wie Alan Hollinghurst, Denis Lachaud, David Leavitt, Michael Sollorz oder Andreas Steinhöfel erzählen die erwachende (Homo-)Sexualität ihrer Protagonisten, ohne sie zu problematisieren oder wortreich zu rechtfertigen. Ein Coming-out im Sinne einer problematischen Phase zwischen Selbstverleugnung und Selbstakzeptanz kommt gar nicht mehr vor.[12]

Diese Strategie ist zweischneidig, denn sie reagiert auf einander widersprechende Interessen. Zum einen werden angehende Schwule als ganz normale Jungs inszeniert, um auf diese Weise das Stigma defizitärer Männlichkeit abzuschütteln und Homosexualität als erklärungsbedürftiges Problem abzulehnen. Zum anderen kann diese Normalisierungsstrategie als Assimilation an das heterosexuell-männliche Charakterideal und damit als beschwichtigendes Zugeständnis an die traditionellen Geschlechtervorstellungen der Mehrheitsgesellschaft dienen (vgl. Woltersdorff 2007). Einige Therapeuten, wie Richard Friedman (1988), die einer Entpathologisierung aufgeschlossener gegenüberstehen und Homosexualität nicht mehr grundsätzlich für therapiewürdig halten, gestehen daher auch zu, dass die Anerkennung durch andere schwule Männer die angeblich mangelnde Identifikation mit einer männlichen »peer group« heilen kann. Schwule Identität wird dann sozusagen zum Therapeutikum – oder genauer: ihr wird nur dann von psychologischer Seite »Gesundheit« bescheinigt, wenn sie in der Lage ist, aus Schwulen »normale« Männer zu machen.

Angesichts dieser zunehmenden Normalisierung schwuler Männer wird schon diskutiert, ob uns eine »Stigma-Umkehr« ins Haus steht (vgl. Hoffmann 2003). Doch welche Disziplinierungen verlangt die neue Normalität ab? Welche vormals als »pervers« stigmatisierten Praxen fallen unter die neue Norm und welche werden von ihr ausgeschlossen? Die Entkoppelung der Kategorie der »sexuellen Orientierung« von der Geschlechtsidentität ermöglichte 1973 mit der Streichung aus dem psychiatrischen Diagnosekatalog der US-amerikanischen DSM (»Diagnostic and Statistical Manual of Mental Disorders«) die Entpathologisierung von Homosexualität. Im Ge-

genzug wurde jedoch schon 1980 die Diagnose der so genannten »Störung der Geschlechtsidentität« (»Gender Identity Disorder«) eingeführt (vgl. Rottneck 1999), mit der »queere« Existenzweisen erneut pathologisiert wurden.

Anmerkungen

1 Das Trauma definiert sich als nicht symbolisierbare Schockerfahrung (vgl. den Eintrag »Trauma« in Laplanche/Pontalis 1972, S. 513): »Ereignis im Leben des Subjekts, das definiert wird durch seine Intensität, die Unfähigkeit des Subjekts, adäquat darauf zu antworten, die Erschütterung und die dauerhaften pathogenen Wirkungen, die es in der psychischen Organisation hervorruft.« Es ginge deshalb sicher zu weit, von einer Traumatisierung im klinischen Sinne zu sprechen. Um die symbolische Qualität der Verletzung zu beschreiben, erscheint mir der Vergleich mit dem Trauma jedoch fruchtbar. Insbesondere in der US-amerikanischen Psychologie und Kulturwissenschaft hat der Begriff im Rückgriff auf Walter Benjamins Konzept der Schockerfahrung eine solche inhaltliche Ausweitung erfahren, die nun auch vielfältige Phänomene von psychischen Verletzungen als traumatisch begreift.
2 Das Interesse der Literaten daran war immerhin so stark, dass z.B. der anonyme Roman eines Invertierten mit einem Vorwort Émile Zolas erschien. Zur Geschichte der homosexuellen Autobiografie im Frankreich des 19. Jahrhunderts vgl. Lejeune (1987) und für das 20. Jahrhundert Schrader (1999), zur Bedeutung von Literatur und Literaturgeschichtsschreibung in den Anfängen der Schwulenbewegung in Deutschland vgl. Keilson-Lauritz (1997).
3 Schon Goffman wählte ja mit dem Ausdruck »Stigma« einen höchst religiös konnotierten Begriff. Die ursprünglich zur Kennzeichnung von Verbrechern dienenden Wundmale werden hier zu Zeichen der Auserwähltheit umgedeutet (Goffman 1975, S. 9).
4 Selbstverständlich ist diese Position nicht einheitlich. So hat der schwule Biologe Simon LeVay (1994) die These einer genetischen Grundlage der sexuellen Orientierung aufgestellt.
5 Ähnliches vertritt auch der Ethnopsychoanalytiker Fritz Morgenthaler (1984), der u.a. die literarischen Homostudien Wolfgang Popps sehr beeinflusst hat.
6 Damit wird allerdings gleichzeitig männliche Homosexualität als Feminisierung festgeschrieben und umgekehrt Feminisierung an männliche Homosexualität gekoppelt. Dieser Umstand hat, wie Ki Namaste (1996) herausstellte, zur Verkennung der Erfahrungen von transsexuellen Frauen geführt.
7 Vgl. z.B. den Coming-out-Ratgeber christlich-konservativer Provenienz mit dem Titel *Homosexuell? Warum nicht? Schwul? Nein Danke!*, der die Respektabilität der einen durch die Verwerfung der anderen Identität erreicht (Simon 1997). Ähnlich argumentieren auch zahlreiche neokonservative Schwule (kritisch diskutiert in: Warner 1999).
8 Lesbische, schwule und transsexuelle Coming-outs reagieren teils auf gleiche, teils auf unterschiedliche oder mehrfache Diskriminierungserfahrungen, gegen die sie deshalb unterschiedliche Gegenstrategien entwickeln. Dies hat sich in unterschiedlichen Bewegungsgeschichten niedergeschlagen, die wiederum in die Coming-out-Strategien und Coming-out-Geschichten eingeflossen sind. Mein Fokus liegt im vorliegenden Text allerdings auf schwulen Identitäten.
9 Dirck Linck argumentiert, dass Emanzipation im Sinne der Aufklärung nichts anderes als »nachholende Entwicklung« und »Orientierung an den Siegern« sein könne (Linck 1999, S. 88).

10 Unvernünftig ist dies allerdings nur nach der Maßgabe der instrumentellen Vernunft.
11 Die Bedeutung von Identitätsverlust und kultureller Ortlosigkeit hat Tomas Vollhaber (1987) für die deutsch- und englischsprachige schwule Literatur der 70er und 80er Jahre herausgestellt.
12 Der Literaturkritiker Joachim Campe glaubt daher, männliche Homosexualität sei »ein Thema wie jedes andere geworden, von dem sich auch humoristisch erzählen läßt« (Campe 2001, S. 251).

Literatur

Avena, Thomas (1994): Interview with Edmund White. In: Avena, Thomas (Hg.): Life Sentences: Writers, Artists, and AIDS. San Francisco (Mercury House), S. 213–246.
Bech, Henning (1998): Homosexuelle Politik am *fin de siècle*. Das Verschwinden der Homosexuellen und das »Queere«. In: Ferdinand, Ursula; Pretzel, Andreas & Seek, Andreas (Hg.): Verqueere Wissenschaft? Zum Verhältnis von Sexualwissenschaft und Sexualreformbewegung in Geschichte und Wissenschaft. Münster (LIT), S. 25–34.
Brühl, Markus (2001): Henningstadt. Hamburg (MännerschwarmSkript).
Butler, Judith (1991): Das Unbehagen der Geschlechter. Frankfurt/Main (Suhrkamp) [engl. 1990].
Campe, Joachim (2001): Die Liebe, der Zufall und das Paar. Essays zur homosexuellen Literatur. Frankfurt/Main (Suhrkamp).
Cass, Vivenne C. (1979): Homosexual Identity Formation. A Theoretical Model. Journal of Homosexuality 4, 219–235.
Castel, Robert (1987): Die Institutionalisierung des Uneingestehbaren und die Aufwertung des Intimen. In: Hahn, Alois & Kapp, Volker (Hg.): Selbstthematisierung und Selbstzeugnis. Bekenntnis und Geständnis. Frankfurt/Main (Suhrkamp), S. 170–180.
Chmielorz, Markus (1993): Schritt für Schritt. Coming-out – Ein Handbuch. Hamburg (MännerschwarmSkript).
Coleman, Eli (1982): Developmental Stages of the Coming Out Process. Journal of Homosexuality 8, 31–43.
Dannecker, Martin (1987): Zur Genealogie der Ethik: Ein Überblick über laufende Arbeiten. In: Dreyfus, Hubert & Rabinow, Paul (Hg.): Michel Foucault. Jenseits von Strukturalismus und Hermeneutik. Frankfurt/Main (Beltz Athenäum), S. 265–292 [engl. 1982].
Dannecker, Martin (1997): Deutschland – ein schwulenfreundliches Land? Zeitschrift für Sexualforschung 10, 229–232.
Dollimore, Jonathan (1991): Sexual Dissidence. Augustine to Wilde, Freud to Foucault. New York, Oxford (Oxford UP).
Edelfeldt, Inger (1985): Jim im Spiegel. Stuttgart (Spectrum) [schwed. 1983].
Eribon, Didier (1999): Réflexions sur la question gay. Paris (Fayard).
Fichte, Hubert (1982): Versuch über die Pubertät. Frankfurt/Main (S. Fischer) [zuerst 1974].
Foucault, Michel (1983): Der Wille zum Wissen. Frankfurt/Main (Suhrkamp) [frz. 1976].
Foucault, Michel (1987): Zur Genealogie der Ethik: Ein Überblick über laufende Arbeiten. (Hg.): Michel Foucault. Jenseits von Strukturalismus und Hermeneutik. Frankfurt/Main (Beltz Athenäum), S. 265–292 [engl. 1982].
Friedman, Richard C. (1988): Male Homosexuality: A Contemporary Psychoanalytic Perspective. New Haven (Yale UP).

Goffman, Erving (1975): Stigma. Über Techniken der Bewältigung beschädigter Identität. Frankfurt/Main (Suhrkamp) [engl. 1963].
Green, Richard (1987): The »Sissy Boy Syndrome« and the Development of Homosexuality. New Haven (Yale UP).
Green, Richard (1995): Gender Identity Disorder in Children. In: Gabbard, Glen (Hg.): Treatments of Psychiatric Disorders. Washington (American Psychiatric Press), S. 2001-2014.
Hahn, Alois (1982): Zur Soziologie der Beichte und anderer Formen institutioneller Bekenntnisse. Selbstthematisierung und Zivilisationsprozeß. Kölner Zeitschrift für Soziologie und Sozialpsychologie 34, 407–434.
Hänsch, Ulrike (2003): Individuelle Freiheiten – heterosexuelle Normen. Opladen (Leske + Budrich).
Hentzelt, Frieder (1994): Häßliche Entlein. Die vorschwule Phase – Eine psychologische Untersuchung, gestützt auf Gespräche mit sechs schwulen Männern. Hamburg (MännerschwarmSkript).
Hoffmann, Rainer (2003): Vor der Stigma-Umkehr? Performativität der Publikumswahrnehmung auf das Ereignis der Gay-Paraden. In: Fischer-Lichte, Erika; Horn, Christian & Umathum, Sandra (Hg.): Performativität und Ereignis. Tübingen, Basel (A. Francke), S. 301–318.
Jagose, Annamarie (2001): Queer Theory – Eine Einführung. Berlin (Querverlag).
Keilson-Lauritz, Marita (1997): Die Geschichte der eigenen Geschichte. Literatur und Literaturkritik in den Anfängen der Schwulenbewegung am Beispiel des Jahrbuchs für sexuelle Zwischenstufen und der Zeitschrift Der Eigene. Berlin (rosa Winkel).
Koch, Knut (1996): Barfuß als Prinz. Zwei Leben. München (dtv) [zuerst 1993].
Koch-Burghardt, Volker (1997): Identität und Intimität. Eine biographische Rekonstruktion männlich-homosexueller Handlungsstile. Berlin (rosa Winkel).
Krafft-Ebing, Richard von (1993): Psychopathia sexualis. München (Matthes & Seitz) [zuerst 1886].
Laplanche, Jean & Pontalis, Jean-Bertrand (1972): Das Vokabular der Psychoanalyse. Frankfurt/Main (Suhrkamp) [frz. 1967].
Lejeune, Philippe (1987): Autobiographie et homosexualité en France au XIXe siècle. Romantisme. Revue du XIXe siècle 56, 79–100.
LeVay, Simon (1994): Keimzellen der Lust: die Natur der menschlichen Sexualität. Heidelberg (Spektrum Akademie) [engl. 1993].
Linck, Dirck (1999): »Welches Vergessen erinnere ich?« Zum Umgang der aufklärerischen Ästhetik mit einem Tabu. In: Linck, Dirck; Popp, Wolfgang & Runte, Annette (Hg.): Erinnern und Wiederentdecken. Tabuisierung und Enttabuisierung der männlichen und weiblichen Homosexualität in Wissenschaft und Kritik. Berlin (rosa Winkel), S. 69–99.
Maas, Jörg (1997): Schwule Identität 1997. In: Grumbach, Detlef (Hg.): Was heißt hier schwul? Politik und Identitäten im Wandel. Hamburg (MännerschwarmSkript), S. 111–129.
Morgenthaler, Fritz (1984): Homosexualität, Heterosexualität, Perversion. Frankfurt/Main (Qumran).
Müller, Klaus (1991): Aber in meinem Herzen sprach ein Stimme so laut. Homosexuelle Autobiographien und medizinische Pathographien im neunzehnten Jahrhundert. Berlin (rosa Winkel).
Namaste, Ki (1996): »Tragic Misreadings«. Queer Theory's Erasure of Transgender Subjectivity. In: Beemyn, Brett & Eliason, Mickey (Hg.): Queer Studies. A Lesbian, Gay, Bisexual and Transgender Anthology. New York, London (New York UP), S. 183–203.
Newton, Esther (1979): Mother Camp. Female Impersonators in America. With a new Preface. Chicago (The Univ. of Chicago Press) [zuerst 1972].

Plummer, Kenneth (1975): Sexual Stigma: an Interactionist Account. London (Routledge).
Plummer, Kenneth (1995): Telling Sexual Stories: Power, Change and Social Worlds. New York, London (Routledge).
Praunheim, Rosa von (d. i. Holger Mischwitzki) (1993): 50 Jahre pervers. Die sentimentalen Memoiren des Rosa von Praunheim. Köln (Kiepenheuer & Witsch).
Rehberg, Peter (2002): Play. Geschichten aus New York. Hamburg (MännerschwarmSkript).
Rexhausen, Felix (1971): Losung 71: Seid stolze Schwule. him Januar, 16f.
Rottneck, Matthew (Hg.) (1999): Sissies & Tomboys. Gender Nonconformity & Homosexual Childhood. New York, London (New York UP).
Saint-Paul, Georges (1896): Tares et poisons, perversions et perversités sexuelles, une enquête médicale sur l'inversion, notes et documents, le roman d'un inverti-né, le procès Wilde, la guérison et la prophylaxie de l'inversion, par le Dr Laupts, Préface par Émile Zola. Paris (G. Carré).
Salmen, Andreas & Eckert, Albert (1989): 20 Jahre bundesdeutsche Schwulenbewegung 1969–1989. Köln, München (Frank).
Schernikau, Ronald M. (1980): Kleinstadtnovelle. Westberlin (Rotbuch).
Schrader, Sabine (1999):»Mon cas n'est pas unique«. Der homosexuelle Diskurs in französischen Autobiographien des 20. Jahrhunderts. Stuttgart, Weimar (Metzler).
Sedgwick, Eve Kosofsky (2003): Epistemologie des Verstecks, In: Kraß, Andreas (Hg.): Queer Denken. Gegen die Ordnung der Sexualität (Queer Studies). Frankfurt/Main (Suhrkamp), S. 113–143 [engl. 1990].
Simon, Frank (1997): Homosexuell? Warum nicht? Schwul? Nein Danke! Ein Diskussionsbeitrag zu einem heiklen Thema. Gelnhausen (Triga).
Stoller, Robert J. (1979): Perversion. Die erotische Form von Haß. Reinbek bei Hamburg (Rowohlt) [engl. 1975].
Tietz, Lüder (2004): Homosexualität als Perversion? Historische Dimensionen psychiatrischer, psychoanalytischer und psychologischer Konzepte. In: Tietz, Lüder (Hg.): Homosexualität verstehen: Kritische Konzepte für die psychologische und pädagogische Praxis. Hamburg (MännerschwarmSkript), S. 9–59.
Till, Wolfgang (1990): Das Coming out Schwuler. In: Stromberger, Christine (Hg.): Lebenskrisen. Abschied vom Mythos der Sicherheit. Wien (Verlag für Gesellschaftskritik), S. 37–60.
Vollhaber, Tomas (1987): Das Nichts. Die Angst. Die Erfahrung. Untersuchungen zur zeitgenössischen schwulen Literatur. Westberlin (rosa Winkel).
Warner, Michael (1999): The Trouble with Normal. Sex, Politics, and the Ethics of Queer Life. New York (The Free Press).
Woltersdorff, Volker (2005): Coming out. Die Inszenierung schwuler Identitäten zwischen Auflehnung und Anpassung. Frankfurt/Main, New York (Campus).
Woltersdorff, Volker (2007):»I Want to Be a Macho Man.« Schwule Diskurse über die Aneignung von Männlichkeit in der Fetisch- und SM-Szene. In: Bauer, Robin; Hoenes, Josch & Wolterdorff, Volker (Hg.): Unbeschreiblich männlich. Heteronormativitätskritische Perspektiven. Hamburg (MännerschwarmSkript), S. 107–120.

Moral und Gesundheit – Stigmatisierung im Film: »Willkommen in Wellville«

Heiner Fangerau

He that killeth the ox is as if he slew a man. Each juicy morsel of meat is alive, and swarming with the same filth as found in the carcass of a dead rat. Meat eaters, sir, are drowning in a tide of gore. What is a sausage? A sausage is an indigestible balloon of decayed beef, riddled with tuberculosis. Eat and die! For I have seen many a repentant meat glutton his body full of uric acid and remorse, his soul adrift on the raft in the ocean of poisonous slime, sloshin' against the walls of the body's kitchen (John Harvey Kellog in »The Road to Wellville«, USA 1994).

Dr. John Harvey Kellogg, eine der Hauptpersonen in Alan Parkers Film »Road to Wellville«, leitet um 1900 das Battle Creek Sanatorium zur Behandlung von Nerven- und anderen Krankheiten. Dieses Sanatorium für wohlhabende Patienten vereint eine luxuriöse Umgebung mit einer asketischen Lebensweise, die der puritanische Kellogg zu Therapiezwecken einsetzt. Konsequent verfolgt er ein Gesundheitskonzept, das davon ausgeht, dass Geschlechtsverkehr, Selbstbefriedigung, das Essen von Fleisch, Rauchen und Alkoholgenuss zu Krankheit führen. Seine Patienten behandelt er darum nach Geschlechtern getrennt mittels Diät, Bewegungstherapie, frischer Luft, Darmspülungen, Mineralbädern und auch Operationen. Patienten, die seinen Maximen zuwiderhandeln, stellt er öffentlich bloß oder er unterzieht sie gar chirurgischen Eingriffen.

Es ist nicht ungewöhnlich, dass in Gesellschaften, in denen die Frage der »Gesundheit« ein öffentliches Thema darstellt, Menschen aufgrund von Krankheiten oder Behinderungen stigmatisiert werden. Vor dem Hintergrund der »Neurasthenie«-Welle des ausgehenden 19. Jahrhunderts zeigt der auf dem Roman von T. Coraghessan Boyle basierende Film in amüsanter und beeindruckender Weise, dass es dabei auf die Form des der Stigmatisierung zugrunde liegenden Krankheits- bzw. Gesundheitskonzeptes gar nicht ankommt, sondern vielmehr jede Form des Gesundheitswahns sich zur Stigmatisierung der einen oder anderen Gruppe eignet. Einen Teil seiner Komik bezieht der Film dabei daraus, dass er überspitzte puritanische Vorstellungen von moralischem Leben mit naturheilkundlichen und iatrotechnischen Medizinkonzepten vermischt, und der »Gesunde«, der im Film derjenige ist, der stigmatisiert, eher lächerlich wirkt. Die Aussage des Filmes verkehrt das Stigma ins Gegenteil. Der für krank Erklärte ist gesund. Während den Charakteren im Sanatorium alles verboten wird, was Spaß macht, und die Patienten mit technischen Geräten behandelt werden, die sie nicht nur noch kränker machen, sondern auch einige von ihnen töten, lauert außerhalb des Sanatoriums das sündige, dreckige, unmoralische Leben, aus dem kraftstrotzende, lebensfrohe Personen erwachsen. Der einzige, der im Sanatorium gesundet, ist der hypomanische, Aphorismen zur Gesundheit (wie das obige Zitat) herausschleudernde puritanische Gesundheitspriester Harvey Kellogg (gespielt von Anthony Hopkins). Er beanstandet »Ungesundheit« und »Unmoral«, wobei er humorlos und mit voller Härte Patienten bloßstellt, die seinen Anweisungen zuwiderhandeln.

1. Historische Folie für den Film

Kurz nachdem T. C. Boyle seinen Roman »Road to Wellville« 1993 als Fortsetzungsgeschichte im *Rolling Stone* publiziert hatte, sicherte sich Alan Parker die Filmrechte. Bereits 1994 verfilmte er den in Teilen auf historischen Tatsachen und Personen aufbauenden Bestseller.[1] Die Satire nimmt Bezug auf den als Erfinder der Cornflakes berühmt gewordenen John Harvey Kellogg (1852–1943), das 1866 als Western Health Reform Institute gegründete Battle Creek Sanatorium sowie die Gesundheitsreformbewegung des ausgehenden 19. Jahrhunderts.[2] Der historisch hervorragend recherchierte und ausgestattete Film thematisiert dabei die als Modekrankheit in Erscheinung tretende Neurasthenie und die Gründungswelle von Sanatorien zu ihrer Behandlung in Zentraleuropa und den USA, wo Bäder und Heilstätten für wohlhabende Kreise wie Pilze aus dem Boden schossen.

In den 80er Jahren des 19. Jahrhunderts erlebten nach der »Ära« psychiatrischer Heilanstalten (vgl. Shorter 1997) private Sanatorien für »Nervenkranke« eine Konjunktur. Es entwickelte sich neben den bestehenden psychiatrischen Anstalten eine Infrastruktur für wohlhabende, nicht schwer »geisteskranke« Patienten. Hauptindikation für eine Aufnahme in ein derartiges Privatsanatorium stellte die Diagnose »Nervosität« dar.[3]

Der unter den Namen »Nervosität« oder »Neurasthenie« subsumierte Symptomkomplex, der in seinen nosologischen und gesellschaftlichen Dimensionen in den letzten Jahren umfassend historiografisch aufgearbeitet worden ist (vgl. Hofer 2004; Radkau 2000; Gijswijt-Hofstra/Porter 2001; Roelcke 2001; Nolte 2003), stellt in der retrospektiven Betrachtung gleichzeitig sowohl eine Erkrankung als auch einen im Fin de Siècle kulminierenden Kulturzustand dar. Die Diagnose »Nervosität« umschrieb ein weitreichendes Krankheitskonzept, das ein ganzes Symptomspektrum von reizbarer Schwäche über Schlaflosigkeit, Mattigkeit, Ermüdbarkeit bis hin zu Verdauungsstörungen umfasste. Die Zeitgenossen erklärten das Auftreten der »Nervosität« mit einer Reaktion der »Nerven« auf die modernen Lebensumstände. Neben endogenen Ursachen galten vor allem die Hektik des modernen Daseins, Technikeinflüsse und ein Mangel an Ruhe als auslösende exogene Faktoren (vgl. Cramer 1906, 1909). Zwar nahm man an, dass die »Nervosität« unter Umständen in eine so genannte Geisteskrankheit übergehen könnte, doch war die Diagnose »Nervosität« deutlich von der Diagnose einer Geisteskrankheit abgegrenzt. So galt »Nervosität« im Gegensatz zu den chronischen Geisteskrankheiten als prinzipiell heilbar. Besonders im bürgerlichen Milieu der Mittelklasse wurde sie umfassend popularisiert und trat im öffentlichen Diskurs als »Massenphänomen« in Erscheinung (vgl. Radkau 2000; Schmiedebach 2001). Als therapeutische Maßnahmen gegen das Nervössein galten vor allen Dingen Ruhe, Ablenkung vom aufreibenden Alltag, moderate Arbeitstherapie, Turnen sowie Elektrotherapie. Unterstützt werden sollten diese Maßnahmen durch eine aus Ortswechsel und Kurbetrieb bestehende Milieutherapie.

Die Privatsanatorien für Nervenkranke, die derartige Therapien anboten, distanzierten sich ausdrücklich von den psychiatrischen Anstalten. Schon in ihrer Bezeichnung wird dieses Bestreben deutlich. Die Betonung der anatomisch sichtbaren Nerven im Namen als Ursache eines psychischen Leidens sollte auf die Patienten weniger stigmatisierend wirken als eine rein seelische, psychiatrische Erkrankung. Diese Strategie der entstigmatisierenden

»Kundenwerbung« ging nicht nur auf, sondern verkehrte sich im Umfeld der Sanatorien gar ins Gegenteil. Da »überfeinerte« Nerven als Zeichen der Zivilisiertheit und einer hohen Kulturstufe begriffen wurden, galt es zeitweilig sogar als besonders »chic«, nervenkrank zu sein (vgl. Cramer 1905; Radkau 2000). Patientinnen und Patienten wetteiferten in Sanatorien, die sich in ihrem Charakter irgendwo zwischen Krankenhaus, Grand Hotel oder Gentlemen's Club bewegten, um ihren Krankheitszustand und suchten einander in ihrer Symptomatik zu übertreffen.

In Harvey Kelloggs Filmsanatorium paart sich das klassische therapeutische Konzept zur Behandlung der Neurasthenie mit Elementen aus der Naturheilkunde (vgl. Heyll 2006), der physikalischen Therapie, der Diätetik und puritanischen Moralvorstellungen. Der historische Kellogg publizierte ebenfalls Arbeiten zur Neurasthenie (vgl. Kellogg 1914, 1921). Dabei betrieb er in seiner Medizin einen eklektischen Polypragmatismus, der sich in etlichen seiner mehr als 200 Aufsätze und 80 Bücher zu Themen wie *Colon Hygiene, Comprising New and Important Facts Concerning the Physiology of the Colon and an Account of Practical and Successful Methods of Combating intestinal inactivity and Toxemia* (Kellogg 1923), *Harmony of Science and the Bible on the Nature of the Soul and the Doctrine of the Resurrection* (Kellogg 1879) oder *Plain Facts About Sexual Life: Plain Facts for Old and Young; Embracing the Natural History and Hygiene of Organic Life* (Kellogg 1890) widerspiegelt. Die beinahe marktschreierische Propaganda für seine Gesundheitskonzepte wird im Film unter anderem dadurch karikiert, dass der satirisch überzeichnete Film-Kellogg im Laufe der Handlung in hypomanischer Art seine Gesundheitsaphorismen mehrmals stakkatohaft herausruft, während er sich zusätzlich eifrig bewegt. Zu Beginn des Filmes gibt er mehreren Reportern ein Interview, wobei er eines seiner Fitnessgeräte betätigt, das eine Kombination aus Fußbad, Fahrrad und Hantelgerät ist und sich während des Interviews ständig dreht. Auch hat er einen Sekretär namens Poultney Dub (Roy Brocksmith), dem er laufend oder Fahrrad fahrend Gesundheitsregeln diktiert. Ironischerweise stellt dieser übergewichtige und mit Rhinophym ausgestattete Charakter einen Antipoden zur Kelloggschen Gesundheitsphilosophie dar. Als dieser, während er hinter Kellogg herläuft und Notizen aufnimmt, vor dem Sanatorium einen Herzinfarkt erleidet, kommentiert Kellogg dies mit den Worten: »Poult, I believe you've suffered a heart attack. Worse, much worse, you're dead, sir. Could you have picked a better place to die, Poult? Instead of out here in the street in front of everybody? Some poster child for biological living you are!« Dieser kühle Zynismus charakterisiert zum einen Kelloggs völlig humorfreien (und damit in der Komödie äußerst komischen) Umgang mit seinen Mitmenschen, zum anderen seinen Geschäftssinn in Sachen der Gesundheitsvermarktung. Der Gesundheitsmarkt, Kellogg und seine Patienten stehen im Zentrum des Films.

2. Der Film

Der Film weist im Wesentlichen drei Handlungsstränge auf. Er erzählt die Geschichte des schwierigen und von gegenseitigen Widersprüchen geprägten Verhältnisses zwischen Harvey Kellogg (gespielt von Anthony Hopkins) und seinem Adoptivsohn George (Dana Carvey), die Geschichte des Ehepaares Eleanor und Will Lightbody (Bridget Fonda und Matthew Broderick), das das Sanatorium aufsucht, und die Geschichte des Hochstaplers Charlie Ossining (John Cusack), der versucht mit einer Cornflakes-Kopie reich zu werden. Die Handlungsstränge sind zwar miteinander verwoben, bleiben aber in sich isoliert.[4]

Das Ehepaar Lightbody besucht 1907 das Battle Creek Sanatorium. Eleanor war schon einige Male dort und hat nun zum ersten Mal ihren Mann mitgebracht, da er – wie es scheint – an Appetitlosigkeit und Verdauungsstörungen leidet. Direkt bei ihrer Ankunft erklärt Kellogg Will Lightbody zu einem schwerkranken Mann, trennt ihn räumlich von seiner Frau, die sich begeistert in das ihr bekannte Sanatoriumsleben stürzt, und lässt ihn im Rollstuhl auf ein Zimmer bringen, wo er von der ihm zugeteilten schönen Schwester Irene Graves (Traci Lind) mit Einläufen, Diät, Elektroschocks und Bädern traktiert wird. Lightbody wird zusätzlich zur Enthaltsamkeit gezwungen und beginnt bald Ohnmachtsanfälle zu erleiden und zu halluzinieren.

Auf der Reise ins von den Insassen liebevoll als »San« bezeichnete Sanatorium haben die Lightbodys den jungen Charlie Ossining (John Cusack) kennengelernt, der in Battle Creek sein Glück mit dem Aufbau einer Cornflakes-Fabrik versuchen will. Zu diesem Zweck hatte er sich Geld von seiner Tante Mrs. Hookstratten (Carole Shelley) geliehen, das er leichtgläubig an seinen Geschäftspartner vor Ort, den Hochstapler Goodloe Bender (Michael Lerner), weitergegeben hat. Dieser hat das kleine Vermögen verprasst und Charlie findet anstatt eines Firmenwagens und Fabrikgebäudes nur ein schäbiges Hotelzimmer und den Hochstapler Bender vor.

Dr. Kellogg wird in der Zwischenzeit von seinem missratenen Adoptivsohn George (Dana Carvey) heimgesucht, der etwas verrückt, schmutzig, alkoholisiert und obdachlos immer wieder im schönen, sauberen Sanatorium auftaucht, um von seinem Vater Geld zu erpressen. Rückblenden zeigen, wie George sich schon als Kind seinem Vater widersetzt und sich durch Dickköpfigkeit gegen ihn durchgesetzt hat. Er protestierte gegen seinen Vater, indem er gegen das gesunde Essen rebellierte, bei der Weihnachtsfeier im Chor mit seinen Geschwistern unflätige Geräusche von sich gab und Anweisungen des Vaters in so überzogener Weise umsetzte, bis dieser seine Anordnungen aufgab.

Während Eleanor die Trennung von ihrem Mann im Sanatorium nicht weiter schlimm zu finden scheint und den Aufenthalt genießt, ergibt sich Will seinem leidigen Schicksal. Er lässt die Therapien über sich ergehen, schließt Freundschaft mit seinem Mitpatienten Endymion Hart-Jones (John Neville), der ihm den Sanatoriumsalltag durch trockene, geistreiche Sottisen versüßt, und beginnt eine Affäre mit der bleichsüchtigen Ida Muntz (Lara Flynn Boyle).

Währenddessen haben Bender und Charlie Ossining Kelloggs Adoptivsohn George kennengelernt und gehen mit ihm gemeinsam an die Verwirklichung ihres Planes von der Cornflakes-Fabrik. Sie hoffen dabei, von seinem Nachnamen »Kellogg« bei der Werbung für ihr Produkt profitieren zu können. Ihre Versuche, zusammen mit einem Stallburschen in einer heruntergekommenen Fabrik eigene Flakes zu kreieren, scheitern jedoch grandios. Nicht einmal die Schweine wollen ihr Produkt essen. In einem letzten Versuch stehlen sie eine Ladung der originalen Kellogg's Cornflakes und füllen sie in ihre eigenen Verpackungen um, um sie unter dem Namen »Per-Fo« (Perfect Food) zu verkaufen.

Während eines Elektrobades muss Will erleben, wie der Wunsch seines neben ihm sitzenden Freundes Endymion Hart nach »mehr Ampere« einen Unfall verursacht, bei dem ein weiterer Mitpatient und ein Pfleger tödliche Stromschläge erleiden. Als er danach sein Zimmer aufsuchen will, hört er, dass am selben Morgen Ida Muntz verstorben ist, und kurze Zeit später erfährt er auch noch vom Tod des Sekretärs von Dr. Kellogg. Will bekommt

Angst, sieht die Gefahr der Gesundheitsfabrik Battle Creek für Leib und Leben und flieht aus dem Sanatorium. In einer Bar in der Stadt trifft er seine Reisebekanntschaft Charlie Ossining wieder, der sich von ihm Geld leiht. Gemeinsam betrinken sie sich, Will überfrisst sich zudem an einem rohen Beefsteak. Als er betrunken ins Sanatorium zurückkommt, entdeckt ihn Eleanor, und Will wird wie ein Verbrecher seinem Richter, dem strengen Dr. Kellogg, vorgeführt, der ihn nach einer Moralpredigt operieren will. Während Will zunächst glaubt, er solle kastriert werden, entfernt Kellogg jedoch »nur« ein Stück seines Darmes.

Eleanor macht inzwischen Bekanntschaft mit dem Vegetarier und Tierschützer Lionel Badger (Colm Meaney), der nicht nur ein Konkurrent von Dr. Kellogg im Kampf um die Meinungshoheit in Battle Creek ist, sondern Eleanor auch noch therapeutisch dem Sanatorium abspenstig macht, indem er sie an den deutschen Scharlatan Dr. Spitzvogel (Norbert Weißer) vermittelt, der seine Patientinnen durch Unterleibsmassagen zu kurieren versucht. Als Will von seiner Operation genesen ist, erwischt er Eleanor und Dr. Spitzvogel bei einer »Therapiesitzung« im Wald, der Lionel Badger nackt und masturbierend beiwohnt. Will ist am Ende seiner Geduld, verprügelt Badger und Spitzvogel, erklärt sich für geheilt und verlässt mit Eleanor das Sanatorium.

Am gleichen Tag erfährt Charlie, dass sein Geschäftspartner Bender mit dem Verkaufserlös aus den gestohlenen Cornflakes verschwunden ist, Schulden im Hotel hinterlassen hat und überdies von der Polizei gesucht wird. Auch hat Dr. Kellogg Klage gegen Charlie wegen Patentverletzung eingereicht. Dessen nicht genug hat Charlies Tante ihren Besuch im Sanatorium angekündigt. Charlie versucht sie auf dem Sommerfest des Sanatoriums zu treffen, um noch mehr Geld zum Bezahlen seiner Schulden von ihr zu erhalten. Kellogg jedoch enttarnt ihn als Betrüger, klagt ihn öffentlich an und lässt ihn verhaften.

George, der sich ärgert, dass sein Plan, mit Charlie zu Geld zu kommen und dabei seinem Adoptivvater zu schaden, nicht aufgegangen ist, legt Feuer im Sanatorium und verhöhnt Dr. Kellogg. Beide liefern sich eine Verfolgungsjagd durch das Sanatorium, das währenddessen bis auf die Grundmauern niederbrennt. Die herbeigerufene Feuerwehr stößt mit dem Gefängniswagen zusammen, der Charlie transportiert, sodass dieser fliehen kann. George und Kellogg fallen bei der Jagd in einen Bottich mit Erdnussbutter, sie überleben den Brand und fallen sich erschöpft in die Arme.

Blenden in die Zukunft am Ende des Filmes zeigen Eleanor und Will mit ihren Töchtern, die von Charlie einen Scheck zugesandt bekommen, mit dem er das von Will geliehene Geld zurückzahlt. Er ist mit einem Coca-Cola-Plagiat reich geworden. Kellogg baut das Sanatorium neu auf und erleidet bei einem Sprung vom Sprungbrett in einen See einen tödlichen Herzinfarkt.

3. Stigmatisierung

Die Gesundheitsthemen des Filmes sind zeitlos und vielfältig. Neben verschiedenen Arztbildern und Arzt-Patienten-Konstellationen behandelt »Road to Wellville« die Fragen einer gesunden Lebensführung ebenso wie die von Lebensstilen und dem industriellen Gesundheitsmarkt (vgl. Wulff 2003, S. 90). In ironischer Form prangert er Gesundheitskulte, Gesundheitspriester und Gesundheitsprogramme an. Auf den ersten Blick stellt der Film somit eine Satire auf die heutige alternative Medizin dar, die im historischen Gewand daherkommt. Unter dieser Oberfläche jedoch kritisiert und dekonstruiert der Film Stereotypen des frühen 20. Jahrhunderts über Rasse, Klasse und Geschlecht[5] mit stets aktuellen Bezügen, wobei eine besondere Schärfe in den Porträts der Arzt-Patienten-Interaktion liegt, in denen der scheinbar geistig wie körperlich gesunde Arzt Dr. Kellogg scheinbar kranke Patienten und Lebensstile stigmatisiert.

Schon in der Eingangssequenz des Filmes werden die Stigmatisierungsstrategien des Dr. Kellogg offenbar. Er wendet sich auf der einen Seite gegen das Essen von Fleisch und den Geschlechtsverkehr als krankheitsauslösende Faktoren, auf der anderen Seite propagiert er die häufige Darmentleerung als gesund. Dabei mischt er moralische und medizinische Kategorien und gelangt so in die Position eines Meinungsträgers, der nicht nur fachliches Wissen verbreitet, sondern auch gesellschaftliche Verdammnis oder Integration verheißen kann. Dinge, die er für krankhaft hält, assoziiert er mit Tod, Ratten und Abwasserkanälen, er selber hingegen bringt das Heil in die Welt. Die Interviewszene am Anfang des Filmes fasst diese Grundhaltung in eindrucksvoller Weise zusammen:

INTERVIEWER: Sir, how often should one evacuate one's bowels?
DR. JOHN HARVEY KELLOGG: One should never, ever, interrupt one's desire to

Moral und Gesundheit – Stigmatisierung im Film: »Willkommen in Wellville«

defecate. I have inquired at the Bronx and London Zoos as to the daily bowel evacuations of primates. It is not once, twice, or three times, sir, but four. At the end of an average day, their cages are filled with a veritable mountain of natural health.
INTERVIEWER: And, sex?
DR. JOHN HARVEY KELLOGG: Sex is the sewer drain of a healthy body, sir! Any use of the sexual act other than procreation is a waste of vital energy! Wasted seeds are wasted lives!
INTERVIEWER: Uh, eating meat?
DR. JOHN HARVEY KELLOGG: ›He that killeth the ox is as if he slew a man.‹ Each juicy morsel of meat is alive, and swarming with the same filth as found in the carcass of a dead rat. Meat eaters, sir, are drowning in a tide of gore. What is a sausage? A sausage is an indigestible balloon of decayed beef, riddled with tuberculosis. Eat and die! For I have seen many a repentant meat glutton his body full of uric acid and remorse, his soul adrift on the raft in the ocean of poisonous slime, sloshin' against the walls of the body's kitchen.
INTERVIEWER: Smoking?
DR. JOHN HARVEY KELLOGG: The liver is the only thing standing between the smoker and death! Also certain other things have to be avoided... like, uh, feather beds, and romantic novels... and the, uh, touching of one's organs. Masturbation is the silent killer of the night! The vilest sin of self-pollution! It is the sin of Onan!
INTERVIEWER: Uh, Dr. Kellogg, how did you come to invent the corn flake?
DR. JOHN HARVEY KELLOGG: The corn flake, sir, is just one of my 75 creations for heathy livin', among them peanut butter and the electric blanket.
INTERVIEWER: And what about your imitators? There are 103 other corn flakes presently being manufactured here in Battle Creek!
DR. JOHN HARVEY KELLOGG: Sir, corn is the injuns gift to the new world, and the corn flake is my gift to the entire world.
INTERVIEWER: And what do you think about your brother?
DR. JOHN HARVEY KELLOGG: My brother, W. K. Kellogg, worked for me as a low-paid assistant for many years. Now he's off on his own and amassin' fortunes with my corn flake invention. Unfortunately, he has chosen the family name to promote it. But the whole world knows only one Kellogg: me, Dr. John Harvey Kellogg! Surgeon, inventor, author, and crusader for biological livin'! I do not seek monetary rewards, for I am called to a greater glory. Here at the Battle Creek Sanitarium, the spirits soar, the mind is educated, and the bowels – the bowels are born again!

Auf subtilere Art und Weise werden im Film diese Gesundheitsideen mit auf Rasse, Klasse und Geschlecht bezogenen Stigmatisierungen vermischt.

Der historische Kellogg war ein Anhänger der eugenischen Bewegung. Eugeniker versuchten, der Industrialisierung folgende gesellschaftliche Turbulenzen in den Staaten Westeuropas und den USA zu Beginn des 20. Jahrhunderts mit dem Zunehmen einer defekten Biologie zu erklären. Ihre zentrale Annahme war, dass eine Reihe sozialer Verhaltensweisen, Persönlichkeitsprofile, Kriminalität, Behinderungen, Krankheiten oder Eigenschaften wie Intelligenz erblich seien. Nach eugenischer Lehre war das soziale Verhalten eines Individuums wie eine große Zahl von Krankheiten durch Erbanlagen determiniert, weshalb nur eine Erbselektion effektiv soziale und gesundheitspolitische Probleme bekämpfen konnte. Folglich bestand das Ziel der Eugeniker darin, in ihrem Sinne defekte Gruppen von der Fortpflanzung und damit von Vererbungsprozessen auszuschließen, um auf diese Weise die Weitergabe degenerierter Erbanlagen an kommende Generationen zu verhindern (so genannte »negative Eugenik«). Eine weitere Möglichkeit, einer vermeintlich zunehmenden Zahl krankhafter Erbanlagen zu begegnen, sahen sie in der Förderung der Vermehrung günstiger Anlagen (»positive Eugenik«). Mit Hilfe dieser beiden Strategien sollten Krankheiten eingedämmt und »weiße« Gesellschaften sozial sowie moralisch aufgewertet werden.[6]

Für Dr. Kellogg stellt der »White Anglo-Saxon Protestant« die am höchsten stehende und schützenswerteste Rasse dar, die er vor dem degenerativen Einfluss von Rassenmischungen oder »Umweltgiften« bewahren möchte. Rassen und Klassen werden dabei von ihm vermischt. Sowohl »Unterschichtklassen« als auch »schwarze« Rassen werden von ihm als Gefahr angesehen. Zur Bewahrung der Gesundheit der weißen Rasse setzt Kellogg allerdings nicht allein auf erbliche Maßnahmen. Zum einen zielen zwar die vielen Zitate im Film, die sich um die Empfehlungen zur Enthaltsamkeit und zum Vermeiden von Masturbation etc. drehen, auf die Unterlassung der sexuellen Vermischung mit »niederen« Rassen und Klassen ab, zum anderen berücksichtigt sein gesamtes Sanatoriumskonzept mit äußeren und inneren Reinigungen, Bewegung, vegetarischer Diät, frischer Luft, moralischer Erziehung usw. aber auch und vor allem die Erziehung zum guten, gesunden Leben als rassentherapeutische Strategie.[7]

Beispielhaft steht im Film sein Vortrag im Ballsaal des Sanatoriums über Genussgifte, währenddessen er nacheinander einem vegetarischen und einem fleischfressenden Wolf ein Steak vorhält. Während der »zivilisierte«, vegetarische Wolf ruhig und gelassen reagiert, stürzt sich der »unzivilisierte«, wilde Wolf gegen die Gitterstäbe seines Käfigs und wütet. Anstatt dieses Verhalten als Reaktion auf die unterschiedliche Diät der Wölfe zurückzuführen, dämonisiert Kellogg das »Fleisch« und macht es für die Zerstörung der »weißen amerikanischen Rasse« verantwortlich. Zur Unterstützung dieser Argumentation vergleicht Kellogg das Fleischessen mit dem tiergleichen Verhalten der dunklen Rassen und führt zudem noch weitere Genussgifte wie Kaffee, Tee und Schokolade auf, die ebenfalls Degeneration hervorrufen. Seine Patienten kommentieren daraufhin die dunkle Farbe dieser Stoffe und ihre Herkunft aus »dunklen Ländern« wie Afrika, Indien oder Südamerika. In der humorfreien und ernsthaften Art und Weise, in der Dr. Kellogg diese rassistischen Stereotypen vorbringt, liegt die Komik dieser Szene, in der der Film Kelloggs Ausführungen als irrational und an der Grenze zum Irrsinn bloßstellt (vgl. Emin-Tunc, 2002).

In seinem Adoptivsohn George, den Kellogg als Kind von der Straße aufgelesen hat und an dem er beweisen möchte, dass es ihm gelingt, aus dem Sohn einer Prostituierten ein Muster für einen gesunden Menschen zu machen, muss Kellogg allerdings das Scheitern seiner »Moraltherapie« und Diät erkennen. Es ist ihm nicht gelungen, den dunklen, dreckigen George an das weiße saubere Sanatorium anzupassen. In einer Szene steht der schmutzige George plötzlich im Bad neben der sauberen, viktorianischen Eleanor Lightbody. Während er sich schwarzen Dreck vom Körper duscht, sitzt sie in einem Milchbad und dunkle Tropfen des Duschwassers vermischen sich mit der weißen Milch – eine wunderbare Allegorie auf die von Kellogg beschriebene Angst vor Rassenmischungen. Kellogg und sein verhasster Sohn umarmen sich erst am Ende des Filmes, nachdem George von Kopf bis Fuß mit weißer Erdnussbutter überzogen und seine schmutzig-dunkle Haut- und Kleidungsfarbe damit überdeckt ist.

Während Kellogg an seinem Adoptivsohn mit seinen Verbesserungsstrategien scheitert, hat er zunächst bei seinem Patienten Will Lightbody Erfolg. Der Patient Will Lightbody verkörpert für Dr. Kellogg alles Kranke und Unmoralische, wogegen er kämpft. Er steht für den degenerierten zivilisierten Amerikaner, den Kellogg vor dem Verfall bewahren will. Reportern gegenüber äußert Kellogg im Film den Satz: »As a child I had a dream, a marvelous dream, in which I saw a wild place in the country. Dirty children were pouring down the road. The dream gave me the idea for my lifework [...] the Sanitarium. Everything here has behind it one ideal: biological living to improve the American race.« Will Lightbody hat in Kelloggs Augen zu viel Kontakt mit den »dreckigen Kindern« gehabt und soll nun von ihm »geheilt« werden.

Vom ersten Moment des Zusammentreffens an wird Will Lightbody folglich von Kellogg gedemütigt, entmündigt und bloßgestellt. Dies erfolgt stets öffentlich vor Journalisten, Schwestern, anderen Patienten oder Studierenden. Privatsphäre, ein privates Arzt-Patienten-Gespräch wird Will Lightbody nie zugestanden. Von Anfang an wird er zum Objekt degradiert, das belehrt werden muss und dessen Verkommenheit Dritten als negatives Anschauungsmaterial dienen soll. Jede Intimsphäre wird ihm geraubt. Lightbody selber erzeugt, wenn er den Angriffen von Kellogg ausgesetzt ist, eher den Eindruck eines »Bauernopfers«, an dem Kellogg ein Exempel statuieren will, denn eigentlich wirkt er nicht im Kelloggschen Sinne als »extrem« krankhaft und ist bereit, den Gesundheitsanweisungen Kelloggs zu folgen. So wirkt er dem Zwang ausübenden Tyrannenarzt Kellogg gegenüber eher wie ein duldendes, der Kreuzigung nahes Opfer, wenn er nur mit einem einer Windel ähnlichen Lendenschurz vor ihm steht, nicht selber sprechen darf und Gesundheitstiraden über sich ergehen lassen muss. Nachdem er halböffentlich vor Kellogg und dem Sanatoriumspersonal defäkieren muss, macht Kellogg sich auch noch über seinen Stuhlgang lustig und wirft ihm entgegen: »My own stools, Sir, are gigantic and have no more odor than a hot biscuit.« Einem Blick auf Will Lightbodys Genital mit einer teleskopartigen Optik folgt der Satz »An erection is a flagpole on your grave«.

Ein Mitspracherecht bei den Therapien wird Lightbody nicht zugestanden, und als er sich mit seiner Flucht, dem Essen von Fleisch und dem Trinken von Alkohol gegen Kellogg auflehnt, wird er gegen seinen Willen vor den Augen des Personals erneut gedemütigt und zuletzt gegen seinen Willen zwangsoperiert.

Im Film verkehrt Kellogg seine Gesundheitsideen in ein System von Strafe für sündiges Leben und macht aus dem »normalen« Will Lightbody einen kranken Mann. Krank ist Lightbody zunächst für die von Kellogg verblendete Eleanor, danach für die anderen Sanatoriumspatienten, die Krankenschwester Graves und zuletzt für Will Lightbody selbst. Durch ständige Vorwürfe und Ausgrenzungen erzeugt er in Lightbody eine Deviation vom »Normalen« auch im eigenen Selbstbild, die dieser erst durch Auflehnung und Flucht gerade rücken kann.

Die Satire »Road to Wellville« lebt von der karikaturhaften Überzeichnung ihrer Charaktere. Die Parallelen zu den Mechanismen der Stigmatisierung des »Kranken« innerhalb anderer Konzepte von Hygiene und Gesundheit sind in der filmischen Darstellung allerdings höchst plastisch und beinahe in jeder medizinhistorischen Epoche in ähnlicher Art und Weise nachzuzeichnen. Die Botschaft des Filmes ist dabei jedoch eindeutig. Der stigmatisierende Scharlatan Dr. Kellogg ist krank, nicht seine Patienten, die er durch seine Scharlatanerie gefährdet und am Ende in vier Fällen in den Tod treibt.

Anmerkungen:

1 Für eine filmwissenschaftliche Analyse, auf die sich dieser medizinhistorische Beitrag stützt und die diesen ergänzt, vgl. Wulff 2003.
2 Zum Battle Creek Sanatorium vgl. Gerstner 1996; zu Kellog und seinem Wirken vgl. u. a. Wirz 1993; zu Kellogs Cornflakes ebenso Hotchkiss 1995.
3 Dem Psychiatriehistoriker Edward Shorter zufolge sind viele dieser Einrichtungen aus ehemaligen Heilbädern hervorgegangen, die sich eine neue zahlkräftige Klientel zu erschließen suchten (vgl. Shorter 1990, 1996). Zu staatlichen Volksnervenheilstätten vgl. zum Beispiel Fangerau 2005, 2006.
4 Wie Wulff (2003) folge ich der ausführlichen und gelungenen Inhaltsangabe von Gabi Gottschalk (http://www.hopkinsville.de/files/road_to_wellville.htm, 22.02.07).
5 Die Genderperspektive bezieht sich vorwiegend auf die in der Figur der Virginia Cranehill (Camryn Manheim), die Eleanor Lightbody über sexuelle Freiheit und Emanzipation aufklärt. Vgl. vor allem die pointierte Schilderung bei Emin-Tunc 2002.
6 Eine kurze Übersicht mit weiterführenden Literaturangaben findet sich bei (Fangerau/ Noack 2006).
7 Der von Colm Meany als Angehöriger der unteren Klassen gespielte Dr. Lionel Badger (Colm Meany) wird von Dr. Kellogg unter anderem deswegen als Gegner gesehen, da er in seinen Augen »degeneriert« ist, obwohl er sich vegetarisch ernährt. Die Ursache dafür sieht Kellogg in Badgers Beschäftigung mit weiblicher Sexualität. Interessant ist ebenso der Aspekt, dass Meany Badger ein irisches Antlitz verleiht und im amerikanischen Selbstverständnis des frühen 20. Jahrhunderts Einwanderer aus Irland weniger erwünscht waren als zum Beispiel Engländer. Auch hier spielt der Film mit Kelloggs Stereotypien.

Literatur

Cramer, August (1905): Die Heil- und Pflegeanstalten für psychische und Nervenkranke in Göttingen. Unter besonderer Berücksichtigung des Sanatoriums »Rasemühle«. Klinisches Jahrbuch 14, 1–40.
Cramer, August (1906): Die Nervosität – ihre Ursachen, Erscheinungen und Behandlung. Für Studierende und Ärzte. Jena (Gustav Fischer).

Cramer, August (1909): Die Ursachen der Nervosität und ihre Bekämpfung: Referat auf der XXXIII. Versammlung des Deutschen Vereins für öffentliche Gesundheitspflege in Wiesbaden am 17. September 1908. Braunschweig (Friedrich Vieweg und Sohn).

Emin-Tunc, Tanfer (2002): Black and White Breakfast: Race, Class, Sexuality, and Corn Flakes in Alan Parker's The Road to Wellville. Bright Lights Film Journal (BLFJ) 38, keine Seite.

Fangerau, Heiner (2005): Politik und Nervosität: Gründung und Betrieb der ersten deutschen Volksnervenheilstätte »Rasemühle« bei Göttingen zwischen 1903 und 1914. Krankenhauspsychiatrie 16 (1), 25–32.

Fangerau, Heiner (2006): »Geräucherte Sülze, mit Schwarten durchsetzt, teilweise kaum genießbar ...« – Patientenkritik und ärztliche Reaktion in der Volksnervenheilstätte 1903–1933. In: Fangerau, Heiner & Nolte, Karen (Hg.): Moderne Anstaltspsychiatrie – Legitimation und Kritik. Stuttgart (Franz-Steiner Verlag), S. 371–393.

Fangerau, Heiner & Noack, Thorsten (2006): Rassenhygiene in Deutschland und Medizin im Nationalsozialismus. In: Schulz, Stefan; Steigleder, Klaus; Fangerau, Heiner & Paul, Norbert (Hg.): Geschichte, Theorie und Ethik der Medizin. Frankfurt/Main (Suhrkamp), S. 224–246.

Gerstner, Patsy (1996): The Temple of Health: A Pictorial History of the Battle Creek Sanitarium. Caduceus: A Humanities Journal for Medicine and the Health Sciences 12(2), 1–99.

Gijswijt-Hofstra, Marijke and Porter, Roy, Eds. (2001): Cultures of neurasthenia from Beard to the First World War. Clio Medica/The Wellcome Series in the History of Medicine. Amsterdam, New York (Rodopi).

Heyll, Uwe (2006): Wasser, Fasten, Luft und Licht. Die Geschichte der Naturheilkunde in Deutschland. Frankfurt/Main (Campus).

Hofer, Hans G. (2004). Nervenschwäche und Krieg. Modernitätskritik und Krisenbewältigung in der österreichischen Psychiatrie (1880-1920). Wien (Böhlau).

Hotchkiss, Ron (1995): Kelloggs of Battle Creek and American Cereal Industry. American History 29 (6), 62–66.

Kellogg, John Harvey (1879): Harmony of science and the Bible on the nature of the soul and the doctrine of the resurrection. Battle Creek/Mich. (Review and Herald Publishing Association).

Kellogg, John Harvey (1890): Plain facts for old and young; embracing the natural history and hygiene of organic life. Burlington, Iowa (I. F. Segner).

Kellogg, John Harvey (1914): Neurasthenia or nervous exhaustion. Battle Creek/Mich. (Good Health Publishing Co.).

Kellogg, John Harvey (1921): Why the »blues«, »nerves«, neuralgias, and chronic fatigue or neurasthenia. Battle Creek/Mich. (Modern medicine publishing co.).

Kellogg, John Harvey (1923): Colon hygiene, comprising new and important facts concerning the physiology of the colon and an account of practical and successful methods of combating intestinal inactivity and toxemia. Battle Creek/Mich. (The Modern medicine publishing co.).

Nolte, Karen (2003): Gelebte Hysterie: Erfahrung, Eigensinn und psychiatrische Diskurse im Anstaltsalltag um 1900. Frankfurt, New York (Campus Verlag).

Radkau, Joachim (2000): Das Zeitalter der Nervosität: Deutschland zwischen Bismarck und Hitler. München (Econ Ullstein List Verlag).

Roelcke, Volker (2001): Electrified Nerves, Degenerated Bodies: Medical Discourse on Neurasthenia in Germany, circa 1880–1914. In: Porter, Roy (Hg.): Cultures of neurasthenia from Beard to the First World War. Amsterdam, New York (Rodopi), S. 177–197.

Schmiedebach, Heinz-Peter (2001): The Public's View of Neurasthenia in Germany: Looking for a New Rhythm of Life. In: Gijswijt-Hofstra, Marikje & Porter, Roy (Hg.): Cultures of neurasthenia from Beard to the First World War. Amsterdam, New York (Rodopi), S. 219–238.

Shorter, Edward (1990): Private Clinics in Europe 1850-1933. Social History of Medicine 3 (1-3), 159–195.

Shorter, Edward (1996): Heilanstalten und Sanatorien in privater Trägerschaft, 1877–1933. In: Labisch, Alfons & Spree, Reinhard (Hg.): »Einem jeden Kranken in einem Hospitale sein eigenes Bett«: Zur Sozialgeschichte des Krankenhauses in Deutschland im 19. Jahrhundert. Frankfurt, New York (Campus Verlag), S. 320–333.

Shorter, Edward (1997): A history of psychiatry: from the era of asylum to the age of Prozac. New York (John Wiley & Sons, Inc.).

Wirz, Albert (1993): Die Moral auf dem Teller: dargestellt an Leben und Werk von Max Bircher-Benner und John Harvey Kellogg, zwei Pionieren der modernen Ernährung in der Tradition der moralischen Physiologie; mit Hinweisen auf die Grammatik des Essens und die Bedeutung von Birchermues und Cornflakes, Aufstieg und Fall des patriarchalen Fleischhungers und die Verführung der Pflanzenkost. Zürich (Chronos).

Wulff, Hans Jürgen (2003): »Willkommen in Wellville«. Ein Vorläufer der Gesundheitsindustrie. In: Heiner, Stefan & Gruber, Enzo (Hg.): Bildstörung. Kranke und Behinderte im Spielfilm. Frankfurt (Mabuse), S. 89–107.

Autorinnen und Autoren

Brunner, Jürgen, Dr. med., Facharzt für Psychiatrie und Psychotherapie. Studium der Medizin in Heidelberg, Promotion 1996 (Zentralinstitut für Seelische Gesundheit, Mannheim), 1998 bis 2004 Max-Planck-Institut für Psychiatrie, München. Niedergelassen in eigener Praxis in München.

Dr. Jürgen Brunner
Lindenschmitstraße 23
81371 München
jkbrunner@gmx.de

Custodis, Katharina, cand. med., Studentin der Humanmedizin an der Friedrich-Alexander-Universität Erlangen-Nürnberg seit dem WS 2002/2003, derzeit Absolvierung des PJ.

Katharina Custodis
Martinsbühler Straße 5
91054 Erlangen
katha.smile@web.de

Fangerau, Heiner, Dr. med., geb. 1972 in Bremen. Wissenschaftlicher Assistent und stellvertretender Direktor am Institut für Geschichte der Medizin der Heinrich-Heine-Universität Düsseldorf. Forschungsschwerpunkte: Geschichte der Eugenik, Geschichte und Ethik der Psychiatrie im

19. und 20. Jahrhundert, Geschichte, Theorie und Ethik des biomedizinischen Forschungsprogramms und der Regenerativen Medizin im 19. und 20 Jahrhundert.

Dr. Heiner Fangerau
Institut für Geschichte der Medizin
Heinrich-Heine-Universität Düsseldorf
Universitätsstraße 1
D-40225 Düsseldorf
Heiner.Fangerau@uni-duesseldorf.de

Hartung, Heike, Dr. phil., Anglistin. Forschungsschwerpunkte: Narratologie und Geschichte des Romans, Alternsforschung, Disability Studies und Gender Studies. Publikationen zur Geschichtswahrnehmung in der englischen Gegenwartsliteratur, zu Zusammenhängen zwischen Krankheit, Behinderung und Literatur sowie zu Repräsentationen von Alter(n) und Geschlecht im englischen Roman seit dem 18. Jahrhundert. Aktuelles Forschungsprojekt zu »Narrating Age: Aging, Old Age, and Gender in the English Novel«.

Dr. Heike Hartung
Postdoc-Kolleg »Alter – Geschlecht – Gesellschaft«
Interdisziplinäres Zentrum für Frauen- und Geschlechterstudien
Anklamer Straße 20
D-17487 Greifswald
Heike.S.Hartung@web.de

Herrn, Rainer, Dr., Natur- und Sozialwissenschaftler, Forschungsstelle zur Geschichte der Sexualwissenschaft der Magnus-Hirschfeld-Gesellschaft (Berlin). Zahlreiche Aufsatz- und Buchveröffentlichungen, Ausstellungen, Lehrveranstaltungen und Vorträge zur Sexual- und Geschlechterwissenschaft sowie zu sexuellen Minderheiten aus wissenschafts-, kultur- und sozialhistorischer Sicht. Aktuelle Forschungen über die theoretische, praktische und politische Arbeit von Magnus Hirschfelds Institut für Sexualwissenschaft (1919–1933). Letzte Buchveröffentlichung: Schnittmuster des Geschlechts. Transvestitismus und Transsexualität in der frühen Sexualwissenschaft. Mit einem Vorwort von Volkmar Sigusch. Gießen (Psychosozial-Verlag) 2005; mit Ulrike Brunotte (Hg.): Männlichkeiten und Moderne. Geschlecht in den Wissenskulturen um 1900. Bielefeld (transcript) 2007.

Dr. Rainer Herrn
Magnus-Hirschfeld-Gesellschaft
Forschungsstelle zur Geschicht der Sexualwissenschaft
Chodowickistraße 41
D-10405 Berlin
rainerherrn@gmx.de

Nusser, Tanja, Dr., Wissenschaftliche Mitarbeiterin an der Fakultät für Linguistik und Literaturwissenschaft der Universität Bielefeld. Forschungsschwerpunkte: Literatur des 19. bis 21. Jahrhunderts, das Verhältnis von Literatur und Wissenschaft, Wissenschaftsgeschichte mit Schwerpunkten auf Reproduktionstechnologien und Disability Studies, Gender Studies, Filmwissenschaft, Reisetheorien und Postcolonial Studies. Letzte Buchpublikation: zus. mit C. Breger und I. M. Krüger-Fürhoff (Hg.): Engineering Life. Narrationen vom Menschen in Biomedizin, Kultur und Literatur. Berlin (Kadmos) 2007.

Dr. Tanja Nusser
Universität Bielefeld
Fakultät für Linguistik und Literaturwissenschaft
Postfach 10 01 31
D-33501 Bielefeld
tanja.nusser@uni-bielefeld.de

Rauchfleisch, Udo, Prof. Dr. rer. nat., emeritierter Professor für Klinische Psychologie Universität Basel, Psychoanalytischer Psychotherapeut in privater Praxis. Forschungsschwerpunkte: Psychoanalytische Theorie und Therapie, Dissozialität, musikpsychologische Themen, Homosexualität, Transsexualität.

Prof. Dr. Udo Rauchfleisch
Hauptstraße 49
CH-4102 Binningen
Udo.Rauchfleisch@unibas.ch

Seidel, Christian, M. Phil., Studium der Philosophie, Logik, Wissenschaftstheorie und Psychologie in München und Bologna. Derzeit Promotion an der Universtität Bern mit einer Arbeit zu Natur, Wert und politischer Bedeutung personaler Autonomie. Forschungsschwerpunkte: Autonomie, Willensfreiheit, Handlungs- und Entscheidungstheorie, philosophische Psychologie/ Moralpsychologie, Wissenschaftstheorie der Kognitionswissenschaften.

Christian Seidel MPhil
Wehrenboldstraße 84
D-44534 Lünen
christian.seidel@students.unibe.ch

Steger, Florian, Dr., Medizinhistoriker und Medizinethiker, Arzt. Habilitand und Lehrbeauftragter am Institut für Geschichte und Ethik der Medizin der Friedrich-Alexander-Universität Erlangen-Nürnberg. Forschungsinteressen: Geschichte, Theorie und Ethik der Medizin. Klinische Ethik, Kommunikation und Beziehung in der Medizin. Kontextgebundenheit medizinischer Ethik (u.a. Literatur und Medizin). Geschichte der Medizin: Antike Medizin und ihre Rezeption, Zeitgeschichte der Medizin mit Schwerpunkt: Psychiatrie und Psychotherapie.

Dr. Florian Steger
Institut für Geschichte und Ethik der Medizin
Friedrich-Alexander-Universität Erlangen-Nürnberg
Glückstraße 10
D-91054 Erlangen
florian.steger@gesch.med.uni-erlangen.de

Woltersdorff, Volker, Dr. phil. (alias Lore Logorrhöe), Jg. 1971, wissenschaftlicher Mitarbeiter am Peter Szondi-Institut für Allgemeine und Vergleichende Literaturwissenschaft der Freien Universität Berlin und am Sonderforschungsbereich »Kulturen des Performativen«. Forschungsschwerpunkte: Ästhetik und Politik, Queer Theory, Subkultur- und Geschlechterforschung, Sadomasochismus, neoliberale Regulierung von Sexualität und Arbeit.

Dr. Volker Woltersdorff
Sonderforschungsbereich Kulturen des Performativen
Grunewaldstraße 35
D-12165 Berlin
punkpoet@chaos.in-berlin.de

Zunner, Beate, cand. med., Studentin der Medizin an der Friedrich-Alexander-Universität Erlangen-Nürnberg. Doktorandin am Institut für Geschichte und Ethik der Medizin. Forschungsschwerpunkt: Zwangssterilisationen nach 1945 im weltweiten Vergleich, mit besonderem Fokus auf Deutschland; Umgang mit Sexualstraftätern.

Beate Zunner
Eubener Straße 58
D-95445 Bayreuth
beatezunner@t-online.de

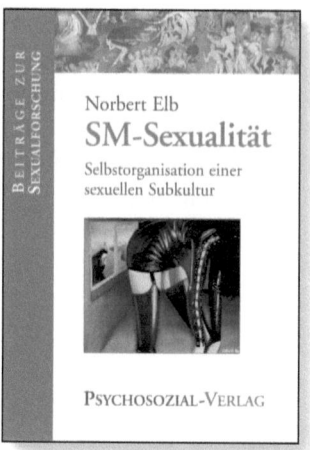

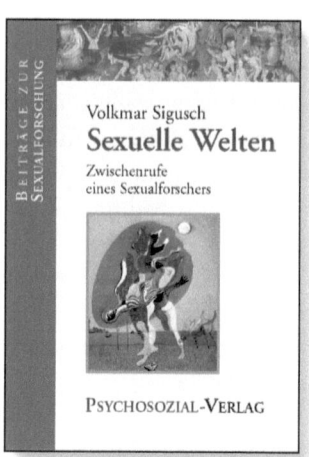

2006 · 330 Seiten · Broschur
ISBN 978-3-89806-470-5

2005 · 267 Seiten · Broschur
ISBN 978-3-89806-482-8

Norbert Elb dokumentiert die Selbstorganisation und Emanzipation der SM-Bewegung in den letzten fünfzehn Jahren sowie die sozialen Vorgänge innerhalb der Szene, die mit jener der Schwulen und Lesben vergleichbar ist. Die SM-Bewegung ordnet sich selbst den Neuen Sozialen Bewegungen zu und versteht sich als zivilgesellschaftliches Projekt. Im Zentrum steht dabei der Einsatz für eine selbstbestimmte Sexualität verbunden mit der Kritik repressiver gesellschaftlicher Strukturen. Da der Autor selbst Mitglied der SM-Szene ist, verfolgt er einen nicht-objektivistischen Forschungsansatz und beschäftigt sich damit, wie SM beschrieben und verstanden werden kann, welche soziale Rolle diese Subkultur für die in ihr involvierten SMlerInnen spielt und welche Rückwirkungen die SM-Subkultur auf die Entwicklung der Sexualität und Identität erzeugt.

Volkmar Sigusch, einer der angesehensten Sexualforscher der Gegenwart, gewährt mit dieser Sammlung seiner besten und bisher nur verstreut publizierten Essays Einblicke in die Fragen, mit denen sich die Sexualwissenschaft befasst – vom Strukturwandel der Sexualität über die Frage, ob Säuglinge einen Orgasmus haben können, bis hin zum Wechsel des Geschlechts.

Besonders reizvoll an diesem Buch ist die Spannung, die dadurch erzeugt wird, dass Sigusch neben leicht lesbaren Traktaten, wie »Von der Kostbarkeit Liebe«, theoretisch anspruchsvolle Beiträge, wie den »Satz vom ausgeschlossenen Geschlecht«, präsentiert. Ein lustvolles Lesevergnügen.

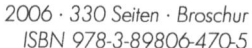

P🕮V
Psychosozial-Verlag

Goethestr. 29 · 35390 Gießen · Tel. 0641/9716903 · Fax 77742
bestellung@psychosozial-verlag.de
www.psychosozial-verlag.de

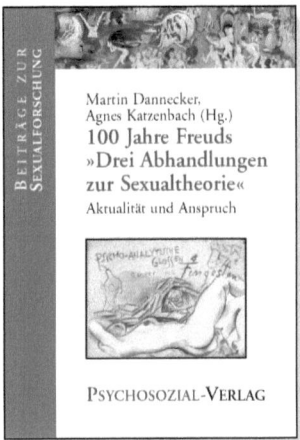

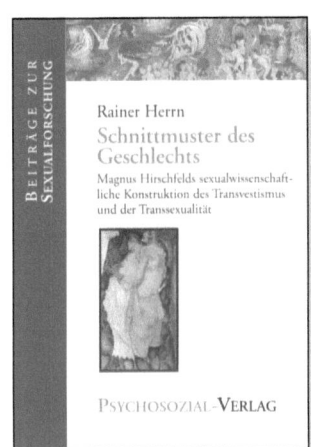

2005 · 173 Seiten · Broschur
ISBN 978-3-89806-494-8

2005 · 243 Seiten · Broschur
ISBN 978-3-89806-463-8

26 Psychoanalytiker, Sexualforscher und Kulturwissenschaftler aus dem In- und Ausland schreiben 100 Jahre nach dem Erscheinen der »Drei Abhandlungen zur Sexualtheorie« von Sigmund Freud darüber, was ihnen dieses epochale Werk heute noch bedeutet. Ergänzt werden diese Anmerkungen durch einen bislang unveröffentlichten Text von Otto Fenichel mit 175 Fragen zu den »Drei Abhandlungen zur Sexualtheorie«.

Herrn stellt den wissenschafts- und sozialgeschichtlichen Diskurs um die Transvestiten und Transsexuellen im ersten Drittel des 20. Jahrhunderts dar. Die heute nahezu vergessene Rolle des Sexualwissenschaftlers und -reformers Magnus Hirschfeld und seines Instituts für Sexualwissenschaft stehen dabei im Mittelpunkt.

Anhand von weitgehend unbekanntem Archivmaterial beschreibt Herrn den Kampf um juristische und gesellschaftliche Anerkennung, um Abgrenzung zu den Homosexuellen und die Selbstorganisation. Herrn dokumentiert auch die ab 1912 bzw. 1920 aufkommenden Frau-zu-Mann- und Mann-zu-Frau-Umwandlungen: Transvestiten (heute: ›Transsexuelle‹) versuchten, sowohl im Selbstversuch als auch mit ärztlicher Hilfe ihre physische Erscheinung mit der empfundenen Geschlechtszugehörigkeit in Einklang zu bringen.

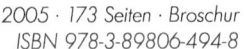
Psychosozial-Verlag

Goethestr. 29 · 35390 Gießen · Tel. 06 41/ 97 169 03 · Fax 77742
bestellung@psychosozial-verlag.de
www.psychosozial-verlag.de

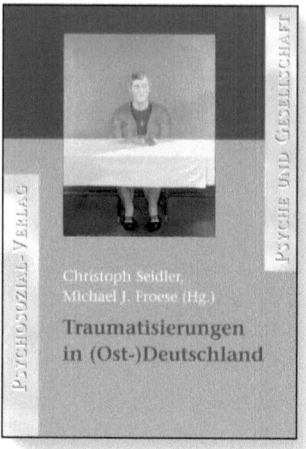 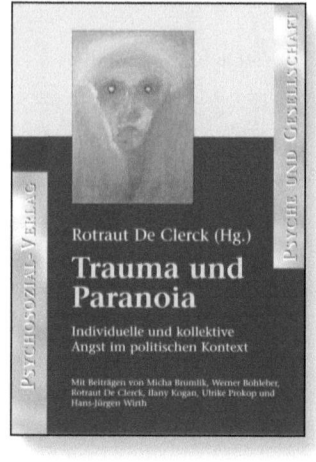

2006 · 172 Seiten · Broschur
ISBN 978-3-89806-564-1

2006 · 150 Seiten · Broschur
ISBN 978-3-89806-510-8

Da die Ostdeutschen an der Geschichtsschreibung bisher wenig teilhaben, geraten ihre Traumatisierungen durch Nazizeit und Krieg, Flucht und Vertreibung, durch stalinistische Repressionen und Stasi-Praxis leichter in die Vergessenheit. Tabus und Sprachlosigkeit verhindern nicht nur jede Wundheilung, sondern verursachen selbst Verletzungen. Sie spielen auch bei der Weitergabe von Traumen an die nächsten Generationen eine zentrale Rolle.

10 ostdeutsche Psychoanalytiker betreiben eine hochpolitische Krankengeschichtsschreibung und ermöglichen – 60 Jahre nach Kriegsende und 15 Jahre nach der Wende – eine umfassendere sowie psychoanalytisch orientierte Sicht auf die Geschichte der Deutschen aus ostdeutscher Sicht.

Auf der Ebene des traumatisierten Individuums sind es unbestimmte imaginäre Feinde, die es angreifen und ihm auflauern, auf der Ebene der Politik sind es Parteien oder Institutionen, auf der Ebene der Gesellschaft sind es andere Völker und Staaten. Über diese Linie von der Mikrohin zur Makroebene machen die Beiträger dieses Bandes den Zusammenhang von Trauma und Paranoia im Falle kriegerischer Auseinandersetzungen verstehbar und loten seine Relevanz für Gesellschaftsanalysen aus.

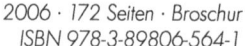
Psychosozial-Verlag

Goethestr. 29 · 35390 Gießen · Tel. 0641/9716903 · Fax 77742
bestellung@psychosozial-verlag.de
www.psychosozial-verlag.de

www.ingramcontent.com/pod-product-compliance
Ingram Content Group UK Ltd.
Pitfield, Milton Keynes, MK11 3LW, UK
UKHW041947230426